本书研究的开展和最终出版得到了国家自然科学基金青年项目（项目编号：71603052）、教育部人文社会科学研究青年基金项目（项目编号：16YJCZH065）和福建农林大学"金山学者"青年学术新秀项目、福建省高校杰出青年科研人才培育计划的资助

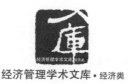

经济管理学术文库·经济类

迁移与融入视角下
中国农民工的健康与经济行为研究

Research on the Health and Economic Behaviors of
Rural-to-urban Migrants in China from the
Perspective of Migration and Integration

卢海阳／著

U0226396

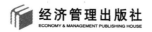

经济管理出版社
ECONOMY & MANAGEMENT PUBLISHING HOUSE

图书在版编目（CIP）数据

迁移与融入视角下中国农民工的健康与经济行为研究/卢海阳著．—北京：经济管理出版社，2019.10
ISBN 978 - 7 - 5096 - 6767 - 5

Ⅰ.①迁…　Ⅱ.①卢…　Ⅲ.①民工—健康调查—中国 ②民工—经济行为—研究—中国
Ⅳ.①R195②F126.1

中国版本图书馆 CIP 数据核字（2019）第 154280 号

组稿编辑：曹　靖
责任编辑：任爱清
责任印制：黄章平
责任校对：董杉珊

出版发行：经济管理出版社
　　　　　（北京市海淀区北蜂窝 8 号中雅大厦 A 座 11 层　100038）
网　　址：www. E - mp. com. cn
电　　话：（010）51915602
印　　刷：三河市延风印装有限公司
经　　销：新华书店
开　　本：720mm × 1000mm/16
印　　张：18.75
字　　数：326 千字
版　　次：2019 年 10 月第 1 版　　2019 年 10 月第 1 次印刷
书　　号：ISBN 978 - 7 - 5096 - 6767 - 5
定　　价：68.00 元

序

    大规模的城乡劳动力流动和迁移是传统农业社会向现代化工业社会转变过程中必然出现的现象。自改革开放以来，由于计划经济时期城乡隔离政策长期积累的人口势能的释放，农村劳动力大规模地向城市地区转移并从事非农就业，为中国经济的高速发展做出了举世瞩目的贡献。这种数以千万计的农民向城市转移就业的现象也被社会形象地称为"民工潮"，该社会群体也被统称为"农民工"。

    作为支撑我国经济发展和结构转型的一支新型产业工人大军，农民工逐渐成为城市中不可或缺的一个社会群体。最新资料显示：截至 2018 年末，我国总人口达到 13.95 亿人，其中，流动人口规模达到 2.88 亿人，占总人口的比重提高至 20.6%。相较于 2008 年的 1.4 亿人的流动人口数，10 年来翻了一番。大量的农村劳动力进入城市不仅促进了中国经济持续增长，同时，农村劳动力进城也是农村人口摆脱贫困的一个重要途径。一方面，迁移人口进入城市促进了劳动力资源的重新配置并极大地改善了劳动生产率，满足了城市经济高速发展对劳动力的需求；另一方面，迁移群体成为促进城乡之间沟通的桥梁，打破了城乡之间的隔离状态，实现了对整个社会资源更加合理的配置。人口迁移对于推动城镇化发展的影响，不仅是人口的乡城流动和空间变化，也是人力资本分布的空间转化。在现代经济转型时期，尤其是随着我国逐渐步入老龄化阶段，人口资源正在快速枯竭，人力资本对城镇化的影响十分突出。在这样的背景下，流动人口的人力资本对我国城镇化的重要作用更是不言而喻，这种作用甚至超过人口数量对城镇化的影响，将成为未来继续推动我国城镇化发展的核心动力。从现实来看，一方面，农村劳动力进城务工为城市提供了大量的廉价劳动力，满足了城市经济高速发展对劳动力的需求；另一方面，农民工的大规模迁移还推动了第三产业的发展，迁移人口不仅扩大了城市消费，其自身也成为庞大的消费群体，进一步刺激了城市交通业、餐饮业等的发展，刺激了城市建设事业的发展。从某种程度上来说，如果没有农民工的倾力付出，也不会有改革开放后今天的新中国。

值得注意的是，虽然农民工转移就业促进了我国工业化和城市化进程，但是他们并没有"水涨船高"地享受到改革发展的红利，仍然处于城市社会的底层，属于社会弱势群体的经济地位也并未就此得到根本改变。不仅如此，他们还被贴上了"城市边缘人""都市村民"和"城市外来人口"等有色标签，被排挤在享受城市公共服务范围之外，呈现"经济性吸纳"和"社会性排斥"并存的尴尬局面。虽然政府和学界也在试图做一定的努力以期改善农民工的生活质量，然而，农民工工作时间长、劳动待遇低、就业机会受限、生活水平低、话语权利受限和社会保障边缘化等现实问题依旧是客观存在的事实。

农民工的城镇生活质量备受挤压的同时，他们的城市融入步伐也举步维艰。作为自中华人民共和国成立以来最具特色的一大制度，城乡二元户籍制度创建的初衷是区分"城市"与"农村"，以期提高人口资源管理效率。然而，在随着早期城市的优先发展，以少数人的先富带动所有人共同富裕的倾斜性发展模式下，城市人口理所当然地享受到更多的资源照顾，而农村人却被牢牢地固定在土地上。即便当今农民工在空间和职业上已经完成了从"农村"到"城市"、从"农民"到"工人"的转化，但是，从身份来看，他们仍然被严格限制授予"城市人"的官方认同，在社会福利方面更是几乎无权享用。不仅如此，即使部分农民工已经在城市生活多年甚至少数已经获得城镇户口，但他们仍然常常被视为边缘群体，遭受着市民的歧视和差别对待。从理论上来说，城市融入不仅是简单的人口流动，还应包括身份、观念、价值和认同的转变。地理空间的转换是农民工城市融入过程中最浅显的也是最容易实现的转换，最核心最重要的还是身份的转变。

一个不容忽视的事实是，随着时代的变迁和移动互联网等高新技术的普及，农民工群体已经从高度同质性向异质性转变。最典型地体现在新生代农民工与老一辈农民工的代际差异上。其中，陆续登上历史舞台中心的新生代农民工们在思想意识、行为方式、价值观念等方面逐渐与老一辈农民工渐行渐远。他们中的多数人或出生或成长于城市，在日积月累的日子里已经受到城市工业文明的高度同化。与父辈农民工外出打工以获得经济利益为主要目标不同，新生代的农民工们外出打工更多的是为了追求自我发展、争取个人自由和体验不同的生活方式。不仅如此，与老一辈农民工怀有传统的"落叶归根"的思想不同，新生代农民工们由于从小生活在城镇并且基本与农村土地断绝了关系，因此，他们具有强烈的改善居住和融入城市的愿望，更加渴望获得"城里人"的身份认同。如何顺利高效地融入城市社会中成为他们关注和行动的最终目的。

当然，农民工的迁移和融入问题并不仅是现实的个体问题，也是综合性、全面性的社会问题，它会进一步影响农民工的健康和经济行为等。例如，由于农民工教育水平受限也没有接受过专业的职业培训，因此，他们中的多数人从农村迁入城市后从事着脏、苦、累等低端工作。在获得收入的同时呈现明显的健康损耗，而健康的恶化又会进一步降低他们的劳动收益率、逐渐减少劳动供给时间并最终被迫返乡。不仅如此，就业于非正规劳动密集型市场的直接后果是农民工的工资水平低下，没有签订劳动合同，导致无法获得合法的社会保障服务。因此，在难以获得城市户籍、无法形成稳定的预期收入的情况下，他们中的多数人偏向选择最小化的温饱型消费并将剩余的收入储存积累起来以备未来的不时之需。

农民工的迁移与城市融入有着既广泛又深刻的影响，他们的健康发展又影响着城乡一体化建设和实现全面建成小康社会的目标实现。该群体当前的迁移与融入现状如何？这会对其自身的健康和经济行为产生怎样的影响？其中的作用机理是什么？这些问题已经成为当今转型期的中国所面对和亟待解决的重要课题。

卢海阳副教授及其团队的研究成果"迁移与融入视角下中国农民工的健康与经济行为研究"，主要以迁移与融入为基本框架，进一步运用社会融合、身份经济学、消费经济学等相关理论展开深入研究。研究分为"迁移视角下农民工的健康与经济行为"和"融入视角下农民工的健康与经济行为"两大议题，基于一系列的问卷调查数据和大样本公开数据，采用多种计量分析方法，对"农民工人力资本禀赋状况""迁移对农民工健康的影响""迁移对农民工经济行为的影响""农民工的城市融入及对经济行为的影响"等主题进行探讨，并得出不少既有理论创新价值又有重要政策启示的研究结论。

例如，作者的研究显示，外出迁移会对农民工的身心健康和生活满意度产生负面影响，且相对而言，远距离的跨县迁移比近距离的县内迁移对健康的消极影响效果更加显著。主要原因在于，跨县迁移容易损害农民工基于三缘关系而建立起来的社会网络和社会信任，被边缘化的农民工由于远离家乡，举目无亲，在城镇地区产生的消极情绪无处倾诉，容易导致不健康的行为，从而对身心健康产生负面影响。这一结论重要的政策含义在于：政府应在尽可能的情况下鼓励有条件的农民工就近城镇化和市民化，这样不仅可以降低农民工的健康风险，而且有助于降低城镇化的成本，促进区域均衡发展。

又如，作者指出，尽管目前农民工家庭消费水平远低于城镇居民家庭，其消费结构单一，消费观念保守，但表现出较强的消费潜力。而城市融入对释放农民工消费能力、改善消费结构、拉动内需具有举足轻重的作用，尤其对于这些低消费水平的农民工家庭来说，城市融入的影响力更为显著。因此，研究强调政策制定者在制定促进农民工消费需求的政策时，不仅要着力调整收入分配结构，提高农民工收入水平，进而提升农民工的消费支付能力，同时也不能忽视城市融入的非经济维度对农民工消费行为的影响，通过营造公平的社会环境和提供良好的政策支持，促进农民工全面融入城市社会。除此之外，本书还总结出了许多有启发性的论证和结论，在此不一一赘述。

作为一个长期研究城镇化问题的学者，很高兴看到这样一部聚焦于迁移与融入视角下农民工的健康与经济行为的潜心观察、深入思考之作出版。每个读者都不必完全同意作者所有的论证和结论，但是，相信每一个读者都能从中了解中国劳动力转移历史背景下农民工的城市融入问题，并对人口迁移与融入背景下农民工群体的健康和经济行为有进一步的认识。作为卢海阳的博士生导师，我衷心希望海阳及其团队未来有更多的力作问世。

是为序。

钱文荣①

---

① 钱文荣，浙江大学中国农村发展研究院院长，国务院学位委员会农林经济管理学科评议组成员。

目　录

第一篇　理论框架与现实背景

第二篇　迁移视角下农民工的健康与经济行为

第四篇 综合研究：结论与政策含义

第一篇　理论框架与现实背景

第一章 导论

第一节 研究背景与研究意义

一、研究背景

西方发达国家及一些东亚国家的经济发展表明，对于一个正在经历着快速经济增长和产业结构变化的发展中国家，劳动力从农业转向非农产业是必然发生的过程（蔡昉，2001）。诺贝尔经济学奖得主斯蒂格利茨曾经在世界银行的会议上指出：美国的新技术革命和中国的城镇化是21世纪对世界影响最大的两件事。自改革开放以来，随着中国工业化、城镇化的持续发展以及经济体制的不断改革，大量的农村剩余劳动力快速向城市转移。中国流动人口数量由1982年的687万人增长到2011年的2.3亿人，其中将近80%是农村劳动力（王培安，2013）。在计划经济体制和城乡分割的二元经济社会结构背景下，尽管农村转移劳动力在城镇工作和生活，有的甚至举家迁移，但是由于他们的户口性质属于农业户口，无法享受与城市市民同等的福利待遇，例如，教育、医疗、社会保障等，从而导致他们中的大部分人难以实现从农民向市民的转变，由此产生一个新的社会阶层——农民工。农民工群体的产生为中国经济高速增长、农村社会的发展和社会主义现代化建设做出了巨大的贡献，不仅使中国迅速崛起成为"世界制造工厂"和世界贸易大国，而且也开启了中国历史上最为壮观的农民分工、分业和分化的新篇章，他们被称为"中国经济社会发展活力的重要来源"（Knight et al.，2011）。

然而，值得关注的是，虽然中国完成西方发达国家上百年的城镇化历程只用了大约 30 年的时间，但始终没从根本上解决城镇化滞后于工业化、农民市民化滞后于土地非农化这两大问题（李培林和田丰，2012）。中国农民的转移模式与其他国家有着明显区别，在其他国家，人口从迁出地转移出去和在迁入地定居下来这两个过程通常是同时完成的；而在中国，农民工由农村向城镇转移包括两个过程，一个是农民工就业的非农化（反映农村劳动力转移的数量）；另一个是进城农民工的城市融入（反映农村劳动力转移的质量）。当前，农民工群体已经成为中国产业工人的重要组成部分。根据中国国家统计局 2018 年监测结果可知，2018 年全国农民工总量已达到 28836 万人，其中的 17266 万人为进城农民工，占农民工总量的 59.88%。当数以亿计的进城农民工成为中国经济社会发展的重要动力时，他们中的大部分人仍然游离于城市社会与农村社会的边缘（刘传江，2013），被视为城市社会的弱势人群和边缘群体，面临难以融入城市社会的困境。突出表现在：农民工的工作条件恶劣，工资拖欠严重；生活居住条件差，社会保障缺失；子女教育受限等。这些问题表明了农民工城市融入问题的严峻性和紧迫性。

实际上，移民的城市融入问题是任何国家都会面临的问题。早在 1890 年，以美国社会学家 Park 为代表的芝加哥学派，就开始对在美国生活的跨国移民的社会融合问题进行考察。之后的学者分别对社会融合的定义（Gordon，1964；Alba & Nee，1997）、维度（Ward & Kennedy，1999；Phinney & Ong，2007）、策略（Berry & Sam，1997；Berry & Sabatier，2010）、影响因素（Goldlust & Richmond，1974；Alba & Nee，1997）以及社会融合的后果（Nekby & Rödin，2010）等方面进行了深入的研究。自 20 世纪 80 年代以来，随着大量的农民工流入城市，国内学者把"城市融入"的概念引入农民工的研究中。在微观层面，城市融入体现着农民工个人的社会身份认同感和归属感；而在宏观层面，城市融入则表现为城市社会中各个群体间的相互融合（崔岩，2012）。对于正处于人口城镇化和城乡结构转变加速阶段的中国来说，庞大的农民工群体规模无疑使农民工的城市融入问题越过私人问题的范畴而成为一种具有重要意义的社会问题，受到社会各界的高度关注（宋月萍和陶椰，2012）。由于农民工的城市融入受到诸多因素的综合影响，且农民工市民化的长效机制又没有形成，农民工进城容易留城难的种种问题依然很突出（纪韶，2012）。总结现有文献发现，学者们往往把农民工难以融入城市社会这一事实归因于中国的户籍制度，认为户籍制度的存在是农民工难以在城市定居的根本原因（朱宇和林李月，2011）。这种认识背后所隐含的推论是，如果不是受到城乡二元户籍制度的制约，绝大多数进城农民工会愿意定居城市。持有类似观点的学者也倾向于把农民工在社会保护方面所遇到的各种问题归咎于户籍制度及与其相关的制度安排，认为正是这些制度因素阻碍了农民工融入城市社会（任远和邬民乐，2006）。从政策制定的层面来看，关于户籍制度的改革问题一直是社会各界讨论的热点，自改革开放以来，户籍制度也的确经历了一些变革，但并未发生实质性变化（Chan，2009）。而 2014 年国务院出台的《关于进一步推进户籍制度改革的意见》（以下简称《意见》）则标志着进一步推进户籍制度改革开始进入全面实施阶段。《意见》就进一步推进户籍制度改革提出了调整大中小城镇户口迁移准入限制、建立城乡统一的户口登记制度、切实保障农业转移人口及其他常住人口合法权益等三个方面的 11 条具体政策措施。且不论这三个方面的改革措施在现实中的执行效果究竟如何，可以明确的是，《意见》所提出的户籍制度改革方向对推进农民工市民化的意义是深远的，但需要明确的是，改革是渐进的而不是一蹴而就的，改革的过程中会遇到各种阻碍，犹如啃硬骨头，要攻坚克难、顺利推进，就需要在协同性、时效性以及系统性等多个方面进行综合考量。

一个不容忽视的现实是，随着中国社会的不断变迁和发展，农民工群体已从同质性群体向异质性群体转变，其内部分化日益凸显，不同群体在思想观念、生活习惯、行为方式等方面都存在明显的差异。已有一些研究分别从性别差异（程名望和史清华，2006）、代际差异（钱文荣和李宝值，2013）、户籍地差异（钱文荣和卢海阳，2012）等视角考察了农民工的留城意愿、就业流动及工资变化。尤其是新生代农民工的市民化问题，受到社会各界的广泛关注。2010 年"中央一号"文件明确提出，"采取有针对性的措施，着力解决新生代农民工问题"，这是中央实事求是地评估农民工状况后，首次在文件中公开正视新生代农民工问题。根据王春光（2001）的定义，新生代农民工是指 1980 年以后出生并在城镇务工的青年农民工，老一代农民工则是 1980 年以前出生的农民工。新生代农民工和老一代农民工在文化程度、价值取向、生活经历、家庭经济条件、社会认同等方面有明显的差别和不同的表现，这些差异对他们与城市社会的关系会产生不同的影响。王春光（2010）认为，在新生代农民工成为产业工人主体的时代，他们在城市融入上面临着三大难以化解的张力：新生代农民工越发强烈的城镇化诉求与政策的"碎步化"调整之间的张力；新生代农民工的城市融入能力与他们对定居城市的向往之间的张力以及中央城镇化政策与地方落实城镇化措施之间的张力。由此引出的一个重要问题是：除了户籍制度以外，农民工的城市融入还会受到哪些因素影响？农民工城市融入的影响因素在不同群体间又具有怎样的差异？

需要指出的是，农民工城市融入的后果是被国内学者普遍忽视的问题。从国外的研究来看，移民的城市融入并不是整个逻辑链条的末端，城市融入还会产生相应的后果，例如，城市融入对移民心理健康、迁移意愿、经济行为等方面的影响。有部分学者关注到了农民工城市融入的后果问题，例如，蔡昉（2011）认为，由于不完全的城市化，进城农民工难以获得城市户籍身份，从而常常被排斥在城市基本公共服务之外，使农民工无法形成稳定的预期，在一定程度上阻碍了农民工的消费。因此，有必要加快制度建设，帮助农民工融入城市社会，进而挖掘他们的消费潜力。陈旭峰等（2011）的研究表明，农民工经济层面和社会层面的融入可以促进农民工的组织参与，心理融入对农民工组织参与的影响则并不明显。总体来看，这些研究多是以定性方法、比较方法和规范分析为主，相关的实证研究比较少见，能有效处理模型中样本选择偏差、内生性等问题的高质量实证研究更是凤毛麟角。那么，农民工的城市融入现状究竟如何？乡城迁移和城市融入究竟会对农民工的健康与经济行为产生什么样的影响？这些影响在不同的农民工群体间是否存在差异？

为此，本书将综合利用农民工问卷调查数据和大样本公开数据，考察农民工经济、社会、心理等各个维度的城市融入状况，并进一步就农民工城市融入的影响因素、乡城迁移及城市融入对农民工健康和经济行为（劳动供给和消费）的影响进行实证分析。本章之所以选取迁移和城市融入的视角探讨农民工的健康和经济行为，其关键理由在于：城市融入的后果是多方面的，国内外学者普遍认为，健康和经济行为是社会融入最为重要的后果，这两类因素对农民工群体自身和国家经济发展都有不容忽视的重要意义。具体来说，对我国的农民工而言，健康有着非常重要的意义。一方面，由于农民工群体的教育水平普遍较低，也比较缺乏培训经历，健康是其需要依存的最主要的人力资本，维系较好的身体健康状况和劳动能力是农民工在城市务工的基本条件；另一方面，在当前经济社会转型阶段，考察城市融入对农民工经济行为的影响将有助于我们对两个重大现实问题的实证理解，即农民工的市民化对内需拉动的影响以及对人口老龄化冲击下劳动供给的影响。

二、研究意义

作为推进新型城镇化、农民工市民化的重要举措，如何有效促进农民工融入城市社会历来是学术界和社会各界关心的重要话题。虽然学者们普遍肯定农民工乡城迁移和城市融入的重要性，但是在考察农民工的城市融入问题上，多数学者过于强调户籍制度对农民工城市融入的限制，对农民工的人力资本、社会资本等影响因素的分析仍不够深入。此外，还未有规范、系统的实证研究探讨迁移模式及城市融入对农民工健康和经济行为的影响。本书首先基于迁移的视角，探讨不同迁移模式对农民工健康和经济行为的影响；接着基于"影响因素—融入状况—融入后果"的逻辑链条，系统考察农民工城市融入的现实状况与特征，在构建农民工城市融入测量指标体系的基础上，从人力资本、社会资本、心理资本等多个方面综合探讨农民工城市融入的影响因素，并实证检验农民工的城市融入对其健康和经济行为的影响。因此，无论从理论的角度还是现实的角度，本书都具有重要的意义。

1. 理论意义

（1）通过对农民工城市融入现状及特征的考察，有助于识别农民工城市融入过程中存在的主要问题。

（2）通过系统比较国内外社会融合理论，构建农民工的城市融入度测量指标，并探讨各类因素对农民工城市融入各维度的影响，将有助于理解农民工城市融入的作用机制。

（3）基于 Akerlof 的身份经济学理论和消费社会学理论，探讨农民工的城市融入与其劳动供给行为和消费行为的关系，有助于理解城市融入对农民工经济行为的影响及其作用机理。

（4）从迁移和城市融入的视角探讨农民工的健康，可以为打开新型城镇化的推进对农民工健康的作用机理黑箱提供理论支撑和经验证据。

2. 现实意义

（1）通过识别农民工城市融入过程中存在的问题，有助于政府清晰把握农民工城市融入的现实状况。

（2）通过把握和理解不同农民工群体城市融入影响因素的差异，可以使农民工市民化政策的制定更有针对性和可操作性。

（3）通过实证检验农民工的城乡迁移和城市融入对其经济行为的影响，在某种程度上可以为内需拉动和人口红利挖掘等问题提供科学而翔实的实证依据。

（4）通过实证检验迁移和融入对农民工健康的影响，可以为政府或相关机构制定有效的公共政策以促进农民工健康提供科学的决策分析依据。

第二节　核心概念界定

一、农民工

已有文献对由农村进入城市的非农就业人口的称谓比较多样化，有"农民工""进城农民工""进城务工人员""乡城流动人口"，等等。农民工主要指离开农村进入城市，不从事或较少从事农业生产经营，而主要以第二、第三产业就业为主的非城镇户口人员（朱力，2002；刘传江、周玲，2004；陈映芳，2005）。尽管他们在户籍制度下被认定为农村劳动力，但已具备工人阶级的一般特征，是中国工人阶级的重要组成部分。从诸多关于农民工的定义来看，农民工的概念和范畴有广义和狭义之分。广义的农民工范围比较宽泛，大致包括两类人：第一类是在本地乡镇企业工作的"离土不离乡"的农村劳动力；第二类是外出进入城镇从事第二、第三产业的"离土又离乡"的农村劳动力。狭义的农民工一般指异地流动进城务工的农村劳动力。本书中的农民工指的是狭义的农民工，即目前依旧持有农村户口的、从农村进入城镇工作或生活的农村劳动力，通常也被称作进城农民工。

二、农民工迁移

人口迁移是城镇化推进过程中普遍存在的经济现象，对人口迁移的研究可以从时间、空间以及流出地和流入地特征等多个维度展开（商春荣、虞芹琴，2015）。近年来，随着农民工迁移特征的变化，农民工的迁移模式引起了学者们的广泛关注，主要集中在对迁移距离和迁移主体的探讨上。从迁移距离来看，农民工的迁移模式可分为异地迁移和就近就地迁移两类。从迁移主体来看，农民工的迁移可以分为独自迁移和家庭迁移两类。前者表示只有农民工自己而没有任何其他家庭成员同时在流入地生活；后者则指至少包括两个核心家庭成员（如尚无子女的夫妻）同时在流入地生活和工作。多数研究表明，目前农民工的迁移已呈现明显的家庭化趋势（洪小良，2007；纪韶，2012）。杨菊华和陈传波（2013）认为，农民工的家庭迁移是一个梯次的过程，不同的家庭成员通常分批到来，但是批次间隔会逐渐缩短。

三、城市融入

城市融入是一个多维度的概念（杨菊华，2010；周皓，2012），农民工的城市融入通常是对农民工在城市社会生活状态及其演变过程的一般概括与描述。根据任远和邬民乐（2006）的定义，农民工的城市融入是指农民工个体之间、农民工与市民之间以及农村文化与城市文化之间互相配合、互相适应的过程。马西恒和童星（2008）认为，农民工的城市融入是指进城农民工在就业、社会交往、价值观念等城市生活的各个方面与城市居民逐步同质化的过程。对农民工来说，城市融入不仅包括在多重生活空间上的转换，也包括农民工在身份上和主观认同上的转换，而农民工城市融入中的主观认同的转换是建立在一系列的客观的结构性基础之上的（梁波、王海英，2010）。在借鉴国内外相关学者的定义的基础上，本书将农民工的城市融入定义为："在城市社会中，进城农民工与城市市民在经济、社会、文化、心理以及身份等各方面的差异不断消减和模糊，从而达到与城市社会相互交融、渗透的过程。"

四、经济行为

经济行为是一个比较广义的概念，是生产、消费、投资、交换、储蓄、迁移等诸方面行为的统一（Becker，1962；Borjas，1987；Heckman，1993；Engen & Gruber，2001）。从经济学的定义来看，新古典经济学把个人行为等同于家庭行为，主要考察个人或家庭的收入和支出。在经济活动中，每个经济人既是生产者又是消费者，作为生产者，个人通过工作得到相应的收入；作为消费者，个人又通过消费商品而获得效用，这是经济学研究的一个基本点（Thaler，1980；Loew-enstein，2000）。对于农民工而言，探讨劳动供给和消费行为意义尤为深远，农民工的劳动供给和消费对未来中国经济增长具有不容忽视的作用。因此，本书所指的经济行为是指农民工作为理性的微观经济主体，在一定的约束条件下所表现出来的劳动供给行为和消费行为。

第三节　数据来源简要说明

本书实证研究所用的数据主要来自项目组的问卷调查数据和国内有代表性的微观调查公开数据。总体来看，调查样本涉及中国的东中西部地区，但根据研究所选变量的需要，每个子研究的样本各不相同。下面对本书中所涉及的数据做一个简要说明，样本概况及分布则在后文的具体研究中详细介绍。

一、实证数据一：农民工人力资本禀赋状况分析

农民工人力资本禀赋状况分析所使用的数据来自对福建省国内生产总值排名前三的泉州、福州和厦门三个地级市的农民工问卷调查。调查时间集中在 2016 年 7～8 月，调查对象是年龄在 16 周岁以上、在城市地区从事非农工作且散居于城市社区的农村转移劳动力。囿于农民工群体较强的分散性和流动强，难以获取农民工的总体抽样框，该调查以这三个地级市的常住人口比例和计划调查的样本总量为依据计算每个地级市的调查样本数量。最终获得有效样本 1476 个。

二、实证数据二：迁移对农民工健康的影响分析

迁移对农民工健康影响的研究所使用的数据来自中国劳动力动态调查（China Labor‑force Dynamics Survey，CLDS）2012 年和 2014 年的数据。CLDS 是在全国范围内开展的大规模追踪抽样调查，旨在聚焦中国劳动力的现状与变迁，由中山大学负责实施。该调查采用了多阶段、多层次的随机概率抽样方法，涵盖个人、家庭、村级和社区等多个层次，样本覆盖中国 29 个省区市（除港澳台、西藏、海南以外），调查内容包括教育、就业、迁移、健康、社会参与等众多议题，是国内较为公认的权威追踪调查数据。由于该调查数据在不同年度的问卷中所设置的变量存在一定差异，根据本书的研究需要，在探讨迁移对农民工心理健康的影响时，主要采用 2014 年度的截面数据；而在探讨迁移对农民工自评生理健康的影响时，则同时采用 2012 年度和 2014 年度的面板数据。

三、实证数据三：迁移对农民工经济行为的影响分析

迁移对农民工消费行为的影响研究所使用的数据同实证数据Ⅰ部分一致。

四、实证数据四：农民工的城市融入及对经济行为的影响分析

农民工的城市融入及对经济行为的研究数据来自课题组 2013 年寒假与暑假期间两次对进城农民工开展的实地调查。调查者由浙江大学农业经济管理专业研究生和浙江大学"三农协会"的学生组成，课题组在调查前对他们进行了培训。调查采取农民工口述、调查员填写问卷的形式搜集数据，每位调查员在老家所在地级市的城镇地区通过随机抽样采访的方式抽取 15 位年龄在 16 岁以上的进城农民工（即进入城镇务工的农业户口人员）进行调查。两次调查分别发放问卷 1500 份和 468 份，剔除数据空缺严重以及前后明显矛盾的样本，分别得到有效样本 1206 个和 426 个，共计 1632 个，问卷有效率为 82.93%。调查样本共覆盖浙江、江苏、天津、河南、河北、湖南、湖北、江西、安徽、广东、广西、陕西、福建、新疆、山西、吉林、黑龙江、辽宁、贵州、四川、重庆等 21 个省份。

值得说明的是，由于本次调查的调查员是来自浙江大学的学生，我们只能根据学生的户籍来源地分配各个省市的样本量。非等概率抽样不可避免地导致样本会存在一定的选择性偏差，即来自浙江的调查员及样本居多，从而在一定程度上限制了研究结论的推广，这是本书的一个局限。但从整体来看，本次调查数据覆盖面较广，样本量较大，并且在性别和代际等方面也呈现很强的差异性，所反映的农民工的生活状况和以往研究结论还是比较一致的，所以仍然具有较高的可信度，适合做因果关系分析研究。

五、实证数据五：城市融入与农民工健康

城市融入视角下农民工的健康研究数据来源于中国人民大学社会学系与中国香港科技大学社会科学部合作主持的 2013 年中国综合社会调查（CGSS 2013）。此次调查采用多阶分层抽样，在全国共调查了 480 个村/居委会，其中，每个村/居委会调查 25 个家庭，每个家庭再随机调查 1 人，加上北京、上海、广州、深圳、天津五个大城市，作为初级抽样单元，该年度总样本量为 11438 个。通过样本筛选，最后得到农民工有效样本 1638 个。

第二章　研究方法与研究思路

第一节　研究方法

本书以国内外相关文献和实地问卷调研数据为基础，基于迁移与融入的视角对农民工的健康与经济行为进行深入研究。在具体研究的过程中，综合采用了文献分析、实地调查、计量分析等研究方法，具体说明如下：

一、文献分析法

文献检索和分析是任何研究工作开展的前提，它有助于形成关于研究对象的一般印象，为具体的研究工作提供理论参考和研究思路。本书选题的确定、研究框架的建立以及实证方法的选择都离不开对国内外劳动力迁移与社会融合、城市融入相关理论的归纳和总结。例如，在农民工城市融入的测量问题上，调查问卷的设计重点参考了 Gordon（1964）、Gui 等（2012）、Wang 和 Fan（2012）、Kunst 和 Sam（2013）、何军（2011）、李培林和田丰（2012）等国内外学者的最新研究成果，同时结合了具体研究的需要对有关问题做出一定的修正和补充。在对农民工城市融入与其劳动供给行为的关系进行考察时，由于国内文献中仍未有相关研究，在理论框架的建立上主要借鉴西方较为前沿的身份经济学理论，同时结合农民工的实际情况做出适当的修正。

二、实地调查法

实地调查是利用事前设计好的调查问卷对农民工进行问卷调查。本书的问卷调查内容涉及农民工的个人基本特征、工作信息、家庭信息、消费情况、居住与生活情况、农村老家情况、个人主观评价等多个方面。例如，2013 年度调查数据中的农民工样本是在全国 21 个省份随机抽样选取，调查方式主要采取农民工口述、调查员填写问卷的形式进行。由于农民工进城务工会存在一定的季节性，例如，春节期间农民工返乡比例较高，为了保证数据的真实性和可靠性，该调查数据选取了 2013 年春节和年中两个时段分别对进城农民工进行了调查。2016 年的调查时间集中在 2016 年的 7 ~ 8 月，全部由事先经过系统培训的在校本科生和研究生负责完成。以偶遇抽样的方式在福建省各市的城镇地区范围内随机选择400 ~ 600 位年龄在 16 周岁以上的农民工进行问卷调查。

三、计量分析法

根据实证研究的需要，本书综合采用了多种计量分析方法。例如，利用描述性统计方法分析了农民工不同群体的人力资本禀赋、城市融入、经济行为和健康等各方面的现状；在探讨迁移对农民工健康的影响时，采用双重差分法（DID）和工具变量法对内生性进行有效处理；在采用探索性因子分析法对农民工的城市融入度进行测量的情况下，用线性回归法和分位数回归法分析了农民工城市融入的影响因素及其群体差异，并通过 Oaxaca - Blinder 分解法对农民工城市融入度的性别差异、代际差异以及户籍地差异进行分解；运用了倾向值匹配法（PSM）有效处理了模型中可能存在的内生性问题和样本选择性偏差问题，系统检验了农民工城市融入对其劳动供给行为和消费行为的影响。

第二节　研究思路

本书的研究在迁移和融入的基本框架下展开，具体内容由四篇内容构成（见图 2 - 1）。

第一篇为理论框架与现实背景，论述了本书第一章导论的研究意义和理论框架，在宏观背景下提出本书主要的研究问题，指出本书的研究目的和研究意义，接着对本书涉及的核心概念进行界定，对数据的来源和基本情况进行说明，然后具体给出本书第二章的研究方法和基本框架。

第二篇从迁移的视角探讨农民工的健康与经济行为。这里，我们主要研究不同的迁移模式对农民工健康和消费行为的影响。本篇由第三章城乡迁移背景下农民工健康研究的现状与展望、第四章迁移对农民工心理健康的影响、第五章迁移对农民工自评健康与生活满意度的影响以及第六章迁移模式对农民工消费的影响四章构成。

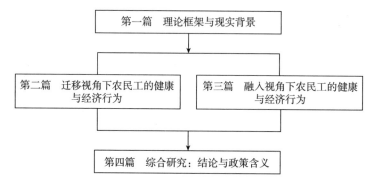

图 2 - 1   研究的基本框架

第三篇探讨城市融入对农民工的健康与经济行为的影响。该篇是本书的核心部分，研究思路和技术路线如图 2 - 2 所示。该篇由第七章融入视角下农民工健

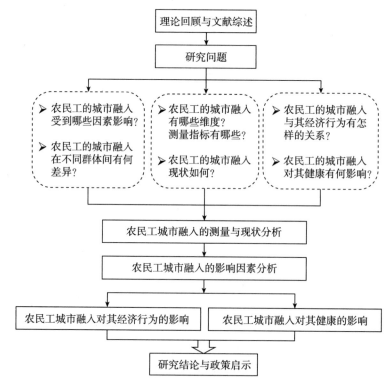

图 2 - 2   融入视角下农民工健康与经济行为研究的基本框架

康与经济行为的研究进展、第八章农民工城市融入的测量与现状分析、第九章农民工城市融入的影响因素分析、第十章城市融入与农民工健康、第十一章农民工城市融入的劳动供给效应和第十二章农民工城市融入的消费效应六章构成。

第四篇为综合研究。该篇研究主要在前三篇研究的基础上，进一步探讨农民工的人力资本禀赋现状，并对前文的研究结论进行系统性总结，最后提出相应的政策建议。该篇由第十三章扩展分析：农民工人力资本禀赋现状和第十四章综合研究结论及其政策含义两章构成。

第二篇 迁移视角下农民工的健康与经济行为

第三章 城乡迁移背景下农民工健康研究的现状与展望

第一节 引言

健康是人力资本的一个重要组成部分（Grossman，1972），同时也是人类的一种非常基本的自由（Sen，2004）。劳动力的健康问题历来受到国内外学术界的高度关注，现有文献分别对西方发达国家（Zhu，2016）和发展中国家的本土劳动力（Lu，2010；Mberu et al.，2011；Nauman et al.，2015）以及跨国移民（Ro et al.，2016）的健康问题展开了深入的研究。近年来，随着我国新型城镇化和农民工市民化的不断推进，农民工的健康问题也逐渐受到学术界的广泛关注。作为我国产业工人的重要组成部分，农民工对我国经济的增长做出了不可磨灭的贡献。然而，由于制度性歧视、行业限制、环境污染和禀赋约束等多重原因，农民工的健康风险问题日益突出（陆文聪等，2009）。在这样的背景下，一些学者对农民工的健康变迁状况进行了深入的分析（黄四林等，2015），也有一些学者从迁移（Lu et al.，2014）、歧视感知（蔺秀云等，2009）、务工经历（秦立建等，2014）、教育（胡安宁，2014）等各种视角探讨了农民工的生理健康和心理健康问题。

总体来看，与针对国外劳动力的健康研究相比，目前我国关于农民工健康的文献仍然较少。现有关于农民工健康的文献主要以实证研究为主，仍缺乏一个系统的文献梳理。随着我国"健康中国"建设战略的提出，农民工的健康促进问题将成为今后几年政府和相关研究部门的重要课题。鉴于此，本章对近十年来农民工健康研究的国内外文献进行系统梳理，一方面，对前期的农民工健康研究进行评述，了解国内外相关领域学者关注的最新内容；另一方面，提出今后一段时期内农民工健康研究的趋势和方向，并尝试建立一个清晰的研究框架，为未来的研究提供借鉴。所选文献主要来源于 2006～2016 年具有较大影响力的 SSCI 和 CSSCI 收录的期刊。需要指出的是，本章对国内外文献区分的标准是文章的语言，而不是作者的国籍。

第二节　农民工健康的测量与现状

农民工的健康主要包括生理健康和心理健康两大维度，关于这两类健康的测量是农民工健康研究的难点之一。对农民工生理健康的测度，现有文献提供了多种方法，主要是从主观、医学和机体功能三个方面来进行评价。表 3 - 1 列举了部分学者对农民工健康的测量方式。首先，自评健康是被现有实证研究采用得最普遍的测量指标（Chen，2011；Chen et al.，2013；黄乾，2010；米松华等，2016；苑会娜，2009）。该指标不仅能够系统地评价受访农民工的总体健康状况，还能够有效地预测受访者的身体机能和发病率（Song et al.，2016），在指标综合性和稳健性上具有显著优势（齐良书等，2011）；其次，由于是单指标测量，农民工自评健康的数据也比较容易获取，当前国内多数主流公开数据都包含了这一变量。这一指标的缺点在于，自评健康通常容易受到受访者自身的主观影响，具有不同个体特征或处于不同地区的农民工在健康自评标准上也存在一定差异，从而在一定程度上降低了样本之间的可比性（Lu，2008）。因此，也有学者采用一些客观指标对农民工的生理健康状况进行测量。例如，Lu 等（2014）选取身体质量指数（BMI）来测度农民工的生理健康；齐亚强等（2012）以农民工的体测指标（如血压、心率、肺活量等）作为农民工健康的测度指标；Li 等（2006）则用 SF - 12 生命质量量表评价农民工的健康状况。此外，还有一些研究通过农民工不同年间自评健康的变化情况来测量农民工的健康风险（魏峰等，2013）。

对于农民工心理健康的测量，目前并没有统一的测量标准，同样可分为多指标和单指标测量方式。何雪松等（2010）采用"简要症状量表"（BSI 量表）测量农民工的心理健康，该量表包含九个因子：躯体化、人际敏感、焦虑、强迫、抑郁、敌对、恐怖、偏执和精神病性。胡荣等（2012）和黄四林等（2015）在测度农民工的心理健康时则采用心理学中较为常用的症状自评量表（SCL-90）。还有学者选取了较为简洁的量表，例如，Jin 等（2012）采用了国外较为常用的 K6 量表，该量表主要调查被访者在过去 30 天内感到紧张、绝望、焦虑、沮丧、无价值和想要努力的频率；梁宏（2014）从一般健康问卷（GHQ-12）选取了类似的六个指标判断农民工的心理健康状况。在具体操作方法上，这些研究主要通过数值加总或均值处理（Lu，2012；刘林平等，2011）、因子分析或层次分析（聂伟等，2013）等方法对农民工的各项自评指标进行降维，从而得到心理健康得分，分值越大说明农民工的心理健康状况越好。从单指标测量方式来看，生活满意度或主观幸福感是现有研究使用频率较高的心理健康测量指标（Knight et al.，2010；龚晶等，2014）。

表 3 - 1　农民工健康的测量

健康类型	测量方法	变量处理方式	作者
生理健康	自评健康状况	定义为单一的定序变量或虚拟变量	Chen（2011）、Song 等（2016）、秦立建等（2014）、Lu 等（2014）
	BMI、发病率、高血压、贫血	各指标分别定义为连续变量或虚拟变量	Lu（2008）
	高血压、心率、肺活量等体侧指标	虚拟变量	齐亚强等（2012）
心理健康	霍普金斯症状检查表（HSCL）	因子分析	聂伟等（2013）
	症状自评量表（SCL-90）	因子分析	胡荣等（2012）
	一般健康问卷（GHQ-12）	指标加总求和，信度值为 0.74	梁宏（2014）
	流行病学抑郁中心量表（CES-D）	十个指标加总求和，信度值为 0.76	Chen 等（2013）、Lu（2012）
	生活满意度或主观幸福感	定义为单一的定序变量	龚晶等（2014）、Knight 等（2010）

资料来源：根据相关文献整理。

从农民工的健康状况来看，多数研究表明当前农民工的总体健康水平较高，尤其是刚进入城市务工的农民工，健康水平显著高于城市本地居民（Chen，2011）。米松华等（2016）的研究显示，农民工自评为健康的比例高达 72.76%。

该结果与苑会娜（2009）的研究结论较为一致，但她同时指出，与初始健康状况相比，农民工的健康在外出务工以后呈现明显的恶化趋势。在心理健康方面，胡荣等（2012）对厦门市农民工的调查发现，厦门市农民工的心理健康低于全国平均水平。黄四林等（2015）对农民工心理健康变迁的横断历史分析则表明，近年来农民工心理健康总体水平在逐步提升，东部地区农民工心理健康水平比其他地区有更明显的改善。

第三节　农民工健康的影响因素和作用机制

国内外现有的关于农民工健康影响因素的研究主要基于健康经济学的理论框架展开。作为一门交叉学科，健康经济学涉及的领域非常广泛，除经济学之外，还包括社会学、管理学、心理学和流行病学等学科（徐程等，2012）。在健康经济学领域，Grossman（1972）的健康需求模型被公认为最成熟和经典的理论模型，该理论将健康视为耐用资本品：一方面，健康在不断地折旧；另一方面，也可以通过医疗和保健消费对健康投资。相对于针对城市和农村居民的健康研究而言，目前关于农民工健康影响因素的研究还比较少见。虽然影响农民工健康的因素包括诸多方面，并且各类因素之间相互交叉、难以截然划分，但是根据研究者的关注程度，可以大致分为迁移因素、教育因素、社会因素和其他因素四个方面，如图 3 - 1 所示。

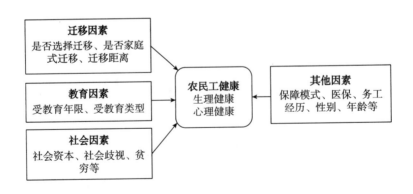

图 3 - 1　影响农民工健康的关键因素

一、迁移因素

近年来，健康的迁移效应是国外文献关注的重要主题（Nauman et al.，2015；Ro et al.，2016；Ullmann et al.，2011）。迁移对农民工健康的影响存在三种效应：正向效应、负向效应和选择效应。一方面，农民工的城乡迁移主要是从经济欠发达地区向经济发达地区的迁移，这种迁移不仅可以提高农民工的收入水平，对其健康产生一定的收入效应，而且有利于他们接触更为先进的医疗服务资源，从而对健康产生积极的影响（秦立建等，2014）；另一方面，农民工进城务工也存在较高的健康风险，频繁加班、工作环境恶劣、工作流动性强以及社会保障缺失等方面都会对农民工的健康产生不利影响（Chen et al.，2013）。此外，在农民工的迁移决策和健康之间还存在"选择效应"，即：农民工的迁移本身可能就是内生的，一些不可观测的因素可能既影响迁移又影响健康，抑或健康水平较高的农民工更倾向于迁移（Chen，2011；秦立建等，2014）。根据卢海阳等（2013）的研究，迁移会致使大量农民工出现家庭分离，不利于婚姻关系的稳定，从而对农民工的心理健康产生直接的负面影响。相比较而言，迁移对生理健康的影响则较为间接，需要通过收入变化、社会支持和公共服务等中介因素发挥作用（Lu，2012）。在具体的研究过程中，农民工的迁移通常被操作化为三类变量：是否选择迁移（Lu et al.，2012）、是否家庭迁移（Lu，2008；Lu，2015）和迁移距离（Lu et al.，2014；周小刚等，2016）。例如，Song 等（2016）通过对比农民工和农村居民的健康状况发现，短期内城乡迁移对农民工的健康有显著的正向影响，但是从长期来看，这种影响并不显著。秦立建等（2014）的研究表明，跨省迁移对农民工的健康有显著的负向影响，而省内迁移对农民工健康的影响则不显著。

二、教育的影响

教育和健康是人力资本最重要的组成部分，其互补关系引起国内外经济学家的高度关注。大量实证研究发现，教育对健康具有稳健的正向影响（Clark et al.，2013；Silles，2009）。基于五个城市的调研数据，黄乾（2010）发现，教育对农民工的健康有显著的正向影响。周小刚等（2016）采用 CGSS（2010）全国性数据的研究也得到了类似的结论。罗竖元（2013）对湖南省新生代农民工的研究则表明，尽管教育程度对新生代农民工生理健康的影响显著，但是对心理健康的影响不显著。从作用机制来看，教育主要通过三个途径影响农民工的健康：其一，教育水平所积累的物质性人力资本有助于农民工获得更加优越的工作和更为舒适的工作环境，从而避免从事危险的劳动所造成的健康损耗（胡安宁，2014）；其二，教育能够通过培育个人的价值观、生活习惯、自控能力和信息处理能力等非物质性人力资本来提高农民工的健康水平（Altindag et al.，2011）。例如，受教育水平高的人了解更多健康相关的知识，有助于形成和保持良好的生活习惯，远离吸烟和饮酒等不健康的生活习惯，从而获得更好的健康状态（Cutler et al.，2010）；其三，获得更高教育水平的农民工能够更加有效地利用医疗保障服务，进而得到更多的健康资本（邹薇等，2016）。从总体来看，多数文献发现教育对农民工生理健康的影响比较显著，但是对农民工心理健康的影响并不显著（胡荣等，2012；梁宏，2014；刘玉兰，2011）。

三、社会因素的影响

随着人们对健康的认识从单纯生理模式向"生理—心理—社会"三维模式转变，探索贫穷、社会歧视、居住条件等社会因素对个人身心健康的影响成为国内外学界热门的研究主题（Yue et al.，2013；俞林伟，2016；朱荟，2016）。其中，最为典型的是关于社会资本与健康之间的关系研究（D'Hombres et al.，2010；Hawe et al.，2000；Song et al.，2009）。社会资本主要包括三个维度：社会网络、信任和规范（Putnam，2001）。社会网络被称作"结构型"社会资本，信任和规范则被称为"认知型"社会资本（Tsai et al.，1998）。目前研究社会资本对农民工健康影响的文献还并不多见，米松华等（2016）采用浙江省的调研数据发现，社会资本对农民工的健康有显著的正向作用，相对于"认知型"社会资本，"结构型"社会资本对农民工健康的影响更大，而城镇型社会资本对农民工健康的促进效应也明显大于乡村型社会资本。杨博等（2015）从风险性行为的视角研究了社会资本对农民工健康的影响，他们发现，社会资本是性别失衡情境下农民工在城市中发生风险性行为的重要影响因素。从社会资本对农民工心理健康的影响来看，尽管多数研究表明社会网络的各项特征（网络规模、异质性、紧密型）均会对个人的心理健康产生积极影响（Li et al.，2010；Norstrand et al.，2012），但是也有研究发现，社会网络的异质性也会对农民工的心理健康产生一定的负面影响。这是因为农民工群体通常处于城市社会底层，在他们的社会交往过程中，经常会感受到与城里人的差异，也会受到一部分来自本地人的歧视，这种压力的消极作用远大于他们从城市社会网络中获得的资源和支持（胡荣等，2012）。从社会资本对农民工健康的作用机制来看，社会网络对健康的影响主要通过三个方面的社会支持发挥作用，包括情感支持、工具支持和信息支持（Han，2013；Lu，2012）；信任和规范则有助于提高社会网络的紧密程度，通过强化社会网络的作用而影响健康（Ferlander，2007）。

四、其他因素

除了上述三类主要的影响因素以外，现有文献还探讨了收入和医疗保险（牛建林，2013；秦立建等，2014）、保障模式（龚晶等，2014）、务工经历（秦立建等，2014）、劳动和睡眠时间（和红等，2014）以及性别、年龄和婚姻状况等（Chen et al.，2013；Cheung，2013）基本个人特征因素对农民工身心健康的影响。

第四节　农民工的健康后果研究

除了对农民工健康的影响因素研究以外，还有一些研究将农民工的健康视为自变量，探讨健康对农民工的就业、返乡决策和城市融入等方面的影响。例如，苑会娜（2009）采用北京市的农民工调查数据发现了农民工的健康与收入的循环作用机制：农民工的初始健康状况对其收入有显著的正向影响，但是农民工在获得收入的同时却也呈现出明显的健康损耗，健康状况的恶化进而又会导致农民工单位时间收益率的下降。秦立建等（2012）利用农业部农村固定观察点 2003～2007 年全国性大规模跟踪调查数据测算发现，健康状况较差的农民工的劳动供给时间要比健康状况较好的农民工低 12%。在后续的基于世界银行调查数据的研究中，秦立建等（2015）再次证实了这一结论，发现较差的健康状况不仅会降低农民工的劳动时间，也会显著降低其外出打工的概率。从另一个角度来看，健康损耗也是农民工选择返乡的重要原因。在具有"城乡差异"和"内外之别"双重特征的现有户籍制度的约束下，在城市就业的农民工一直被排除在城市福利和社会保障的覆盖范围之外，因健康状况变差而"被动"返乡的现象较为普遍（Wang et al.，2012；牛建林，2015）。在国外文献中，移民因健康恶化而返回迁出地的现象常被称作移民的"三文鱼偏误"（Salmon Bias），产生这种现象的原因主要在于迁移所导致的工作压力、社会交往渠道的缺失、医疗服务利用不充分，等等（Nauman et al.，2015）。

近年来，随着农民工市民化的不断深入，一些学者开始关注农民工健康对其城市融入的影响。从农民工城市融入的视角来看，经济融入是农民工城市融入的一个维度，而就业和收入只是测量农民工经济融入的主要指标（Wang et al.，2012；杨菊华，2015）。从这个意义上来说，农民工的健康不仅会影响他们的经济融入，也可能对其他融入维度产生影响。一方面，健康的体魄是农民工在城市从事经济社会活动的先决条件，随着健康状况的提升，农民工融入城市社会的概率也会有一定程度的提升；另一方面，健康的身体可以降低农民工的医疗费用支出，也能够使农民工有更多的资金在城市生活、享受闲暇等（李强等，2016）。基于2013年全国东部、中部和西部21个省份的进城农民工调研数据，卢海阳等（2016）的研究表明，健康状况对农民工经济融入和社会融入的影响不显著，而对农民工文化融入、心理融入以及身份融入则有显著影响，由此指出，健康是农民工能否实现低层次融入向高层次融入转变的关键因素。

第五节　关于农民工健康研究的理论思考

通过回顾近十年来农民工健康研究的国内外文献，本章研究发现，现有文献的学科交叉特征较为明显，多种理论被应用到农民工健康相关研究中，例如，健康需求理论、社会资本理论和心理适应理论等，使健康相关研究愈加丰富。国内外文献对于农民工健康研究的主题总体趋于一致，但是在研究视角和实证研究方法上存在一定差异。

从研究内容来看，国外的文献更侧重于对农民工健康影响因素的实证分析，而国内文献则更倾向于将健康作为自变量，探讨农民工的健康对其自身行为或劳动力市场的影响，相比较而言，对农民工健康的现状及其演变过程的研究还比较缺乏。在实证研究的具体操作方面，国内外文献所关注的核心变量也表现出一定差异。例如，在农民工健康的影响因素研究中，国外的经典文献热衷于考察迁移与农民工健康的关系，可能主要是基于和国际接轨的考量，因为"移民健康效应"历来是移民研究领域的热点问题。而国内的研究则更关注户籍制度、人力资本和社会资本等因素对农民工健康的影响，因为这类因素背后往往蕴含着较为深刻的政策含义。值得指出的是，无论是国外文献还是国内文献，对农民工健康的研究都主要集中于影响效应的探讨上，而对各类变量间影响的过程或作用"黑箱"的分析还不够深入，仅仅停留在定性描述的层面，缺乏深入的理论分析和实证检验。此外，从现有的权威文献数量来看，目前对农民工生理健康的研究远多于对农民工心理健康的研究，且大多数实证研究将农民工的生理健康和心理健康分开来讨论，只有少量研究关注到农民工生理健康和心理健康之间的相互影响。例如，Chen（2011）的研究表明，农民工在城市务工过程中所产生的心理困扰是造成其健康损耗的重要原因。

就研究方法来看，随着近年来计量经济学理论的快速发展和国内学者对实证研究的日益重视，国内外研究在方法上并没有太大的差别。基于计量经济模型和公开数据或调研数据的实证研究是被采用得最为广泛的方法，但是，多数农民工健康研究仍受到数据和分析方法的限制。从理论上来说，农民工的健康变化是一个持续变化且存在不确定性的过程，因此，农民工健康状况的好坏，不能仅仅基于某一个时点来判断，而必须长时间地跟踪农民工健康的变化过程。然而，由于多数农民工处于频繁的流动状态，获取农民工健康变化的面板数据往往较为困难，所以现有文献主要还是采用截面数据进行实证分析。这些研究的缺陷在于，由于找不到合适的工具变量而没有对实证模型的内生性问题进行讨论与处理，由此忽略了一些可观测到的混淆变量（Confounding Variables）对自变量与因变量之间关系的干扰，使其难以直接探索两者间的"净效应"，影响了研究结论的可靠性。例如，尽管很多学者认识到了农民工迁移与健康之间的双向因果关系，但只有Song等（2016）和秦立建等（2014）的研究采用了农民工的面板数据处理了模型的内生性问题。此外，不同学科领域的学者对农民工健康的测量存在一定差异，这在一定程度上限制了对各地区和各时点的农民工健康研究进行对比分析。

农民工群体是当前我国制造业和服务业最主要的从业者，他们的健康状况对于中国经济增长具有重要意义。为保障农民工健康权益，使中国经济发展不以损害农民工生命安全和健康权益为代价，应该成为解决农民工问题、推进新型城镇化的一个重大课题。因此，深入研究以农民工健康为中心的因果链中各因素之间的关系，即：基于"影响因素—健康的测量与现状—健康后果"的逻辑链条对农民工的身心健康展开研究，应该是今后研究的主要方向。

农民工的健康状况和医保问题历来是医疗体制改革过程中面临的棘手问题，在"健康中国"建设的国家战略背景下，如何有效促进农民工健康将成为中央和地方政策制定部门关注的重点，这也意味着，相对于对健康后果的探讨，学界可以对农民工健康的影响因素和促进机制给予更多的重视。在这一问题上，以往的研究在取得进展的同时，却并未提供整合的分析视角特别是有针对性地分析框架。当前，新型城镇化和农民工市民化的推进为促进农民工健康提供了机遇，同时也带来了一定的风险。在我国城镇化的快速推进过程中，尽管农村劳动力大规模迁入城市务工或经商，但是并未像世界上其他国家的人口城市化过程那样，实现市民化的真正转变。其结果是，农民工往往成为城镇的弱势群体和边缘人群，面临着种种生存困境与发展障碍。即便一些农民工取得了户籍意义上的"市民"资格，若不能较好地融入城市社会，则新矛盾仍然会产生，从而影响社会的良性运行与健康。考虑到城镇化对农民工生活水平、生活方式、价值观念以及社会行为等多方面的影响，迁移和社会融入理论是探讨农民工健康影响因素的理想工具。因此，本章在以往研究的基础上，提出迁移与城市融入视角下农民工健康促进的研究框架（如图3-2所示）。

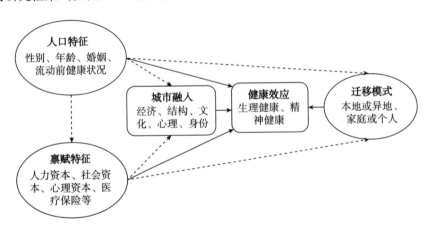

图3-2　迁移与城市融入视角下农民工的健康研究

　　综观现有文献，关于社会融入对健康影响的研究在国内外都还比较少见。针对国际移民的一些研究表明，随着迁移时间的推移，一些难以融入当地社会的移民往往会出现身心健康状况的恶化（Sanou et al.，2014），其原因可以归结于职业损害（Mou et al.，2013）、工作压力和文化融合压力（Acculturative Stress）

（Sirin et al.，2013）等方面。不同的融入维度与健康的关系存在一定差异，主要有三种可能的关系，即正向关系、负向关系或曲线关系（Viruell‐Fuentes，2007）。值得指出的是，由于中国户籍制度的特殊性和城市公共服务的可获性差异，与西方国家相比，城市融入可能对中国农民工的健康发挥更加重要的作用。图3-3勾画了城市融入对农民工健康影响的研究框架，该框架在以往研究的基础上将城市融入的五个主要维度引入农民工健康的影响因素模型，该框架也强调了不同的迁移模式对农民工健康的影响。显然，在中国的户籍制度情境下，不同的迁移模式和农民工城市融入的不同维度对健康的影响是否与发达国家一致，这有待于研究者结合中国的制度特点进行理论探索和实证分析。

除了探讨迁移和城市融入对农民工健康的影响效应以外，挖掘城市融入通过何种机制对农民工健康产生影响，也是今后研究的重要方向。从理论上来说，城市融入和健康不仅在内涵上具有生理、心理与行为适应上的一致性，且皆与基本公共服务的提供密切相关，具有相互影响和相互作用的互动影响机制（杨菊华等，2016）。图3-3给出了城市融入与农民工健康之间可能的互动机制。一方面，融入能力较强的农民工更有可能提高自身的社会经济地位，从而易于得到当地的医疗资源和社会支持，降低来自本地人的歧视，从而对其身心健康产生积极影响（Kimbro et al.，2012）；另一方面，作为一种重要的人力资本，健康也会对农民工的就业和收入产生重要影响，而就业和收入又是经济整合的重要测度指标，

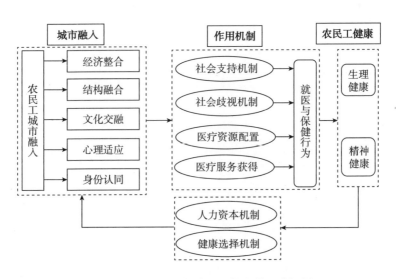

图 3 - 3　城市融入与农民工健康的互动机制

在城市融入中发挥着基础作用，且对城市融入的其他维度有着本源性的影响和塑造作用（杨菊华，2015）。此外，农村劳动力是一个高度选择性的群体，经济欠发达地区年轻、健康的农民工更倾向于外出务工，意味着健康本身同样可能通过"移民健康效应"对农民工的城市融入产生影响。

上述框架中所构想的因果关系在现实中是否存在仍需日后加以检验。目前国内已经产生一批颇具影响力且公开使用的人口微观调查数据（如中国社会状况综合调查、中国家庭追踪调查、中国劳动力动态调查等），为这一研究提供了重要的数据来源。今后如果能够形成一套关于农民工城市融入和身心健康的测量体系，配套建立长期的跟踪调查，把握各个时点上农民工的城市融入状况和健康状况，并了解其变动轨迹，将为政策制定和学术研究提供重要的经验证据。当然，可靠的实证结果在很大程度上取决于合理的计量模型，在农民工的健康研究中如何有效控制各变量间的内生性和自选择等原因所造成的估计偏误仍需学者们更高的重视。

第四章 迁移对农民工心理健康的影响

第一节 引言

随着我国工业化、城镇化的不断推进，城乡居民的收入水平显著提高，在基本的物质需求普遍得到满足的状况下，人们对健康的追求日益迫切。在经济发展的"新常态"下，党和国家对人民的健康问题给予了前所未有的高度重视。2016年，国务院发布的《"健康中国2030"规划纲要》明确提出，"推进健康中国建设，提高人民健康水平，标志着人民的健康提升已成为优先发展的国家战略。"对农民工群体而言，健康有着非常重要的意义。由于教育水平普遍较低，健康是农民工所能依存的最主要的人力资本，对其劳动供给和收入水平有着不容忽视的影响（Lu & Qin, 2014）。心理健康是个人整体健康状态的一个必要组成部分，指的是一种持续的、良好的心理状态，在这种状态下，个人具有生命的活力，呈现积极的内心体验和良好的社会适应，从而能够有效地发挥个人的身心潜力与积极的社会功能（刘华山，2001）。因此，农民工的心理健康是其个人素质和城市适应能力的重要体现，对农民工的就业和城市融入有重要影响。

自2010年的"富士康事件"以来，农民工的心理健康问题迅速引起社会各界的广泛关注，从普通民众到知识分子，从社会团体到各类传媒，都以各自的方式对农民工自杀事件展开反思与讨论。学术界也相继出现一些围绕农民工的心理健康开展的实证研究。例如，黄四林等（2015）运用横断历史研究方法对1995~2011年农民工心理健康状况变化进行了实证研究，发现农民工的心理健康在这16年间呈现逐步上升的趋势。梁宏（2014）基于生命历程理论探讨了农民工心理健康的代际差异，发现新生代农民工比老一代农民工更容易出现心理疾病。在已有的研究中，农民工心理健康的影响因素受到最多的关注，也引发了诸多争议。例如，农民工的心理健康状况是更多地与其工作环境或生活空间有关，还是更多地受到其个人特征或流动经历的影响？Lu（2012）认为，在城乡流动的过程中，农民工所面临的语言交流障碍和家庭关怀缺失是造成其心理负担的主要因素。刘林平等（2011）则认为，频繁加班、工作环境恶劣和劳动权益缺乏保障是农民工心理健康状况恶化的主要原因。

总体来看，虽然目前有关农民工心理健康的文献并不多见，但近年来学者们对这一主题的关注程度明显提升。可以预见，在农民工市民化推进过程中，农民工心理健康的重要性将日益凸显，有效促进农民工的心理健康水平是"健康中国"建设的题中应有之义，也是提升农民工人力资本水平的重要手段。鉴于此，本章在已有研究的基础上，试图对农民工心理健康的影响因素进行深入研究，特别关注社会资本和迁移距离对农民工心理健康的影响及其群体差异。

第二节　迁移与社会资本变化视野下的心理健康

一、迁移距离与心理健康

近年来，迁移与心理健康的关系是国外文献关注的重要主题，大量实证研究表明，迁移是引起个人心理健康状况发生变化的重要原因，反之，心理健康本身也会影响个人的迁移决策（Bhugra & Jones，2001）。目前比较热门的是有关 Blair 和 Schneeberg（2014）跨国移民的"健康移民效应"（Healthy Migrant Effect）和"三文鱼偏误"（Salmon Bias）的研究，即假设移民的迁移决策和心理健康之间存在一种健康选择机制，初始健康状况较好的个体更有可能选择迁移，而健康恶化的移民则可能选择回流（Nauman et al.，2015）。Antecol 和 Bedard（2006）对美国的研究证实了健康移民效应的存在，相对于在美国本土出生的居民，移民在慢性病、肥胖症、精神健康、自评健康以及出生率等健康指标上的表现更加出色。Chen（2011）对中国农民工的研究则表明，同城市居民相比，尽管农民工的自评健康状况更好，但是在心理健康状况上，两者差异并不明显。虽然在迁移初始移民的心理和生理健康状况普遍比迁出地和迁入地的当地居民更好，但是随着时间的推移，在受到制度障碍、文化差异和社会交往渠道缺失等因素的影响后，移民在健康指标上的优势可能会逐渐降低甚至消失，一部分健康损耗突出的移民会选择回流至迁出地，从而产生三文鱼偏误效应（Lu，2010）。

对于农民工而言，迁移距离对心理健康的影响是双方面的。一方面，相对于就近迁移的农民工，跨地区迁移的农民工在社会交往、文化环境和生活习惯等方面经历更多的变化，这些变化都有可能给农民工带来心理上的不适应（Lu & Qin，2014）。同时，农民工在外地打工面临着较高的健康风险、超长的工作时间、家庭照料的缺失以及医疗保险异地报销困难等因素会在一定程度上损耗农民工生理健康状况，进而导致农民工消极情绪的产生，对其心理健康状况产生负面影响（Jin et al.，2012）。另一方面，农民工的跨地区迁移主要是从经济落后的中西部地区向经济发达的东部沿海地区迁移。这种迁移距离的扩大不仅可以提高农民工的收入水平，对其心理健康产生一定的收入效应，而且可以提高他们对城市医疗服务和心理保健知识的可得性，从而对心理健康产生积极影响。

二、社会资本的作用

社会资本是社会科学中最突出同时也最具争议的理论之一，该理论有明显的多层次和跨学科特征，近 20 年来被广泛应用到经济、文化、和政治等各个领域解释各类社会现象。研究者对社会资本的概念界定和测量方式持有不同的理解，主要包括三种最有影响力的定义：布迪厄（Bourdieu）的微观定义、科尔曼（Coleman）的中观定义以及帕特南（Putnam）的宏观定义（周红云，2004）。在微观层次上，社会资本被定义为社会网络关系的总和，可被用于个体目标的实现，个人社会资本的多寡则取决于其网络规模的大小和网络成员各自占有资源数量（Portes，1998；边燕杰，2004）。中观层次的社会资本概念在微观定义的基础上，一方面，否定了松散社会网络产生社会资本的可能性，排除了社会资本可能产生的负作用；另一方面，重点强调社会资本的社会结构性质，认为社会资本同时有利于个人和集体行动目标的实现（Coleman，1988）。Putnam（1995）进一步将社会资本概念扩展到宏观层面的民主治理研究中，将社会资本定义为：可以促进集体行动从而提高社会效益的社会组织特征，主要包括社会网络、信任和规范三个方面。

自 20 世纪 90 年代开始，社会资本对心理健康的影响开始广泛受到心理学、社会学、精神病学等诸多学科健康研究者的关注，学者们主要从个体性社会资本和集体性社会资本两个层面展开研究（Nyqvist et al.，2013）。一些研究侧重于探讨社会网络和心理健康的关系，例如，Ziersch 等（2005）利用澳大利亚阿德莱德市西郊 2400 个民众的问卷调查和 40 个深度访谈案例，探讨了社会网络对个人精神健康的影响，发现较好的邻里关系有助于降低个人患精神疾病的风险。Berry 和 Welsh（2010）对澳大利亚劳动力的研究得出了类似的结论，发现高水平的社区参与对个人心理健康有显著的正向影响。基于俄罗斯的问卷调查数据，Rose（2000）的研究同样表明，正式和非正式的社会网络能够显著促进个体的心理健康水平。还有一些研究关注社会信任对个人心理健康的影响。Barefoot 等（1998）的研究发现，信任可以显著提升个人的生活满意度。Subramanian 等（2002）利用美国社区调查数据的研究也表明，信任可以加强社会网络关系的紧密程度，从而有利于个人心理健康的提升。然而，也有少数研究表明，信任、承诺和认同等社会资本指标对个人心理健康的影响并不显著（Veenstra，2000）。在集体层面上，不少研究证实了社会资本对心理健康的积极影响，较具有代表性的是 Putnam（2001）对美国各州的研究，该研究发现信任水平高的州明显表现出更高的公共心理健康水平和更低的死亡率。为什么社会资本对个人心理健康会产生积极影响呢？根据 Kawachi 等（1999）的研究，社会资本主要通过三种作用机制对个人心理健康产生影响：首先，社会资本可能通过提供情感和物质方面的社会支持对个人的心理健康产生影响；其次，社会资本会影响邻里之间心理健康信息的传播，从而影响个人的心理健康行为；最后，社区的社会资本可以增加个人参与社团的机会，提高民众接触愉快事物的概率。

和国外的研究相比，国内对社会资本与心理健康的关系研究还比较有限，以农民工为研究对象的研究更是凤毛麟角。在为数不多的文献中，Yip 等（2007）利用山东省农户调查数据的研究表明，认知性社会资本（如信任）对个人层面和村级层面的心理健康都有显著的正向影响，而结构性社会资本（如组织成员资格）虽然会对集体行动意识和方式产生影响，但是对个人心理健康的作用并不显著。Cheung（2014）对农民工和城市居民心理健康的对比分析发现，本地关系（Local Ties）和跨地区关系（Trans‑local Ties）对农民工和城市居民的心理健康都会产生显著影响，跨地区关系还能显著缓和城乡迁移对农民工产生的社会融合压力。

三、研究设计

从现有文献可以发现，首先，现有研究或单独关注社会资本对农民工心理健康的影响或单独关注农民工心理健康的迁移效应，缺少将社会资本、迁移距离和农民工的心理健康置于同一框架下的研究。从理论上来说，农民工的社会资本并非一成不变，而会随其城乡迁移和城市间再流动发生变化。有研究指出，随着农民工迁移距离的变化，其社会网络会呈现出由强关系向弱关系的转化，即对于离家较近的本地农民工来说，家人、亲戚和老乡等同质群体是他们在社会交往中的首要群体，而对于跨地区迁移的外来农民工而言，他们的社会关系则以城里人、老板、当地居委会及政府干部等异质群体为主（单菁菁，2007）。一个随之而来的问题是："社会资本对农民工心理健康的影响是否会随着迁移距离的扩大而变化？"显然，要回答这一问题，就不能止步于探讨社会资本和迁移距离各自对农民工心理健康的影响（即主效应），还要加强对社会资本和迁移距离之间联合影响（即交互效应）的分析。其次，在分析迁移对个人心理健康的影响时，尽管不少学者意识到了两者可能存在的反向因果关系，但是由于难以获取面板数据或无法找到合适的工具变量等原因，绝大多数研究并未对模型中的内生性问题加以处理，由此导致得到的估计结果存在一定偏误。此外，关于农民工心理健康影响因素群体差异的文献也明显缺乏。鉴于此，本章研究拟做以下三点改进：一是在分析社会资本和迁移距离对农民工心理健康影响的主效应的基础上，探讨这两类因素对农民工心理健康的交互效应；二是利用工具变量法，处理模型中可能存在的内生性问题，从而得到更加可靠的结论；三是采用 Oaxaca - Blinder 分解法，从代际、性别和迁移距离三个方面对农民工心理健康的差异进行分解，检验各类因素对农民工心理健康差异的贡献度。

第三节　数据概况、变量与模型构建

一、数据概况

本章采用的数据来自 2014 年中国劳动力动态调查（China Labor - force Dynamics Survey，CLDS，2014)。本章将研究对象限定为 16~65 周岁的农民工，以"是否为农业户口"和"是否从事非农产业"作为农民工样本的筛选依据，同时剔除学历为"大专或以上"的少数样本以及关键变量数据缺失严重的样本，最终整理得到农民工有效样本 3192 个。其中，男性农民工和女性农民工分别占62.00% 和 38.00%；1980 年以前出生的老一代农民工占 69.02%，1980 年以后出生的新生代农民工占 30.98%；已婚农民工占 87.84%，未婚、离异或丧偶等其他农民工占 12.16%；从受教育程度来看，51.44% 的受访农民工为初中学历，小学及以下学历的农民工占 27.73%，还有 20.83% 的农民工为高中学历；东部、中部和西部地区的受访农民工分别占 36.56%、47.99% 和 15.45%；从迁移距离来看，跨县迁移的外来农民工占 20.99%，县内迁移的本地农民工占 79.01%。

二、变量选择与说明

1. 心理健康

本章的因变量为农民工心理健康，对于农民工心理健康的测量，目前还没有统一的测量标准，主要包括单指标和多指标两种测量方法。从单指标测量来看，幸福感或生活满意度是学者们广泛采用的测量指标（Knight & Gunatilaka，2010）；Lu（2010）则通过问题"您在过去的四周里是否感受到悲伤?"来测量农民工心理健康。单指标测量的优点是数据相对容易获取且处理过程比较简洁，缺点则在于难以全面精确地反映个人的心理健康状况，从而也存在更多争议。因此，更多的研究倾向于采用多指标测量方法。例如，胡荣和陈斯诗（2012）利用症状自评量表（SCL-90）测量农民工的心理健康；Lu（2012）则从流行病学抑郁中心量表（CES-D）中选取了十个指标来测度农民工的心理健康状况。本章研究所采用的 CLDS 2014 数据通过四个问题来调查农民工的心理健康，包括："在过去的一个月里，您是否有以下的感受或想法：①感到过不开心或是沮丧；②对自己失去过信心；③感到无法克服遇到的困难；④感觉到悲伤、消沉或抑郁。"其选项包括："总是""经常""有时""很少""没有"，依次赋值为 1~5。这四个问题基本包括了当前主流量表的主要维度，同时也兼顾了单指标测量的简洁性和多指标测量的全面性。借鉴 Chen（2011）的研究，对这四个指标进行加总求和，得到一个取值为 4~20 的变量，取值越大，意味着农民工心理健康状况越好。此外，在后续的计量模型中，为了满足 Oaxaca-Blinder 分解法对因变量形式的要求，将该变量进行取对数处理。

2. 社会资本

虽然现有研究在社会资本测量指标的选取上存在一定差异，但对社会资本维度的划分基本能够达成共识。学者们主要从两个维度来界定社会资本：一是以社会网络、组织成员资格为代表的结构性社会资本，主要指个人对社会关系投入而获得的网络资源（Lin，1999），具体的测量指标有"春节拜年交往情况"（边燕杰，2004）、"聚会或礼品支出"（叶静怡等，2012）、"会员资格"（Musalia，2016）等；二是以信任、参与和互惠为代表的认知性社会资本（Putnam，1995），主要测量指标有"信任"（Subramanian et al.，2002）和"社区活动参与"（Berry & Welsh，2010）等。参考 Yue 等（2013）和 Yip 等（2007）的研究，本章以"信任度"，即农民工对周围人群的信任状况作为认知性社会资本的代理变量；以"关系网络"，即本地能为农民工提供实质性支持和帮助（讨论重要问题和借钱）的人数作为农民工结构性社会资本的代理变量。

3. 迁移距离和工具变量

按照距离原居住地行政区划的远近，农民工的迁移可以分成村内迁移、乡内跨村迁移、乡外县内迁移、省内跨县迁移和跨省迁移等多种类型（Lu & Qin，2014）。考虑到不能直接将定序变量和分类变量放入计量模型进行回归，仍需将其转化为多个虚拟变量，为了便于工具变量的选择，从而解决农民工迁移距离的潜在内生性问题，本章选择单一的虚拟变量"是否跨县迁移"测量农民工的迁移距离。同时，以"方言水平"作为农民工迁移距离的工具变量，选择该变量的原因是：首先，方言对劳动力流动会产生一定的影响（刘毓芸等，2015），方言水平较强的农民工更可能选择就地就近迁移，因此，我们推断方言水平对内生变量"是否跨县迁移"有显著的负向影响；其次，没有理论表明方言水平会对农民工的心理健康产生直接影响，方言水平对农民工心理健康的影响更可能是通过某些传递机制产生的间接影响。接下来需要考虑方言水平作为工具变量的外生性问题，方言水平可能通过迁移距离之外的途径影响农民工的心理健康，致使其并非完全外生。例如，在《美国经济评论》上的一篇有关语言对经济行为影响的论文认为，语言可能通过生活习惯、社会交往和劳动力市场行为等传递机制，对个人的健康状况、收入水平和储蓄行为等方面产生影响（Chen，2013）。本章认为，对农民工而言，除了迁移距离以外，方言水平主要可能通过社会资本与收入两种渠道影响农民工的心理健康，这就意味着，在模型中控制农民工的社会资本和收入水平能在很大程度上消除方言水平作为工具变量的内生性。根据以上讨论，我们认为，方言水平作为迁移距离的工具变量满足相关性和外生性两个条件，在后文的实证分析中，我们也将对这两个条件进行检验。

4. 控制变量

文献述评表明，个体的心理健康还受到个人特征、就业特征和地区经济发展水平等因素的影响（Jin et al.，2012）。借鉴 Lu（2012）的研究，选取性别、年龄、受教育程度、婚姻状况、政治面貌、自评健康、兄弟姐妹数、收入、医疗保险、工作时间、公平感以及地区等作为影响农民工心理健康的控制变量。上述各变量的具体定义及描述性统计结果见表 4 - 1。

表 4 - 1　变量定义及描述性统计结果

变量名称	含义或赋值	均值	标准差
1. 因变量			
农民工心理健康（lny）	四个定序变量的累计得分取对数	2.78	0.21
2. 社会资本变量			
信任度（x_1）	您对本社区（村）的邻里，街坊及其他居民信任吗？"比较信任"和"非常信任" =1，"其他" =0	0.58	0.49
关系网络（x_2）	在本地可以提供实质性支持和帮助的人数（个）	3.88	5.18
3. 迁移距离变量			
是否跨县迁移（x_3）	是 =1，否 =0	0.21	0.41
4. 个人特征变量			
性别（x_4）	男 =1，女 =0	0.62	0.21
年龄（x_5）	2014 年时的年龄（岁）	39.94	10.97
受教育程度			
小学及以下（参照组）	"小学及以下文化程度" =1，"其他" =0		
中学（x_6）	"初中文化程度" =1，"其他" =0	0.51	0.50
高中或中专（x_7）	"高中" =1，"其他" =0	0.21	0.41
婚姻状况（x_8）	您是否已婚？"已婚" =1，"未婚"或"其他" =0	0.88	0.33
政治面貌（x_9）	您是否是共产党员？"是" =1，"否" =0	0.05	0.21
自评健康（x_{10}）	您的身体是否健康？"健康"或"比较健康" =1，"一般""比较不健康""很不健康" =0	0.71	0.46
兄弟姐妹数（x_{11}）	兄弟姐妹数量（个）	2.93	1.85
5. 就业特征变量			

续表

变量名称	含义或赋值	均值	标准差
收入（x_{12}）	2013 年各类收入总和（元）的对数	10.13	0.77
医疗保险（x_{13}）	您是否有医疗保险？"有" =1，"无" =0	0.81	0.39
工作时间（x_{14}）	2013 年周平均工作小时数（小时）	52.57	21.27
6. 认知特征变量			
公平感（x_{15}）	您目前的生活水平和您在工作上的努力比起来是否公平？"是" =1，"否" =0	0.48	0.50
7. 区域特征变量			
地区（x_{16}）	务工所在省份	—	—
8. 工具变量			
方言水平（z_1）	您上班时，主要使用的语言是？"方言" =1，"其他" =0	0.60	0.49

三、计量模型选择

为了估计社会资本和迁移距离对农民工心理健康的影响，本章设定如下计量模型：

$$\ln y_i = \beta X_i + \varepsilon_i \tag{3-1}$$

$$\ln y_i = \beta X_i + \lambda Iter_i + \varepsilon_i \tag{3-2}$$

式（3-1）为不含交互项的回归模型，主要估计社会资本和迁移距离对农民工心理健康影响的主效应，其中，$\ln y_i$ 表示因变量，即农民工心理健康；X_i 表示自变量向量（具体见表4-1）；式（3-2）为包含交互项的回归模型，用来分析社会资本和迁移距离对农民工心理健康的交互效应，交互项由 $Iter_i$ 表示；β 和 λ 为待估计的参数，ε_i 为随机扰动项。

为进一步分析各类因素对农民工心理健康影响的群体差异，本章采用 Oaxaca - Blinder 分解法对不同性别、世代和迁移距离群体间的农民工心理健康差异进行条件均值分解：

$$\ln y_A - \ln y_B = [E(X_A) - E(X_B)]'\beta_A + E(X_B)'(\beta_A - \beta_B) \tag{3-3}$$

在式（3-3）中，$\ln y_A$ 和 $\ln y_B$ 分别表示群体 A 和群体 B 的平均心理健康状况（对数），等式右边的第一项 $[E(X_A) - E(X_B)]'\beta_A$ 表示 A、B 两类农民工群体由于禀赋特征不同所导致的心理健康差异，这种差异通常被视为可解释的差异部分；等式右边的第二项 $E(X_B)'(\beta_A - \beta_B)$ 为去除上述可解释的差异后的剩余差异部分，即假设两类农民工群体的禀赋特征相同，而仅仅由于不同的影响系数所造成的心理健康差异，通常归因于对 B 群体的歧视。

第四节　模型估计结果与分析

一、社会资本和迁移距离对农民工心理健康的影响

表 4-2 报告了社会资本和迁移距离对农民工心理健康影响的模型估计结果。其中，第（1）~（3）列在控制变量（除地区以外）基础上，依次加入了社会资本变量和迁移距离变量；第（4）列进一步控制了地区因素，这四列主要考察社会资本和迁移距离对农民工心理健康影响的主效应；第（5）列和第（6）列分别再加入了两个交互项，考察社会资本和迁移距离对农民工心理健康影响的交互效应。总体来看，通过逐步增加变量的方式进行回归，多数变量的系数大小和显著性并未发生明显变化，说明模型的稳健性较强，再控制地区因素，拟合状况得到一定程度改善，主要表现在变量"关系网络"的显著性变化上。

回归结果显示，信任度对农民工心理健康有显著的正向影响，在控制其他变量的条件下，信任度强的农民工心理健康水平比信任度弱的农民工高 2%，在 1% 的水平上显著。该结果表明，认知性社会资本对农民工心理健康有重要的提升作用，当农民工周围有可信赖的人时可以显著地改善其社会生活的质量，从而有效地提高他们的心理健康水平。从结构性社会资本的影响来看，关系网络越强，农民工的心理健康水平越高，说明拥有一个良好的社会网络系统能够给农民工提供积极的情绪体验和稳定的社会性回报，这种社会性支持是与一个人整体的心理状态密切相连的。根据第（4）列的回归结果，在控制其他变量的情况下，跨县迁移的农民工心理健康水平比县内迁移的农民工低 3%，且在 5% 的水平上显著。此外，控制变量的结果与已有文献基本一致，值得指出的是，公平感对农民工心理健康有显著的正向影响，与公平感较弱的农民工相比，公平感较强的农民工心理健康水平高出 7%，该影响程度远高于医疗保险、自评健康和信任度等

因素对农民工心理健康的影响。该结论表明，农民工在城市务工过程中受到的不公平待遇会使其产生强烈的相对剥夺感，从而导致其心理健康水平大幅度下降。

第（5）列和第（6）列汇报了引入社会资本和迁移距离交互项的估计结果，结果显示，信任度和是否跨县迁移的交互项系数显著为正，表明信任作为认知性社会资本可以有效缓解跨县迁移对农民工心理健康造成的负向影响。原因在于，对于离家较远的外来农民工，亲情关怀的缺失使其比本地农民工更容易产生消极情绪和心理障碍，信任度则反映了农民工与周围人群的交往情况，显然，较强的信任度意味着农民工的人际关系质量较高，所能获得的情感支持也相对更多，从而可以有效降低心理健康疾病发生的概率。相比较而言，关系网络和是否跨县迁移的交互项并不显著，说明相对于认知性社会资本，结构性社会资本对由农民工异地迁移所导致的心理健康损耗的缓解作用并不明显。换言之，在农民工心理健康促进方面，关系网络的质量比规模发挥着更加重要的作用。

表 4-2　社会资本和迁移距离对农民工心理健康影响的 OLS 回归

解释变量		OLS，因变量：农民工心理健康					
		(1)	(2)	(3)	(4)	(5)	(6)
性别		0.02**	0.02**	0.02**	0.02***	0.02***	0.02***
		(0.01)	(0.01)	(0.01)	(0.01)	(0.01)	(0.01)
年龄		0.00***	0.00***	0.00***	0.00**	0.00**	0.00**
		(0.00)	(0.00)	(0.00)	(0.00)	(0.00)	(0.00)
受教育程度	初中	-0.00	0.00	-0.00	0.00	0.00	0.00
		(0.01)	(0.01)	(0.01)	(0.01)	(0.01)	(0.01)
	高中或中专	-0.01	-0.01	-0.01	-0.01	-0.01	-0.01
		(0.01)	(0.01)	(0.01)	(0.01)	(0.01)	(0.01)
婚姻状况		0.04***	0.04***	0.04***	0.04***	0.04***	0.04***
		(0.01)	(0.01)	(0.01)	(0.01)	(0.01)	(0.01)
政治面貌		0.02	0.02	0.02	0.02	0.02	0.02
		(0.02)	(0.02)	(0.02)	(0.02)	(0.02)	(0.02)
自评健康		0.04***	0.05***	0.04***	0.05***	0.05***	0.05***
		(0.01)	(0.01)	(0.01)	(0.01)	(0.01)	(0.01)
兄弟姐妹数		0.00	0.00	0.00	0.00	0.00	0.00
		(0.00)	(0.00)	(0.00)	(0.00)	(0.00)	(0.00)

续表

解释变量	OLS，因变量：农民工心理健康					
	(1)	(2)	(3)	(4)	(5)	(6)
收入	0.01**	0.02***	0.01***	0.01*	0.01*	0.01*
	(0.01)	(0.01)	(0.01)	(0.01)	(0.01)	(0.01)
医疗保险	0.03***	0.02**	0.02**	0.03***	0.03***	0.03***
	(0.01)	(0.01)	(0.01)	(0.01)	(0.01)	(0.01)
工作时间	0.00	0.00	0.00	0.00	0.00	0.00
	(0.00)	(0.00)	(0.00)	(0.00)	(0.00)	(0.00)
公平感	0.07***	0.07***	0.07***	0.07***	0.07***	0.07***
	(0.01)	(0.01)	(0.01)	(0.01)	(0.01)	(0.01)
信任度	0.02***		0.02**	0.02***	0.01	0.02***
	(0.01)		(0.01)	(0.01)	(0.01)	(0.01)
关系网络	0.00		0.00	0.00*	0.00**	0.00**
	(0.00)		(0.00)	(0.00)	(0.00)	(0.00)
是否跨县迁移		-0.02**	-0.02*	-0.03**	-0.05***	-0.03***
		(0.01)	(0.01)	(0.01)	(0.01)	(0.01)
信任度×是否跨县迁移					0.07***	
					(0.02)	
关系网络×是否跨县迁移						0.00
						(0.00)
地区虚拟变量	否	否	否	是	是	是
常数项	2.43***	2.42***	2.42***	2.22***	2.24***	2.22***
	(0.06)	(0.06)	(0.06)	(0.06)	(0.06)	(0.07)
调整的 R²	0.07	0.07	0.07	0.10	0.10	0.10

注：***、**、*分别表示在1%、5%、10%的统计水平上显著，括号内为稳健标准误。

二、对迁移距离内生性的分析

虽然上文分析表明迁移距离的确会对农民工心理健康产生显著的负向影响，但是在人力资本机制和健康选择机制的作用下，心理健康水平也可能对农民工的迁移决策产生一定影响，使OLS回归的估计结果出现偏误。考虑到迁移距离的内生性问题，我们使用方言水平作为是否跨县迁移的工具变量，并采用两阶段最小二乘法（2SLS）进行参数估计。

表 4 - 3 的第（1）列汇报了 2SLS 回归第一阶段的回归结果，即内生解释变量 "是否跨县迁移" 对工具变量和其他外生解释变量的 Logit 回归。与我们的预期一致，方言水平的系数显著为负，这印证了前文的猜想：方言水平越高的农民工跨县迁移的动机越弱。这一结果说明不存在弱工具变量的问题。

表4 - 3 社会资本和迁移距离对农民工心理健康影响的 2SLS 回归

解释变量		2SLS 第一阶段回归（因变量：是否跨县迁移）	2SLS 第二阶段回归（因变量：农民工心理健康）	OLS，工具变量外生性检验（因变量：农民工心理健康）			
		(1)	(2)	(3)	(4)	(5)	(6)
性别		- 0.02 *	0.02 ***	0.03 ***	0.03 ***	0.02 ***	0.02 ***
		(0.01)	(0.01)	(0.01)	(0.01)	(0.01)	(0.01)
年龄		- 0.00 ***	0.00 *	0.00 **	0.00 **	0.00 **	0.00 **
		(0.00)	(0.00)	(0.00)	(0.00)	(0.00)	(0.00)
受教育程度	初中	- 0.00	0.00	0.00	0.00	0.00	0.00
		(0.01)	(0.01)	(0.01)	(0.01)	(0.01)	(0.01)
	高中或中专	- 0.01	- 0.01	- 0.01	- 0.01	- 0.01	- 0.01
		(0.02)	(0.01)	(0.01)	(0.01)	(0.01)	(0.01)
婚姻状况		0.04 *	0.04 ***	0.04 ***	0.04 ***	0.04 ***	0.04 ***
		(0.02)	(0.01)	(0.01)	(0.01)	(0.01)	(0.01)
政治面貌		- 0.05 **	0.02	0.03 *	0.03 *	0.02	0.02
		(0.02)	(0.02)	(0.01)	(0.02)	(0.02)	(0.02)
健康状况		- 0.01	0.05 ***	0.06 ***	0.06 ***	0.05 ***	0.05 ***
		(0.01)	(0.01)	(0.01)	(0.01)	(0.01)	(0.01)
兄弟姐妹数		0.00	0.00	0.00	0.00	0.00	0.00
		(0.00)	(0.00)	(0.00)	(0.00)	(0.00)	(0.00)
医疗保险		- 0.07	0.03 ***	0.03 ***	0.03 ***	0.03 ***	0.03 ***
		(0.02)	(0.01)	(0.01)	(0.01)	(0.01)	(0.01)
工作时间		0.01 ***	0.00	0.00	0.00	0.00	0.00
		(0.00)	(0.00)	(0.00)	(0.00)	(0.00)	(0.00)
公平感		- 0.02 *	0.07 ***	0.08 ***	0.08 ***	0.07 ***	0.07 ***
		(0.01)	(0.01)	(0.01)	(0.01)	(0.01)	(0.01)

续表

解释变量	2SLS 第一阶段回归（因变量：是否跨县迁移）	2SLS 第二阶段回归（因变量：农民工心理健康）	OLS，工具变量外生性检验（因变量：农民工心理健康）			
	（1）	（2）	（3）	（4）	（5）	（6）
方言水平	- 0. 29 ***		0. 02 **	0. 02 ***	0. 02 **	0. 01
	(0. 01)		(0. 01)	(0. 01)	(0. 01)	(0. 01)
收入	0. 04 ***	0. 01 *	0. 01	0. 01	0. 01	
	(0. 01)	(0. 01)	(0. 01)	(0. 01)	(0. 01)	
信任度	- 0. 13 ***	0. 01 *			0. 02 ***	0. 02 ***
	(0. 01)	(0. 01)			(0. 01)	(0. 01)
关系网络	- 0. 00	0. 00 *			0. 00 **	0. 00 *
	(0. 00)	(0. 00)			(0. 00)	(0. 00)
是否跨县迁移		- 0. 07 **				- 0. 02 *
		(0. 03)				(0. 01)
地区虚拟变量	是	是	是	是	是	是
常数项	0. 18 *	2. 48 **	2. 27 ***	2. 19 ***	2. 20 ***	2. 21 ***
	(0. 10)	(0. 06)	(0. 03)	(0. 06)	(0. 06)	(0. 06)
调整的 R^2	0. 38	0. 10	0. 09	0. 09	0. 10	0. 10

注：***、**、*分别表示在1%、5%、10%的统计水平上显著，括号内为稳健标准误。

由于本章所选取的工具变量个数和内生变量个数一样，无法使用过度识别检验来判断工具变量是否外生，参考 Preacher 和 Hayes（2004）和叶静怡等（2017）的研究，我们采取逐步回归法来判断工具变量的外生性。根据前文分析，方言水平可能通过迁移距离、收入和社会资本三种途径影响农民工心理健康，因此，在逐步引入这三类变量以后，我们可以通过观察方言水平的系数变化情况来判断工具变量是否外生。具体来说，如果在控制了某一种途径以后，方言水平的系数仍然显著，表明方言水平还可能通过其他途径影响农民工心理健康；如果方言水平的系数不显著，则表明方言水平只能通过该途径影响农民工心理健康。表4-3中的第（3）~（6）列的结果显示，在没有控制收入、社会资本和迁移距离的情况下，方言水平对农民工心理健康有显著影响；在依次控制收入和社会资本以后，方言水平的系数显著性并未发生明显变化；而在进一步控制迁移距离以后，方言水平的系数不再显著，表明工具变量满足外生性假设。

最后，基于方言水平是一个有效的工具变量，我们进一步检验了是否跨县迁移的内生性。内生性 Hausman 检验的 p 值为 0.128，无法推翻是否跨县迁移为外生变量的原假设。根据计量经济学理论，在不存在内生性的条件下，OLS 回归比 2SLS 回归更有效，因此，表4-3 回归结果的可信度较高。

三、农民工心理健康的群体差异分解

为了分析不同群体分类下农民工心理健康差异的产生原因，我们采用 Oaxaca - Blinder 分解法分析了农民工心理健康的性别差异、代际差异和户籍地差异。

1. 性别差异分解

表4-4 的结果表明，女性农民工比男性农民工的心理健康水平（对数值）低 0.033。从差异的贡献度来看，30.30%的差异可以由男性和女性的各类特征差异解释，还有 69.70%的差异为不可解释部分，可以归结为由于性别歧视所造成的差异。从分项来看，在可以解释的部分中，首先是教育、婚姻状况和兄弟姐妹数等个人特征是导致女性农民工心理健康水平低于男性的最主要原因，可以解释心理健康水平性别差异的 12.12%；其次是社会资本和就业特征，可以各自解释差异的 9.09%。

表4-4　女性农民工与男性农民工心理健康水平差异分解

变量类型	特征差异	百分比（%）	系数差异	百分比（%）
迁移距离	-0.001	3.03	-0.010	30.30
社会资本	-0.003	9.09	-0.006	18.18
就业特征	-0.003	9.09	-0.031	93.95
个人特征	-0.004	12.12	0.060	-181.82
认知特征	-0.001	3.03	-0.008	24.25
区域特征	0.002	-6.06	0.217	-657.58
截距项	-0.245		742.42	
总计	-0.010	30.30	-0.023	69.70

2. 代际差异分解

从心理健康的代际差异来看（表 4-5），老一代农民工的心理健康水平（对数值）比新生代农民工高出 0.052。其中，两者的特征差异可以解释心理健康差异的 55.77%，不可解释的部分占 44.23%。在特征差异中，个人特征贡献了 28.85%，其次是迁移距离和社会资本，各自贡献了 7.69%。进一步通过方差分析发现，新生代农民工和老一代农民工跨县迁移的比例分别为 30.94% 和 16.52%，两者的差异在 1% 水平上显著；而在社会资本方面，无论是关系网络（新老两代农民工的均值分别为 3.43 和 4.07）还是信任度（分别为 0.47 和 0.63），新生代农民工都显著低于老一代农民工。由此可见，较高的跨县迁移比例和较低的社会资本是导致新生代农民工心理健康水平低于老一代农民工的重要原因。

表 4-5　老一代农民工与新生代农民工心理健康差异分解

变量类型	特征差异	百分比（%）	系数差异	百分比（%）
迁移距离	0.004	7.69	0.003	5.77
社会资本	0.004	7.69	-0.003	-5.77
就业特征	-0.000	-0.00	0.053	101.92
个人特征	0.015	28.85	0.013	25.00
认知特征	0.003	5.77	0.002	3.85
区域特征	0.003	5.77	0.214	411.54
截距项	-0.259		-498.08	
总计	0.029	55.77	0.023	44.23

3. 户籍地差异分解

对农民工心理健康户籍地差异分解的结果显示（表 4-6），本地农民工心理健康水平（对数）比外来农民工高 0.048。其中，43.75% 的差异可归结为特征差异，还有 56.25% 的差异则可由户籍地歧视来解释。在特征差异中，个人特征和区域特征分别解释 29.17% 和 -29.17% 的差异，社会资本和认知特征各自为 20.83% 的差异。进一步分析发现，外来农民工和本地农民工的关系网络均值分别为 2.94 和 4.12，信任度的均值分别为 0.27 和 0.66，说明外来农民工的结构性社会资本和认知性社会资本都显著低于本地农民工；而从认知特征来看，外来农民工的公平感（0.37）也显著弱于比本地农民工（0.51），两者差异在1%水平上显著。该结果表明，虽然在户籍性质上本地农民工和外来农民工同属"农村人"，但是外来农民工要面临"农村人"和"外来人"的双重弱势，许多城市的就业政策和社会保障更加偏向于具有本地户籍的农民工（卢海阳等，2016），加上外来农民工可以利用的社会资本也不如本地农民工，使外来农民工比本地农民工更容易产生心理疾病。

表 4-6 本地农民工与外来农民工心理健康差异分解

变量类型	特征差异	百分比（%）	系数差异	百分比（%）
社会资本	0.010	20.83	-0.024	-50.00
就业特征	0.001	2.09	-0.009	-18.75
个人特征	0.014	29.17	-0.042	-87.50
认知特征	0.010	20.83	-0.004	-8.33
区域特征	-0.014	-29.17	0.090	187.50
截距项	0.016		33.33	
总计	0.021	43.75	0.027	56.25

第五节 研究小结

健康是重要的人力资本，心理健康是个人健康的重要组成部分。作为我国产业工人的主力军，农民工的健康促进对中国未来的经济发展和结构转型有着不容忽视的重要性。相比于生理健康，农民工的心理健康尚未引起社会各界的充分关注。在学术研究方面，与农民工心理健康相关的实证研究还比较缺乏。本章利用2014年中国劳动力动态调查数据分析了社会资本和迁移距离对农民工心理健康的影响及其群体差异。在处理迁移距离的内生性问题后，得到了以下主要四点结论：第一，信任度和关系网络的提升对农民工心理健康有积极的促进作用，跨县迁移则对农民工心理健康有一定的损害作用；第二，代表认知性社会资本的信任度能有效缓解跨县迁移对农民工心理健康的不利影响，而代表结构性社会资本的关系网络的缓解作用并不明显；第三，公平感是影响农民工心理健康的重要原因，其边际系数甚至大于社会资本变量和迁移距离变量的系数；第四，农民工的心理健康呈现一定的群体差异，其中，农民工心理健康的代际差异归结于代际间的特征差异，而性别差异和户籍地差异则主要由性别歧视和户籍地歧视所造成。

第五章　迁移对农民工自评健康与生活满意度的影响

第一节　引言

健康是一种重要的人力资本（Grossman，1972），对国家的经济增长具有重要的促进作用（Barro，2013）。同时，健康本身也是人类追求的重要目标，被视为一种具有重要内在价值的人类"可行能力"，以及一种最基本的自由（Sen，2004）。党中央对我国居民的健康问题一直给予高度重视。国务院印发的《"健康中国 2030" 规划纲要》提出：深化医药卫生体制改革，建立覆盖城乡的基本医疗卫生制度，不断提高健康服务质量和健康保障水平。这一举措标志着"健康中国"建设正式升级为国家战略。

农民工的健康促进是"健康中国"建设中不可或缺的部分，农民工的健康权益保障和医保关系的转移接续历来是医疗体制改革过程中面临的棘手问题。对于中国农民工而言，健康有着非常特殊的意义。相对于教育而言，健康是农民工需要依存的更为重要的人力资本，维系一个较好的身体健康状况和劳动能力是其在城市获得劳动收入并得以生存立足的基本条件。然而，由于工作流动性大、医疗保障不完善、农民工健康风险意识薄弱等诸多原因，外出务工的农民工不仅受到疾病的困扰，身心健康也更容易受到损害（Cheng et al.，2014），农民工的健康状况对于未来经济增长的影响不容忽视。如何有效保障农民工健康，使中国经济发展不以损害农民工生命安全和健康权益为代价，是新型城镇化推进过程中亟待解决的重要问题。

近年来，国内外学者分别从保障模式（龚晶和孙素芬，2014）、社会资本和社会支持（Chen & Silverstein，2000）、社会认知（Han，2015）和社会融合（杨菊华、何绍华，2014）等方面对农民工身心健康的影响因素进行了大量的实证分析。其中，与本章研究最相关的研究是有关城乡流动对农民工健康影响的研究。例如，秦立建等（2014）基于农业部农村固定观察点数据的研究表明，外出务工能显著提升农民工的健康水平，但是在影响的效果上存在性别差异。Song 和 Sun（2016）的研究发现，在收入效应的作用下，尽管城乡流动在短期内能够显著提升农民工的健康水平，但是从长期来看，这种影响并不显著。还有一些研究表明，城乡流动不仅会影响农民工自身的健康水平，也会对其家庭成员的健康产生一定影响（Lu，2015）。根据 Lu（2012）的研究，农民工外出务工所导致的家庭分离是造成其家庭成员健康水平下降的主要原因，汇款则能在一定程度上缓解这种不利的影响。刘晓昀（2010）的研究发现，女性农民工外出务工会导致家庭照料的缺失，从而显著降低了家庭成员的健康水平，男性农民工外出则能够显著提高家庭成员的健康水平。

综观现有文献，尽管有不少研究探讨了城乡流动对农民工健康的影响，然而多数研究忽视了迁移距离对农民工健康的影响。从现实来看，鼓励农民工在中西部地区实现就地就近市民化已经成为新型城镇化推进的一条重要路径。那么，就近迁移是否能提升农民工的健康呢？这种影响对不同类别的农民工群体是否存在差异？以及迁移距离对农民工健康的影响存在哪些作用机制？这些都是值得深入分析且有待进一步验证的问题。此外，现有研究还存在以下四点不足：一是在已有的关于迁移对国际移民或农民工健康影响的研究中，大多数采用的是单年度截面数据，对不同年度间国际移民或农民工的迁移状况和健康变化趋势缺乏考量；二是多数研究所采用的实证研究方法比较简单，主要是采用 OLS 和 Logit 模型分析，没有对实证模型的内生性问题进行讨论与处理，影响了结果的可靠性。就本章研究而言，农民工的迁移距离和健康之间可能存在反向因果关系，即实际上是健康决定了农民工的迁移距离，而非迁移距离影响了健康，或可能遗漏某些同时影响农民工迁移距离和健康的关键变量，使迁移距离对农民工健康的影响出现偏误；三是现有研究只是通过定性分析阐述迁移影响健康的潜在作用机制，缺乏对机制的定量分析。针对现有研究的不足，本章基于 2012 年和 2014 年的中国劳动力动态调查微观面板数据，分别采用双重差分法（DID）和工具变量法探讨了迁移距离对农民工身心健康的影响及其作用机制。

本章余下的部分安排如下：第二节是理论框架，基于现有研究说明迁移对健康的可能影响及其作用机制；第三节是模型设定，说明各类变量的设定方式以及计量模型的构建；第四节对数据情况和变量进行描述性分析；第五节采用多种回归方法检验迁移距离对农民工健康的影响，并对估计结果进行稳健性检验；第六节按年龄、性别、受教育程度和婚姻状况对农民工进行分组，探讨迁移距离对农民工健康影响的异质性；第七节探讨迁移距离对农民工健康影响的作用机制；第八节是研究小结。

第二节 理论框架

迁移是导致个人健康状况发生变化的重要原因，同时，健康也会反过来影响个人的迁移决策（Mberu & White，2011；Nauman et al.，2015）。从国外研究来看，现有研究主要集中在对跨国移民的"健康移民"（Healthy Migrant）假说和"三文鱼偏误"（Salmon Bias）假说的检验和分析上（Lu，2008；Ullmann et al.，2011），即将健康视为劳动力迁移的一个重要影响因素。前者认为，在劳动力跨国迁移的初期，移民的平均健康水平通常高于迁出国和迁入国的当地居民，这种现象被称为健康移民效应（Blair & Schneeberg，2014）。一方面，这是由于移民与本土居民之间的文化存在一定差异，移民可能会保持一些较好的文化传统和有利于维持健康的行为，例如，对酒精的节制和对药物滥用的警惕等（Lara et al.，2005）；另一方面，则可以归根于迁移的健康选择机制，即健康状况较好的劳动力更能够适应变化的环境，从而更倾向于迁移（Ro et al.，2016）。然而，随着时间的推移，移民在健康上的优势也会逐渐降低甚至消失，即相对于本地居民，移民的健康耗损更加严重（Abraido - Lanza et al.，1999）。主要归结于迁移所导致的工作压力、社会交往渠道的缺失、无法有效利用当地的公共服务等原因（Lu，2010）。在这种情况下，一部分健康恶化的移民会选择回流至迁出地，从而产生"三文鱼偏误效应"。

相比于对国际移民健康效应的研究，有关迁移与农民工健康关系的研究还比较少见。比较有代表性的是 Chen 等（2013）、Lu 和 Qin（2014）以及 Song 和 Sun（2016）等人的研究。例如，Lu 和 Qin（2014）的研究发现，在户籍制度的背景下，农民工在城市里身份的被边缘化和公共服务的缺失会影响农村劳动力的迁移决策，使那些自评健康状况较差的农民工放弃进城务工，因此，和跨国迁移相类似，农民工的跨地区迁移同样存在健康移民效应，健康状况较好的农民工选择离家较远的城市务工的可能性更大。Chen（2011）基于北京市的调研数据发现，尽管进城农民工的自评健康水平显著高于当地居民，呈现出健康移民效应，但是由于迁移降低了农民工所能获得的社会支持，从而也对其造成了严重的心理困扰。还有一些研究探讨了迁移对农民工子女健康的影响，Cheung（2013）的研究表明，城乡流动过程中产生的歧视或受害（Victimization）经历会显著地降低农民工随迁子女的心理健康水平，社会交往能有效缓解城乡流动对农民工子女心理健康的不利影响。

从理论上来说，迁移对农民工健康的影响可能包含三个方面的效应，除了上文所述的选择效应以外，还会存在负向效应和正向效应。就负向效应而言，一方面，农民工由农村向城市迁移意味着生活环境、交往人群和生活习惯等方面的变化，这些变化都会给农民工带来生理和心理上的不适应，从而对其健康状况产生不利的影响；另一方面，农民工在城市务工也面临着较高的健康风险，恶劣的工作环境、超长的劳动时间、频繁的工作迁移以及缺失的社会保障与福利都会在不同程度上导致农民工的健康状况恶化。尤其当面对突发性传染病和高危传染病时，农民工的健康风险问题会显得更为突出（Chen et al.，2013）。从正向效应来看，农民工的外出务工主要是从经济落后地区向经济发达地区的迁移。这种迁移不仅可以改善农民工的收入和生活水平，对其健康产生一定的收入效应，而且可以提高他们对城市医疗服务和公共卫生知识的可得性，从而有利于农民工健康水平的提升。然而，也有研究指出，经济条件的改善并非一定会对农民工的健康产生正向效应，原因在于，收入的提高能否对农民工的健康产生积极影响可能还取决于农民工的健康投资观念（梁海兵、卢海阳，2014）。从现实来看，由于医疗保险异地报销困难、健康意识相对薄弱以及生活节俭等原因，不少进城农民工都抱着"小病扛、大病拖"的心态对待疾病和医疗，加上获取务工地的医疗服务信息也存在一定困难，很多农民工不到万不得已不会选择去医院治疗。

第三节 模型设定

一、变量选择

本章的因变量是农民工健康，关于健康的测量是健康经济学研究的重要难点之一。从现有实证研究来看，自评健康是被研究者们采用得最广泛的测量指标（Ro et al.，2016；Song & Sun，2016）。这一指标不仅可以有效地预测个体的身体机能和发病率，还能够系统地评价受访者的总体健康状况（Idler & Kasl，1995）。鉴于此，本章选取采用自评健康来测量农民工的身体健康状况，同时，参考连玉君等（2015）的研究，采用生活幸福度作为农民工心理健康的代理变量。自评健康的选项包括"非常不健康""比较不健康""一般""比较健康"和"非常健康"，依次赋值为1~5；生活幸福度同样取值为1~5，其中1表示"非常不幸福"，5表示"非常幸福"。

本章主要考察不同迁移距离下的农民工的健康状况差异，迁移距离是核心解释变量。从现有文献来看，对迁移距离的测量有多种方式。Lu和Qin（2014）根据行政区划将农民工的迁移距离设置为定序变量，详细划分为村内迁移、镇内跨村迁移、县内跨镇迁移、省内跨县和省外迁移等多个类别；宁光杰和李瑞（2016）同样采用定序变量的形式将农民工的迁移距离划分为跨省流动、省内跨市和市内跨县三种类别。由于中国劳动力动态调查并未涉及农民工在县级以上行政区划内的详细迁移状况，本章参考钱文荣和卢海阳（2012）的研究，采用虚拟变量测量农民工的迁移距离，将跨县迁移赋值为1，县内迁移赋值为0。

考虑到农民工迁移距离的内生性，本章依次采用双重差分法和工具变量法来解决由于核心变量内生所产生的估计偏误。一个好的工具变量有两个基本要求：一是该工具变量要与内生变量（迁移距离）具有很强的相关性；二是与残差项无关，即满足工具变量的外生性。国外相关文献使用得较多的一个工具变量是历史迁移率（McKenzie & Rapoport，2011），该变量在一定程度上反映了移民在当前所能获得的社会资源数量，并影响移民的迁移成本，从而与移民的迁移距离存在相关性。同时，历史迁移率一般不会受到当前其他因素影响，从而满足工具变量的外生性要求。因此，本章选取人口迁移历史作为工具变量，该变量为村（社区）级变量，来自对所调查的居（村）委会的负责人或者工作人员的问卷调查。此外，为了不依赖单一的工具变量，并可以通过过度识别检验来判断工具变量的外生性，参考 Cortes（2015）和连玉君等（2015）的研究，我们采用本地的非农经济状况作为另一工具变量。农民工迁移的最主要目的是实现非农就业，这意味着，本地的非农就业机会越多，农民工跨县迁移的可能性就越低。

需要指出的是，虽然总体来看这两个工具变量能满足外生性的要求，但是仍有两种可能的情况会致使其并非完全外生：一种情况是，这两个工具变量可能通过迁移距离以外的途径来影响农民工健康。例如，迁移历史可能会影响农民工的社会资本，从而对健康产生影响，而非农经济状况也可能通过影响农民工的收入对健康产生间接影响。另一种情况是，一些同样属于社区（村级）层面的变量，例如，环境污染状况和宏观经济状况，可能同时影响非农经济状况和农民工健康。为此，我们在模型中加入了农民工的社会网络和社会信任、省份虚拟变量以及社区（村级）层面的环境污染状况作为控制变量，这些变量能在很大程度上消除人口迁移历史和非农经济状况作为工具变量的内生性。除了上述变量之外，本章还选取了性别、年龄、抽烟行为、情绪状态等控制变量，变量的具体定义详见表5-1。

表 5-1　模型变量的描述

变量类型	变量名称	含义或赋值
被解释变量	自评健康	非常不健康 =1，比较不健康 =2，一般 =3，比较健康 =4，非常健康 =5
	生活幸福度	非常不幸福 =1，比较不幸福 =2，一般 =3，比较幸福 =4，非常幸福 =5
内生变量	迁移距离	跨县迁移 =1，县内迁移 =0
外生解释变量	性别	男 =1，女 =0
	年龄	单位：岁
	婚姻状况	您是否已婚？已婚 =1，未婚或其他 =0
	小学以下（参照组）	小学以下文化程度 =1，其他 =0
	初中	初中 =1，其他 =0
	高中或中专	高中或中专 =1，其他 =0

变量类型	变量名称	含义或赋值
外生解释变量	抽烟行为	您是否抽烟？是 =1，无 =0
	情绪状态	在过去一个月内，是否由于情绪问题影响到您的工作或其他日常活动？无 =1，有 =0
	工资水平	去年工资收入总和（元）的对数
	医疗保险	您是否有医疗保险？有 =1，无 =0
	劳动时间	每周劳动时间（小时）
	社会网络	务工地是否有熟悉的朋友？有 =1，无 =0
	社会信任	您是否信任邻里街坊？是 =1，否 =0
	环境污染状况	本地行政范围是否有环境污染？是 =1，否 =0
	省份	务工所在省份
工具变量	人口迁移历史	本社区或村是否有过大规模的人口迁入？是 =1，否 =0
	非农经济状况	本社区或村是否有第二、三产业？是 =1，否 =0

二、模型建立

2014 年初，李克强在《政府工作报告》中提出了"三个 1 亿人"的政策目标，其中的第三个"1 亿人"问题就是"引导约 1 亿人在中西部地区就近城镇化"。本章采用的是 2012 年和 2014 年的微观面板数据，我们可以将农民工迁移距离的变化视为对政策的响应，通过政策评估中时常采用的双重差分法估计迁移距离对农民工身心健康的影响，这种方法可以有效解决遗漏变量所导致的内生性问题，准确评估迁移距离变化对农民工身心健康影响的净效应。总体来看，双重差分法非常适用于本章的研究。对农民工来说，就近城镇化政策是外生的冲击，与农民工的健康状况没有直接关联，基本满足 DID 对政策干预外生性的要求。DID 模型设置的具体方法，就是构造"跨县迁移"的实验组和"县内迁移"的对照组，在控制其他因素以后，比较这两组农民工的健康变化是否存在显著差异。基于上述变量，我们建立 DID 模型，如式（5 - 1）所示：

$$health_{it} = \alpha + \beta_1 migration \times D2014 + \gamma X + \delta_i + \eta_t + \varepsilon \qquad (5-1)$$

其中，$health_{it}$ 表示农民工的自评健康或生活幸福度，$migration = 1$ 表示跨县迁移，$migration = 0$ 表示县内迁移；$D2014$ 表示年度虚拟变量，2014 年取 1，2012 年取 0；$migration \times D2014$ 的系数 β_1 即表示我们所关心的迁移距离对农民工健康影响的净效应。X 为表 5 - 1 中的外生解释变量；该模型还同时控制了农民工的个体固定效应 δ_1 和年份固定效应 η_1。

第四节 数据与描述性统计分析

本章研究选择年龄在 16～65 岁的农民工为研究对象，以"是否从事非农就业"和"是否为农业户口"作为农民工样本的筛选依据，同时，将少数的学历为"大专或以上"样本剔除，最终得到农民工有效样本 4660 个。其中，男性农民工和女性农民工的比例分别占 59.48% 和 40.52%；样本农民工的平均年龄为39 岁，16～35 岁的农民工占 38.24%，36～45 岁占 30.79%，46～55 岁占22.34%，56～65 岁占 8.63%；"小学及以下""初中"以及"高中或中专"教育程度的农民工分别占 31.21%、49.12% 和 19.67%；跨县迁移的农民工占34.33%，县内迁移的农民工占 65.67%。

表 5-2 给出了各个变量的描述性统计分析结果。农民工的自评健康均值为3.84，表明农民工的自评健康总体处于"一般"和"比较健康"之间。生活幸福度的均值为 3.91，说明总体上农民工的生活幸福度处于中高水平。根据农民工的迁移距离，将样本分为跨县迁移和县内迁移两组，可以看出，与县内迁移的农民工相比，跨县迁移农民工的自评健康均值更高，而生活幸福度均值则更低。然而，我们并不能由此得出迁移距离对农民工自评健康和生活幸福度分别有显著的正向和负向影响的结论，因为均值的比较并未考虑其他因素对农民工健康的影响。此外，跨县迁移的农民工教育程度、工资水平和劳动时间显著高于县内迁移的农民工，而医疗保险参与比例、社会网络和社会信任水平则表现出相反的状况。

表 5-2 变量的描述性统计分析结果

变量名称	全部样本			跨县迁移		县内迁移	
	均值	标准差	观测值	均值	标准差	均值	标准差
自评健康	3.84	0.86	4659	3.88 **	0.84	3.82	0.87
生活幸福度	3.91	1.05	4660	3.88 *	1.05	3.92	1.00

续表

变量名称	全部样本			跨县迁移		县内迁移	
	均值	标准差	观测值	均值	标准差	均值	标准差
迁移距离	0.34	0.47	4660	—	—	—	—
性别	0.59	0.49	4660	0.55***	0.50	0.62	0.49
年龄	39.12	11.31	4660	37.08***	10.60	40.19	11.52
婚姻状况	0.87	0.34	4660	0.84***	0.37	0.89	0.32
初中	0.49	0.50	4088	0.51*	0.50	0.48	0.50
高中或中专	0.20	0.40	4088	0.24***	0.43	0.17	0.38
抽烟行为	0.38	0.49	4660	0.35***	0.48	0.40	0.49
情绪状态	0.85	0.36	4660	0.83**	0.38	0.85	0.35
工资水平	9.89	0.83	4578	10.08***	0.78	9.79	0.84
医疗保险	0.85	0.36	4660	0.76***	0.43	0.90	0.30
劳动时间	55.63	20.30	4660	57.01***	19.55	54.91	20.64
社会网络	0.87	0.34	4660	0.85***	0.36	0.88	0.33
社会信任	0.52	0.50	4660	0.37***	0.48	0.60	0.49
环境污染状况	0.24	0.43	4660	0.17***	0.37	0.29	0.45
省份	—	—	4660	—	—	—	—
迁移历史	0.02	0.13	4660	0.00***	0.03	0.03	0.16
非农经济状况	0.38	0.49	4660	0.20***	0.40	0.48	0.50

注：省份为多重虚拟变量，限于篇幅未报告其结果。***、**、*分别表示在1%、5%、10%的统计水平上显著。

第五节　回归结果及稳健性检验

一、基本结果

由于农民工的追踪数据比较难以获取，现有的多数研究采用截面数据进行回归分析，在找不到合适的工具变量的情况下，这些研究通常省略掉对核心变量内生性的探讨。为了体现内生性处理对本章研究的重要性，首先，我们按照以往研究的做法，在表5－3的第（1）列采用混合截面定序 Probit 模型估计了迁移距离对农民工自评健康的影响。其结果表明，跨县迁移能显著提高农民工的自评健康，该结果与吉黎（2013）的发现比较一致。但是，这一估计结果并未剔除掉健康对农民工迁移距离的反向影响，即健康状况较好的农民工更可能选择跨县迁移。这样，这种选择效应就会掩盖迁移距离对农民工自评健康的真实影响。第（2）列为采用面板数据的 DID 模型得到的估计结果，在控制固定效应以后，迁移距离和时间虚拟变量的交互项系数显著为负，说明在剔除选择效应以后，跨县迁移对农民工的身体健康有显著的负向影响。为了缓解面板数据中标准误低估的问题，第（3）列将所有参数的标准误聚类（Cluster）到省层面，可以看出，交互项的系数依然显著为负。

第（4）～（6）列和前三列的模型设置顺序一致，给出了迁移距离对农民工生活幸福度影响的估计结果。结果显示，在未考虑内生性的情况下，迁移距离对农民工的生活幸福度的影响并不显著。然而，通过固定效应模型排除内生性影响后，迁移距离和时间虚拟变量的交互项系数显著为负，表明跨县迁移对农民工的生活幸福度也会产生显著的负向影响。值得说明的是，在表5－3的回归结果中，我们还考虑了农民工自评健康和生活幸福度的相互影响，结果显示，无论是哪一种模型设定，农民工的身体健康都对其生活幸福度有显著的正向影响，反之亦然。

表 5－3　基本回归结果

	因变量：自评健康			因变量：生活幸福度		
	（1）	（2）	（3）	（4）	（5）	（6）
迁移距离	0.168**			－0.080		
	(0.071)			(0.070)		
迁移距离×D2014		－0.198***	－0.198**		－0.208***	－0.208***
		(0.071)	(0.090)		(0.077)	(0.097)
生活幸福度	0.438***	0.102***	0.102***			
	(0.033)	(0.032)	(0.027)			
自评健康				0.513***	0.124***	0.124***
				(0.039)	(0.044)	(0.034)

续表

	因变量：自评健康			因变量：生活幸福度		
	（1）	（2）	（3）	（4）	（5）	（6）
性别	0.132			− 0.359 ***		
	(0.082)			(0.081)		
年龄	− 0.081 ***	− 0.049	− 0.049	− 0.108 ***	− 0.013	− 0.013
	(0.019)	(0.079)	(0.065)	(0.018)	(0.093)	(0.104)
年龄平方	0.001 **	0.001	0.001	0.001 ***	0.000	0.000
	(0.000)	(0.001)	(0.001)	(0.000)	(0.001)	(0.002)
婚姻状况	− 0.139	− 0.171	− 0.171 *	0.603 ***	0.124	0.124
	(0.095)	(0.106)	(0.094)	(0.094)	(0.126)	(0.142)
初中	0.068	0.165 **	0.165 *	0.085	− 0.151	− 0.151 *
	(0.071)	(0.082)	(0.088)	(0.069)	(0.096)	(0.085)
高中或中专	0.078	0.151	0.151	0.283 ***	− 0.263 *	− 0.263 *
	(0.090)	(0.135)	(0.098)	(0.089)	(0.159)	(0.154)
抽烟行为	0.138 *	− 0.005	− 0.005	0.134 *	0.173	0.173
	(0.079)	(0.106)	(0.117)	(0.078)	(0.125)	(0.127)
情绪状态	0.713 ***	0.180 **	0.180	0.326 ***	0.012	0.012
	(0.087)	(0.081)	(0.109)	(0.085)	(0.096)	(0.085)
工资水平	0.186 ***	0.032	0.032	0.138 ***	0.012	0.012
	(0.042)	(0.042)	(0.032)	(0.040)	(0.050)	(0.044)
医疗保险	− 0.032	0.032	0.032	0.078	− 0.030	− 0.030
	(0.087)	(0.071)	(0.084)	(0.085)	(0.084)	(0.053)
劳动时间	− 0.001	0.000	0.000	− 0.000	0.002	0.002
	(0.002)	(0.001)	(0.001)	(0.001)	(0.002)	(0.002)
社会网络	− 0.049	0.023	0.023	0.394 ***	0.115	0.115
	(0.097)	(0.079)	(0.103)	(0.094)	(0.094)	(0.089)
社会信任	0.487 ***	0.199 ***	0.199 ***	0.326 ***	− 0.010	− 0.010
	(0.065)	(0.059)	(0.047)	(0.064)	(0.069)	(0.059)
环境污染状况	− 0.084	− 0.076	− 0.076	− 0.164 **	− 0.123	− 0.123 **
	(0.079)	(0.072)	(0.095)	(0.078)	(0.085)	(0.051)
省份	Yes	Yes	Yes	Yes	Yes	Yes
Cluster	No	No	Yes	No	No	Yes

续表

	因变量：自评健康			因变量：生活幸福度		
	(1)	(2)	(3)	(4)	(5)	(6)
固定效应	No	Yes	Yes	No	Yes	Yes
Pseudo R^2/Within R^2	0.081	0.069	0.069	0.048	0.120	0.120
样本数	4020	4020	4020	4020	4020	4020

注：圆括弧内为标准误。***、**、*分别表示在1%、5%、10%的统计水平上显著。

二、稳健性检验

第一，为了增加对照组（跨县迁移）和实验组（县内迁移）农民工样本的可比性，本章采用倾向得分匹配法（PSM）在对照组中选取个体特征与实验组个体相似的样本进行 DID 分析，即采用 PSM – DID 模型进行稳健性检验。倾向得分匹配法的优点有两方面：一是通过引入反事实框架构造无法被观察的反事实结果，可以计算同一个农民工跨县迁移的事实与反事实之间的净差异，从而能够有效控制样本的选择性偏差；二是倾向得分匹配法不用过分依赖于回归方程的线性形式（Rosenbaum & Rubin，1983）。这种方法的缺点在于无法解决遗漏变量的问题，而双重差分法则可以通过控制无法观测的个体效应，在一定程度上能解决遗漏变量的问题。因此，这两种方法具有较强的互补性。PSM – DID 模型的具体步骤包括：首先，利用年龄、性别、教育程度、工资水平等变量对迁移距离进行 Logit 回归，根据估计系数计算农民工跨县迁移的概率，即样本的倾向得分值；其次，根据倾向得分值对实验组和控制组农民工进行匹配，并对所选取的变量与倾向得分值进行匹配质量检验；最后，基于匹配样本，比较实验组和控制组农民工健康变化的平均差异，得到迁移距离对农民工健康影响的因果关系系数，即平均处理效应（ATT）。

图 5 –1 给出了匹配前后实验组和控制组农民工倾向得分值的核密度函数分布。显而易见，匹配以前两组样本的倾向得分值分布存在明显差异，而匹配以后已近乎重合，说明匹配效果十分理想。表 5 –4 使用 Kernel 函数估计了平均处理效应，结果显示，PSM – DID 模型的估计结果和 DID 模型的估计结果一致，进一步验证了跨县迁移对农民工自评健康和生活幸福度有显著的负向影响。

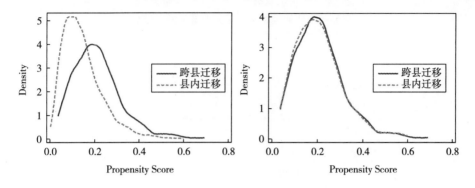

图 5 - 1　实验组和控制组匹配前后倾向得分的核密度函数分布

表 5 - 4　稳健性检验：基于倾向得分匹配法的 ATT 估计结果

因变量	基期			跟踪期			平均处理效应
	对照组	实验组	Diff（T-C）	对照组	实验组	Diff（T-C）	
自评健康	3.855	3.886	0.031	3.987	3.821	-0.167***	-0.198**
生活幸福度	3.927	3.892	-0.035	3.762	3.542	-0.220***	-0.184*

注：***、**、*分别表示在1%、5%、10%的统计水平上显著。

　　第二，通过调整因变量设置方式并利用工具变量法进行稳健性检验。借鉴 Song 和 Sun（2016）的做法，将自评健康重新编码为虚拟变量，1 表示"非常健康和比较健康"；0 表示"一般、比较不健康和非常不健康"。对生活幸福度进行类似处理，将"非常幸福和比较幸福"赋值为1，而"一般、比较不幸福和非常不幸福"赋值为0。同时，以"人口迁移历史"和"非农经济状况"作为迁移距离的工具变量进行内生性检验和分析。表 5 - 5 给出了两阶段最小二乘法（2SLS）和 IV Probit 的估计结果，从第一阶段的回归结果来看，人口迁移历史和非农经济状况都对农民工的迁移距离有显著影响，联合性检验的 F 统计值为 184.302，在 1% 的水平显著，说明这里不存在弱工具变量的问题；过度识别检验的 P 值为 0.594，表明不能拒绝工具变量外生的原假设；内生性 Hausman 检验和 Wald 检验的 P 值都小于 0.05，说明迁移距离的确为内生变量，工具变量法的估计结果比 OLS 回归结果更加可靠。从估计结果来看，在控制了内生性以后，迁移距离对农民工自评健康和生活幸福度影响显著为负，说明估计结果稳健。

表5-5 稳健性检验：工具变量法回归结果

	2SLS first – stage	2SLS second – stage		IV Probit	
	迁移距离	自评健康	生活幸福度	自评健康	生活幸福度
迁移历史	-0.330 ***				
	(0.015)				
非农经济状况	-0.216 ***				
	(0.048)				
迁移距离		-0.091 *	-0.123 **	-0.290 ** [-0.090]	-0.379 *** [-0.123]
		(0.048)	(0.049)	(0.150)	(0.147)
控制变量	Yes	Yes	Yes	Yes	Yes
Adjusted R²	0.310	0.135	0.121		
样本数	4020	4020	4020	4020	4020

注：圆括弧内为标准误，方括弧内为边际效应。*** 、** 、* 分别表示在1%、5%、10%的统计水平上显著。

第三，本章也通过将数据调整为平衡面板数据、剔除返乡农民工样本等改变样本量的方式对估计结果进行稳健性检验，回归结果在不同情况下均稳健。

第六节　迁移距离对农民工健康影响的异质性

考虑到农民工不同群体的特征差异，本章还着重考察了在不同年龄、性别、教育程度以及婚姻状况分组下农民工健康受迁移距离影响的异质性，表5-6给出了对不同分组群体的DID模型估计结果。

从年龄分组来看，首先是迁移距离对56~65岁的农民工自评健康影响最大，其次是36~45岁的农民工，对16~35岁的农民工影响并不显著。该结果总体上表明，相对于新生代农民工，跨县迁移对老一代农民工自评健康的不利影响更加突出。跨县迁移对农民工生活幸福度的影响呈现出倒U形的趋势，即随着农民工年龄的增长，跨县迁移对农民工生活幸福度的负向影响先增后减。

从性别的差异来看，尽管迁移距离对男性农民工自评健康的影响不显著，但对女性农民工有显著的负向影响，一种可能的解释是，跨县迁移对男性农民工的收入提升作用高于女性农民工，相对较高的收入水平能够有效抵消跨县迁移对身体健康的负面效应。通过方差分析的确发现，跨县迁移的男性农民工和女性农民工的工资水平对数均值分别为 10.326 和 9.783，两者的差异在 1% 的水平上显著。迁移距离对男性农民工的生活幸福度有显著的负向影响，对女性农民工的影响则不显著，可能是因为女性农民工比男性农民工有更强的生活适应能力和情绪调节能力，从而有更加良好的心理健康状态（卢海阳等，2015）。

表 5-6　基于不同分类标准的异质性考察

		因变量：自评健康		因变量：生活幸福度	
		迁移距离×D2014 回归系数	标准差	迁移距离×D2014 回归系数	标准差
A. 按年龄	16~35 岁	-0.058	0.118	-0.125	0.215
	36~45 岁	-0.233*	0.140	-0.180*	0.101
	46~55 岁	-0.153*	0.165	-0.261*	0.143
	56~65 岁	-0.609*	0.360	-0.012	0.359
B. 按性别	男性	-0.175	0.130	-0.375***	0.064
	女性	-0.288***	0.075	-0.064	0.165
C. 按教育程度	小学以下	-0.605***	0.169	0.474***	0.171
	初中	-0.306**	0.136	-0.218**	0.124
	高中或中专	0.114	0.157	-0.245*	0.143
D. 按婚姻状况	已婚	-0.212**	0.086	-0.224***	0.067
	未婚	0.364**	0.188	-0.220	0.352

注：***、**、*分别表示在1%、5%、10%的统计水平上显著。

　　按农民工的教育程度来看，随着农民工教育程度的提升，跨县迁移对其自评健康造成的负面影响明显减弱，这可能与农民工所从事的行业有关，教育程度较低的农民工更可能从事建筑业、制造业等重体力劳动，健康损耗也更加严重。迁移距离对农民工生活幸福度的影响则呈现不同的趋势，对于小学以下教育程度的农民工，跨县迁移能显著提升他们的生活幸福度；而对初中以上文化程度的农民工，跨县迁移则会显著降低他们的生活幸福度，并且随着教育程度的提升，这种负面效应逐渐提高。对此，可能的解释是，教育程度相对较高的农民工对城市生活的期待更高，城市适应和社会融入的困难也会随之被放大，他们更容易产生心理上的落差，所以跨县迁移对其心理健康产生的负面影响更容易凸显。

按农民工的婚姻状况来看，迁移距离对已婚农民工自评健康和生活幸福度有显著的负向影响；而对未婚农民工而言，迁移距离对自评健康有显著的正向影响，对生活幸福度的影响不显著。一方面，该结果再次印证跨县迁移对农民工身心健康的负面影响主要表现在年龄较大的老一代农民工身上；另一方面，也可能说明，虽然短期内跨县迁移能够提升农民工的收入水平，从而对健康产生一定的促进作用，但是从长期来看，却无法弥补夫妻两地分离对其健康（尤其是心理健康）所产生的负面影响。

第七节　迁移距离影响农民工健康的机制探讨

前文分析表明，跨县迁移会显著降低农民工的自评健康和生活幸福度，这一部分将进一步探讨这一影响背后的机制。从现有的文献和理论可以判断，一方面，迁移距离的扩大能够提升农民工的工资水平和就业质量（李中建、袁璐璐，2017），这些都是促进农民工健康的重要因素；另一方面，在外地务工可能会损害农民工围绕亲缘、血缘和地缘形成的"三缘关系网络"，同时，外来农民工的被边缘化也会导致其社会信任的降低，这两类社会资本的降低可能是跨县迁移不利于农民工身心健康的因素之一。此外，跨县迁移也会造成农民工核心家庭的分离以及夫妻关系的疏远，在有苦无处诉的状态下，离家较远的农民工更容易产生消极情绪并形成不良的健康行为（如酗酒、抽烟、赌博等），从而对身心健康产生不利影响。

中介效应模型常被用来进行机制检验，本章采用 Baron 和 Kenny（1986）提出的检验中介变量的因果效应逐步回归法（Causal Step Regression），从农民工的就业状况、情绪与行为以及社会资本三个角度分别验证迁移距离对农民工身心健康的作用机制。根据中介效应模型的原理，某个变量成为中介变量通常需要满足以下四个条件：①核心解释变量能显著影响该中介变量；②在未控制该中介变量的情况下，核心解释变量能显著影响被解释变量；③该中介变量对因变量有显著影响；④在将该中介变量纳入模型以后，核心解释变量的系数会发生一定程度的变化（MacKinnon & Dwyer，1993；Preacher & Hayes，2004）。在具体操作过程中，我们可以采用 Sobel - Goodman 检验来判断中介效应是否显著（Sobel，1982）。表 5 - 7 给出了迁移距离对各个潜在中介变量影响的估计结果，从对就业状况的影响来看，跨县迁移不仅显著提升了农民工的工资水平，也显著降低了农民工的医疗保险参保率，对劳动时间的影响则不显著。从对情绪与行为的影响来看，迁移距离对农民工的情绪状态有显著的负向影响，对抽烟行为的影响不显著。最后，从对社会资本的影响来看，迁移距离对农民工的社会网络和社会信任有显著的负向影响。

表 5 - 7 迁移距离对潜在中介变量的影响

解释变量	就业状况			情绪与行为		社会资本	
	工资水平	劳动时间	医疗保险	情绪状态	抽烟行为	社会网络	社会信任
迁移距离	0.323 ***	0.981	- 0.957 **	- 0.224 **	0.026	- 0.353 ***	- 0.828 ***
	(0.026)	(0.691)	(0.095)	(0.096)	(0.093)	(0.034)	(0.039)
控制变量	Yes	Yes	Yes	Yes	Yes	Yes	Yes
样本数	4020	4020	4020	4020	4020	4088	4088

注：*** 、** 、* 分别表示在 1% 、5% 、10% 的统计水平上显著。

表 5 - 8 和表 5 - 9 采用逐步回归法，基于 IV Probit 模型分别探讨了迁移距离对农民工自评健康和生活幸福度的作用机制。从表 5 - 8 可以看出，在引入工资水平以后，迁移距离对农民工自评健康的回归系数从 - 0.213 提高到 - 0.235，Sobel - Goodman 估计值在 1% 的水平显著；在分别引入情绪状态和社会信任以后，迁移距离的回归系数从 - 0.213 分别降至 - 0.204 和 - 0.202，且不再显著，而 Sobel - Goodman 估计值则分别在 5% 和 1% 的水平显著。该结果表明，工资收入、情绪状态和社会信任在迁移距离对农民工自评健康的影响中发挥着中介作用，消极情绪的产生和社会信任的下降是跨县迁移导致农民工自评健康降低的主要原因。值得指出的是，虽然跨县迁移的确降低了农民工的医疗保险参保率，但医疗保险的中介效应并不显著。可能的原因是，虽然医疗保险在一定程度上能降低农民工某些疾病的患病率，但是医疗保险也会带来事前道德风险，即与未参保的农民工相比，参保的农民工增加身体锻炼、减少饮酒吸烟的可能性更低（傅虹桥等，2017），从而在一定程度上抵消了医疗保险对农民工健康的影响。

表5-8 迁移距离影响农民工自评健康的机制检验

解释变量	因变量：自评健康					
迁移距离	-0.213* (0.123)	-0.235* (0.127)	-0.214* (0.125)	-0.204 (0.124)	-0.215* (0.124)	-0.202 (0.125)
工资水平		0.180*** (0.030)				
医疗保险			-0.001 (0.064)			
情绪状态				0.528*** (0.058)		
社会网络					0.074 (0.065)	
社会信任						0.400*** (0.050)
控制变量	Yes	Yes	Yes	Yes	Yes	Yes
Sobel - Goodman Tests		6.014***	-0.236	-2.029**	-1.525	-8.318***
样本数	4088	4020	4088	4088	4088	4088

注：***、**、*分别表示在1%、5%、10%的统计水平上显著。

表5-9的估计结果表明，工资水平、情绪状态和社会信任在迁移距离对农民工生活幸福度的影响中同样发挥着中介作用，除此之外，社会网络的中介作用也在5%的水平上显著，即跨县迁移会显著降低农民工所能获得的社会支持，从而对农民工的生活幸福度产生不利影响。

表5-9 迁移距离影响农民工生活幸福度的机制检验

解释变量	因变量：生活幸福度					
迁移距离	-0.244** (0.123)	-0.264** (0.127)	-0.242* (0.125)	-0.242** (0.123)	-0.242** (0.123)	-0.241* (0.124)
工资水平		0.152*** (0.030)				
医疗保险			0.031 (0.063)			

续表

解释变量	因变量：生活幸福度					
情绪状态				0.275*** (0.058)		
社会网络					0.226*** (0.066)	
社会信任						0.276*** (0.050)
控制变量	Yes	Yes	Yes	Yes	Yes	Yes
Sobel – Goodman Tests		5.904***	– 1.127	– 1.991**	– 2.465**	– 7.841***
样本数	4088	4088	4088	4088	4088	4088

注：***、**、*分别表示在1%、5%、10%的统计水平上显著。

第八节　研究小结

　　基于2012年和2014年中国劳动力动态调查数据，首先，本章系统探讨了迁移距离对农民工自评健康和生活幸福度的影响。其次，在处理了模型的内生问题后，本章的主要研究结果显示：跨县迁移显著降低了农民工的自评健康和生活幸福度。进一步地，根据年龄、性别、受教育程度以及婚姻状况的不同，跨县迁移对农民工自评健康和生活幸福度的影响存在显著差异。最后，通过对作用机制的探讨发现，尽管跨县迁移可以通过提高农民工的工资水平促进农民工的健康，但是跨县迁移也在一定程度上损害了农民工的结构性社会资本（社会网络）和认知性社会资本（社会信任），同时，相比于县内迁移的农民工，跨县迁移的农民工更容易产生消极情绪。综合来看，跨县迁移对农民工身心健康的负面效应更突出。

　　与以往的研究相比，本章主要有两个方面的创新：第一，基于微观面板数据，同时利用双重差分法和工具变量法估计迁移距离对农民工身心健康的影响，并采用多种方式对结果进行稳健性检验，得到的估计结果比采用截面数据进行

OLS 回归的结果更加可信；第二，系统分析迁移距离对农民工自评健康和生活幸福度影响的群体异质性，并对潜在的作用机制进行实证检验。本章内容也存在一定的不足，例如，在健康的测量上我们只考虑了自评健康和生活幸福度，这两个指标虽然能够综合反映农民工的身心健康状况，但无法观察其他具体分项健康指标及心理健康的变化。此外，对机制的探讨上也存在进一步提升的空间，例如，在数据可得的前提下，还可以探讨迁移距离对农民工医疗资源获取、健康保健意识以及夫妻关系等方面的影响，这些因素也可能会发挥一定的中介作用。

第六章　迁移模式对农民工消费的影响

第一节　引　言

自 2008 年的国际金融危机以来，扩大内需尤其是消费需求成为我国经济结构调整的战略基点（李克强，2012）。长期以来，内需是我国经济增长过程中的短板，居民储蓄率多年处于较高水平，而消费占国民生产总值的比例却远低于发达国家的水平（周绍杰等，2009）。研究居民消费行为的影响因素以及探索有效提高居民消费水平的政策措施是政府和学界关注的热门主题（叶德珠等，2012）。在经济发展的"新常态"背景下，新型城镇化成为促进经济增长和转变经济发展方式的重要推手，被认为是扩大内需的新引擎（刘锦等，2016）。作为新型城镇化最主要的参与主体，农民工群体的消费行为已经成为消费研究领域的焦点。根据国家统计局发布的农民工监测调查报告，2016 年我国农民工总量达到 2.82 亿人，比 2015 年增加了 1.5%。随着新型城镇化和农民工市民化的继续推进，农村剩余劳动力的迁移还将持续进行，这无疑表明，农民工群体拥有巨大的消费潜力。王美艳（2016）的研究表明，在保持农民工禀赋特征不变的情况下，将农民工转变为城镇居民，同时假设其按照城镇居民的消费模式进行消费，农民工的人均消费将大幅增加 27%。因此，探索如何有效将农民工巨大的消费潜力转变为现实的消费需求，对于未来中国的经济增长和结构转型具有重要的现实意义。

关于农民工消费问题的研究，学术界已经取得了一些成果。不同学科在研究的侧重点上有所差别，经济学侧重于对农民工消费水平和结构的现状以及需求收入弹性的考察（李晓峰等，2008；李隆玲等，2017），而社会学和心理学则主要探讨农民工进城前后消费观念、消费心理和消费习惯等方面的变化过程（刘程、黄春桥，2008；陈艺妮等，2014）。与本章相关性较强的是有关农民工消费影响因素的研究，现有文献分别从不确定性（李隆玲等，2017）、身份认同（纪江明等，2013）、失业风险（温兴祥，2015）等视角对农民工消费的影响因素展开了深入研究。例如，基于53个城市的农民工调研数据，钱文荣和李宝值（2013）研究发现，农民在城市务工所面临的收入、医疗支出和子女教育等方面的不确定性会对其消费产生抑制作用。董昕和张翼（2012）采用全国流动人口的动态监测数据探讨了农民工住房消费的影响因素，他们发现，农民工在食品、子女教育等方面的开支对其住房消费有显著影响，但社会保险对农民工的住房消费则没有显著影响。卢海阳（2014）的研究则表明，相对于农村社会保险，城镇社会保险对农民工家庭消费的影响更大，但这种影响在不同的农民工群体间存在显著差异。

综观现有文献，学者们对于农民工消费影响因素的研究并不少见，但仍存在一些值得深入探讨的问题：首先，虽然现有研究普遍强调新型城镇化和农民工市民化对内需拉动的重要性，但相关的实证研究还比较缺乏。例如，在李克强总理"三个1亿人"的设想中，提出促进1亿农民工实现就近城镇化，现有研究也普遍证明了就近城镇化可以降低农民工市民化的成本，有利于农民工实现家庭团聚，提高其市民化意愿（李强等，2015；钱龙等，2016）。那么，就近迁移、家庭式迁移和市民化意愿等因素对农民工的家庭消费行为是否产生影响，以及这些因素对不同消费类别的影响有何差异？这些都是值得深入分析且有待进一步验证的问题。其次，已有研究主要集中于对农民工的消费总量或某一特定消费（如娱乐消费）影响因素的探讨，对不同消费类别的影响因素差异进行对比分析的研究还比较少见。此外，关于农民工消费影响因素的代际差异研究也还有待深化。鉴于此，本章在现有研究的基础上，特别关注迁移模式和市民化意愿两个维度的因素对农民工家庭消费的影响及其代际差异。

第二节　研究框架

目前关于迁移距离对农民工消费影响的研究还不多见。从理论上来说，迁移距离可能通过两种机制对农民工的消费产生影响：一方面，迁移距离可能通过影响农民工的收入或生活成本进而作用于消费。例如，有研究指出，尽管就近迁移和异地迁移的农民工都经历了就业的非农化，但是相比于外出农民工，本地农民工对当地劳动力市场的熟悉度更高，所积累的人力资本可能更适用于本地劳动力市场，从而可能得到收入更高的工作（钱文荣、卢海阳，2012）。同时，离家较近的农民工也可以节省食物和住房等方面的基本生活开支，对农民工的消费结构产生一定影响。另一方面，在户籍制度实行属地化管理的情况下，异地迁移的农民工可能面临更多的制度和政策阻力（钱龙等，2016），较高的不确定性在一定程度上会影响农民工的预防性储蓄动机，进而影响消费（钱文荣、李宝值，2013）。

直观地来看，家庭迁移增加了农民工在城市生活的成本，随着随迁人数的增加，家庭生活消费支出也会有所提高（卢海阳，2014）。然而也有研究发现，从平均生活成本来看，家庭迁移的农民工要低于独自迁移的农民工，原因在于随迁人数的增加能够在收支统筹和资源利用方面产生集约性，尤其是在耐用品消费上，其消费边际成本基本为零（王子成、郭沐蓉，2016）。胡霞和丁浩（2016）的研究认为，子女随迁可以提高农民工家庭在城市长期工作和生活的预期，从而有助于增加其耐用消费品和教育等长期消费。此外，家庭迁移对农民工的消费能力也有一定的提升作用。相比于独自迁移的农民工，家庭迁移的农民工在心理上能获得更多的家庭支持，可能对城市有更强的归属感，工作态度也更加积极（钱文荣、张黎莉，2008），为了随迁家人的生活，他们更能忍受较高强度的工作，其收入普遍高于独自迁移的农民工（田艳平，2014）。

从现实来看，多数农民工的迁移具有"循环流动"的特征，他们也被一些学者称作"非永久性迁移者"或"暂时性迁移者"（蔡禾、王进，2007），这一类农民工频繁地往返于流出地与流入地之间，其主要家庭成员仍在农村老家生活或在另一个地方务工，他们进城的主要目的是打工挣钱，而不是定居城市。暂时性迁移的农民工会降低在流入地的消费，倾向于将其大部分收入以汇款的形式寄回农村老家，以便为返乡以后的消费做储备。相比较而言，打算定居城市的永久性迁移者，则会将更多的收入用于在流入地的消费，尤其是市民化意愿更强的新生代农民工，为了加强与当地居民的社会交往和融入城市社会，他们有更强的消费动机，追求时尚消费、符号消费及炫耀性消费，以表现得和城市人一样，以此来建构自身的身份认同（钱龙等，2015）。从这个意义上来说，市民化意愿的确会对农民工家庭收入结构以及消费行为产生较大影响。

第三节　数据来源与模型

一、数据来源

本章数据来源于福建省福州、厦门和泉州三个城市的农民工问卷调查。由于农民工流动性较强，难以准确估计各地农民工人口数量，故无法通过分层抽样分配各城市的样本数量。作为近似替代，本书结合这三个城市的常住人口比例和此次调查计划的样本总量计算每个城市的样本数量。

此次调查共发放问卷 1578 份，剔除关键变量空缺严重以及前后明显矛盾的样本后，最终获得有效样本 1476 个，有效率为 93.54%。从样本特征来看，男性农民工和女性农民工的比例分别占 68.16% 和 31.84%。样本农民工的平均年龄为 34.56 岁，其中，1980 年以后出生的新生代农民工和 1980 年以前出生的老一代农民工比例分别为 64.36% 和 35.64%。从样本农民工的受教育程度来看，农民工的平均受教育年限为 10.27 年，受教育程度为"高中及以下"的农民工占样本总量的 87.80%，其中有 56.55% 的农民工仅有"初中及以下"学历。

二、变量与模型

本章的因变量是农民工家庭消费，参考以往的研究成果（王美艳，2016），本章以农民工在流入地的家庭消费总量对数进行测量。对消费取对数值的目的在于使该变量的数据更加平滑并降低可能存在的异方差，同时也有利于计算农民工家庭消费的边际消费倾向。在核心自变量的选择上，借鉴 Lu 和 Qin（2014）、宁光杰和李瑞（2016）的研究，选取就近迁移、家庭迁移和随迁人数三个变量测量农民工的迁移模式；同时，参考姚植夫和薛建宏（2014）的研究，采用定居意愿和户口转换意愿两个变量来测量农民工的市民化意愿。此外，为控制其他可能影响农民工消费的因素，参考钱龙等（2015）、甘犁等（2010）以及杨汝岱和陈斌开（2009）的研究，引入性别、年龄、婚姻状况、超前消费观念、身份认同、务工所在地等作为控制变量。各类变量的具体定义及描述性统计见表 6－1。

表6-1 变量定义及描述性统计结果

变量名称	含义或赋值	均值	标准差
农民工家庭消费（lnc）	2015年全家在流入地总消费的对数值	9.71	0.88
就近迁移（Nearm）	您是否属于市内迁移？"是"=1，"否"=0	0.44	0.50
家庭迁移（Fami）	您的迁移类型是？"家庭迁移"=1，"独自迁移"=0	0.43	0.50
随迁人数（Num）	在本市常住的家人个数	2.26	1.61
定居意愿（Swill）	您是否打算在本地定居？"是"=1，"否"=0	0.30	0.47
户口转换意愿（Cwill）	您是否愿意转成城市户口？"是"=1，"否"=0	0.34	0.47
性别（Gender）	男=1，女=0	0.68	0.42
年龄（Age）	2015年时的年龄（岁）	34.57	9.73
婚姻状况（Mari）	您是否已婚？"已婚"=1，"未婚或其他"=0	0.64	0.48
健康状况（Health）	您的身体是否健康？"健康或比较健康"=1，"一般、比较不健康、很不健康"=0	0.80	0.40
受教育程度（Edu）	实际受教育年数（年）	10.27	2.88
医保参与（Med）	您是否有医疗保险？"有"=1，"否"=0	0.75	0.43
超前消费观念（Atit）	您是否赞成超前消费？"是"=1，"否"=0	0.30	0.46
身份认同（Ident）	您是否认为自己是城市人？"是"=1，"否"=0	0.15	0.36
家庭务工收入（Lninc）	2015年全家在流入地务工收入的对数值	10.42	0.74
务工所在地（Loc）	务工所在城市	—	—

为了检验上述因素对农民工家庭消费的影响，本章提出如下形式的计量模型：

$$\ln c = \alpha + \beta_1 Nearm + \beta_2 Fami + \beta_3 Num + \beta_4 Swill + \beta_5 Cwill + \beta_7 Gender +$$
$$\beta_8 Age + \beta_9 Mari + \beta_{10} Health + \beta_{11} Edu + \beta_{12} Med + \beta_{13} Atit + \beta_{14} Ident +$$
$$\beta_{15} lninc + \beta_{16} Loc + u \qquad (6-1)$$

在式（6-1）中，α 和 β_i 表示待估计系数，$i = 1, 2, 3, \cdots, 16$；u 是误差项。进一步地，为了分析迁移模式和市民化意愿对不同分位点上农民工家庭消费的影响，本章建立如下分位数计量模型：

$$Q_\theta(\ln c / X_i) = \gamma_\theta X_i \qquad (6-2)$$

在式（6-2）中，X_i 表示式（6-1）中的自变量向量，$Q_\theta(\ln c / X_i)$ 表示在给定 X 的情况下与分位点 θ（$0 < \theta < 1$）对应的 lnc 条件分位数，γ_θ 为 q 分位数的回归系数向量，该系数向量的估计值 $\hat{\gamma_\theta}$ 由最小化离差（LAD）估计得出：

$$\hat{\gamma}_{\theta} = \min_{\gamma^{\theta}} \sum_{i:\ln c_i \geq X_i\gamma}^{n} \theta \mid \ln c_i - \gamma^{\theta} X_i \mid + \sum_{i:\ln c_i < X_i\gamma}^{n} (1-\theta) \mid \ln c_i - \gamma^{\theta} X_i \mid$$

$$(6-3)$$

第四节　计量结果分析

一、迁移模式对农民工家庭消费的影响及其代际差异

根据上文提出的计量经济模型，使用软件 stata 13.0 对模型进行回归，表 6-2 列出了对全样本和不同世代农民工子样本的回归结果。基于全样本的回归结果显示，家庭迁移和随迁人数对农民工家庭消费有显著的正向影响，即在其他条件不变的情况下，家庭迁移的农民工比独自迁移的农民工在家庭消费上高出25%，随迁人数每增加1人，农民工家庭消费会显著提高4%。一方面，该结果表明家庭迁移的农民工在城市面临更高的生活开支；另一方面，也说明独自迁移的农民工更倾向于将务工收入寄回农村老家而不是用于消费。我们的调查证实了这一解释：当被问及"您通常会如何处理闲钱?"时，在独自迁移的农民工中，有16%的人表示会将钱寄回老家，该比例比家庭迁移的农民工高出8%。

从市民化意愿的两个变量来看，定居意愿对农民工家庭消费有显著的正向影响，在其他条件不变的情况下，打算定居本地的农民工家庭消费比未打算定居本地的农民工高出17%，户口转换意愿对农民工家庭消费的影响则不显著。该结果的政策启示是，在短期内难以实现农民工户籍身份转变的条件下，通过一定的政策措施提升农民工的定居意愿也是促进他们消费的有效手段。从调查来看，农民工的定居意愿和户口转换之间的确没有必然联系，当被问及"假如不提供城市户口，您是否愿意留城定居?"时，只有20%的农民工明确表示不愿意在城市定居，多数农民工的反应比较积极。和老一代农民工相比较，城市户口对新生代农民工定居意愿的影响更小。

在控制变量中，家庭务工收入对农民工家庭消费有显著的正向影响，农民工的消费收入弹性为0.29，即家庭务工收入每增加1%，农民工家庭消费将增加0.29%。张邦科等（2011）基于全国性统计数据的研究表明，城镇居民长期和短

期的消费收入弹性分别为 0.90 和 0.62；万佑峰（2012）对福建省的研究也表明，福建省城镇居民的消费收入弹性为 0.89。通过对比发现，和城镇居民相比，当前农民工的消费收入弹性仍然较低，农民工市民化对农民工家庭消费有很大的提升空间。医保参与对农民工的家庭消费有显著的正向影响，其作用机制在于医疗保险可以减少农民工面对的未来不确定性，从而减少他们的预防性储蓄（甘犁等，2010）。超前消费观念对农民工家庭消费有显著的正向影响，董雅丽和张强（2011）也有类似的研究发现。根据社会融入理论，农民工在城市务工会经历一段时间的文化适应，在消费方面表现为逐渐改变甚至最终放弃原有的消费观念而与城市的消费观念趋同（刘程、黄春桥，2008）。从调查来看，当前农民工群体已经受到超前消费观念的影响，42.12% 的农民工使用信用卡，其中，34.09% 的人有分期付款消费的经历。

表 6 - 2　迁移模式和市民化意愿对农民工家庭消费的影响分析

解释变量	全样本		新生代农民工		老一代农民工	
	系数	标准误	系数	标准误	系数	标准误
性别	− 0.07	0.07	− 0.05	0.08	− 0.14	0.13
年龄	0.05 *	0.03	0.06	0.12	0.11	0.11
年龄平方	− 0.00 *	0.00	− 0.00	0.00	− 0.00	0.00
婚姻状况	0.11	0.10	0.12	0.12	0.12	0.21
健康状况	0.06	0.08	0.02	0.11	0.11	0.11
受教育程度	0.02	0.01	0.03 *	0.01	− 0.00	0.02
医保参与	0.11 *	0.06	0.06	0.09	0.22 *	0.12
超前消费观念	0.13 **	0.07	0.15 *	0.08	0.10	0.13
身份认同	0.10	0.09	0.07	0.10	0.22	0.17
家庭务工收入	0.29 ***	0.04	0.25 ***	0.05	0.40 ***	0.09
就近迁移	− 0.10	0.06	− 0.16 **	0.08	0.06	0.10
家庭迁移	0.25 ***	0.08	0.27 ***	0.11	0.21 *	0.11
随迁人数	0.04 **	0.02	0.03	0.02	0.10 ***	0.04
定居意愿	0.17 **	0.07	0.26 ***	0.09	− 0.05	0.13
户口转换意愿	0.03	0.07	0.02	0.08	0.05	0.12
务工所在地	控制	控制	控制	控制	控制	控制
常数项	5.24 ***	0.61	5.53 ***	1.74	2.72	2.78
调整的 R^2	0.18		0.17		0.19	

注：*** 、** 、* 分别表示在 1%、5%、10% 的统计水平上显著，标准误为稳健标准误。

从分组样本的回归结果来看，农民工家庭消费的影响因素存在明显的代际差异。在迁移模式的三个变量中，就近迁移对新生代农民工的家庭消费有显著的负向影响，但对老一代农民工影响不显著。究其原因，可能在于迁移距离对农民工家庭消费的影响主要表现在居住成本的影响上（表6-3的估计结果证实了这一假设），相比于老一代农民工，新生代农民工对生活品质有更高的追求，他们在居住上的开支也会更大，从而就近迁移对他们的家庭消费影响更大。家庭迁移对新生代农民工家庭消费的影响明显高于对老一代农民工的影响，而随迁人数的影响则呈现出相反的情况。从市民化意愿的两个变量来看，户口转换意愿对新生代农民工和老一代农民工的家庭消费影响都不显著；定居意愿对新生代农民工的家庭消费有显著的正向影响，但对老一代农民工的家庭消费影响不显著。

二、迁移模式和市民化意愿对农民工分项消费影响

农民工的家庭消费是各类消费此消彼长后的加总结果，为了更清晰地分析迁移模式和市民化意愿对农民工不同消费类别的影响，表6-3给出了针对不同消费类别的回归结果。从表6-3来看，就近迁移对农民工的居住消费有显著的负向影响，相比于跨市迁移的农民工，市内迁移可以为农民工节省33%的居住成本。家庭迁移对农民工的食品、居住、家电和娱乐四个方面的消费有显著正向影响：对居住消费的影响最大；娱乐消费和家电消费对食品消费的影响最小。该结果说明，家庭迁移在增加农民工居住成本的同时，也提高了农民工的高层次消费。随迁人数的影响则表现在通信消费、交通消费和应酬消费三个方面。定居意愿对农民工家庭消费的影响主要体现在食品消费、通信消费、交通消费和医疗消费四个方面。值得指出的是，定居意愿和户口转换意愿对农民工交通消费有显著的负向影响，可能的解释是，农民工定居或落户城市以后会很大程度上减少他们与农村老家的联系频率，从而降低他们往返农村和城市之间的交通开支。

表6-3　迁移模式和市民化意愿对农民工不同消费类别的影响分析

解释变量	食品消费	居住消费	通信消费	交通消费	社保消费	医疗消费	应酬消费	家电消费	娱乐消费
就近迁移	-0.00	-0.33***	-0.04	-0.00	-0.08	-0.06	0.00	-0.02	0.09
家庭迁移	0.22***	0.54***	0.13	-0.01	0.11	-0.19	-0.11	0.40**	0.49***

续表

解释变量	食品消费	居住消费	通信消费	交通消费	社保消费	医疗消费	应酬消费	家电消费	娱乐消费
随迁人数	0.02	0.02	0.09 ***	0.06 *	-0.02	0.04	0.09 ***	0.01	0.01
定居意愿	0.29 ***	0.07	0.16 **	-0.24 **	0.20	0.24 **	0.04	0.10	0.23
户口转换意愿	0.06	-0.11	-0.08	-0.25 **	0.21	-0.05	-0.03	0.06	-0.11

注：***、**、* 分别表示在1%、5%、10%的统计水平上显著，标准误为稳健标准误。模型拟合中引入的控制变量与表6-2中的一致。

三、迁移模式和市民化意愿对不同分位数上农民工家庭消费影响

上文的 OLS 回归结果使我们在期望的意义上得到关于迁移模式和市民化意愿对农民工家庭消费影响的基本判断，但无法观察到各个变量对农民工家庭消费在不同分位点上的影响差异，分位数回归则能帮助我们分析在不同消费水平上各因素的影响差异和变化规律。基于此，我们采用 Bootstrap 方法对样本农民工的家庭消费进行分位数回归，回归结果见表 6-4。同时，为了直观地呈现核心自变量对农民工家庭消费影响的变化趋势，图 6-1、图 6-2 和图 6-3 分别列出了显著性较强的核心变量对不同分位点上农民工家庭消费影响的系数变化情况。

表 6-4　农民工家庭消费的分位数回归结果

解释变量	分位数				
	q = 0.10	q = 0.25	q = 0.50	q = 0.75	q = 0.90
就近迁移	-0.14	-0.06	-0.09	-0.07	-0.00
家庭迁移	0.28 **	0.21 **	0.21 ***	0.19 ***	0.19 ***
随迁人数	0.06	0.04	0.06 ***	0.04 *	0.07 ***
定居意愿	0.28 **	0.25 ***	0.17 **	0.16 **	0.08
户口转换意愿	0.21	-0.04	-0.07	-0.06	-0.08

分位数回归结果显示，家庭迁移的估计系数在所有分位数上都显著为正，随着农民工家庭消费分位点的提高，家庭迁移对农民工家庭消费的影响逐渐降低。本章的解释是，对于消费水平较低的农民工，家庭迁移会显著增加他们在食品和

居住等方面的基本生活开支；而对于消费水平较高的农民工，基本生活开支在他们总消费中的比重相对较低，家庭迁移对消费的边际贡献也随之降低。

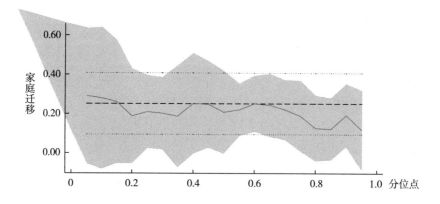

图 6－1　家庭迁移对农民工家庭消费的分位数回归系数及变化

随迁人数对农民工家庭消费的影响呈现波动上升的趋势（如图 6－2 所示），随迁人数的回归系数只有在第 50～90 分位点的消费水平上通过显著性检验，说明随迁人数对农民工家庭消费的显著影响主要集中在中高消费人群。该结果同样可以从不同消费水平农民工的消费结构差异进行解释，从上文的分析发现，随迁人数对农民工家庭消费的影响主要表现在通信消费和应酬消费上，而中高消费人群在这两方面的消费占比往往比低消费人群更高。

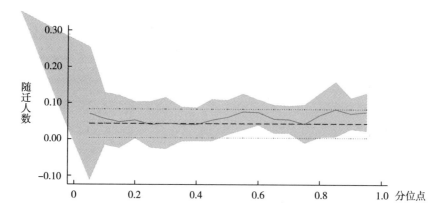

图 6－2　随迁人数对农民工家庭消费的分位数回归系数及变化

从图6-3可知，随着农民工家庭消费分位点的提高，定居意愿对其家庭消费的影响基本呈现下降的趋势，在第90个分位点上（即家庭消费分布的尾端），虽然定居意愿的估计系数为正，但并不显著。这表明，与消费水平较高的农民工群体相比，定居意愿对消费水平较低的农民工家庭消费影响更大。

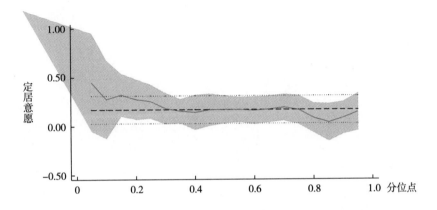

图6-3 定居意愿对农民工家庭消费的分位数回归系数及变化

第五节 研究小结

本章利用福建省农民工问卷调查数据，通过OLS模型和分位数回归模型分析了迁移模式和市民化意愿对农民工家庭消费的影响，得到以下结论：第一，虽然迁移模式和市民化意愿是影响农民工家庭消费的重要原因，但是这两类因素对农民工家庭消费的影响存在明显的代际差异。从迁移模式来看，家庭迁移对新生代农民工和老一代农民工的家庭消费都有显著的正向影响；尽管随迁人数对老一代农民工的家庭消费有显著的正向影响，但对新生代农民工的家庭消费影响不显著；虽然就近迁移对老一代农民工的家庭消费影响不显著，但会显著降低新生代农民工的家庭消费。从市民化意愿的两个维度来看，定居意愿对农民工的家庭消费有显著影响，农民工的定居意愿越强，家庭消费越高，但这种影响只对新生代农民工显著，户口转换意愿对两代农民工的家庭消费影响都不显著。第二，迁移模式和市民化意愿对农民工家庭消费的影响会随着消费水平的变化而变化。其中，随着消费水平的提升，家庭迁移和定居意愿对农民工家庭消费的影响逐渐降低，随迁人数的影响则呈现出波动上升趋势。第三，家庭收入、医保参与和超前消费观念也是影响农民工家庭消费的重要因素。

第三篇　融入视角下农民工的健康与经济行为

第七章　融入视角下农民工健康与经济行为的研究进展

第一节　理论回顾

国内外学者对农民工城市融入的研究主要基于社会融合理论的研究框架展开的。社会融合理论发轫于西方发达国家，目前已形成较为完备的理论体系。本章在梳理国内外经典文献的基础上，首先，对本书所涉及的理论进行系统的回顾；其次，对国内近几年来农民工融入的实证研究进行了全面的综述。

一、西方社会融合理论

在西方文献中，社会学、心理学、经济学等对移民的融入问题进行了比较深入的研究。和移民融入相关的概念包括：文化同化（Acculturation）、社会适应（Social Adaptation）、区隔同化（Segmented Assimilation）、社会融合（Social Integration）等，其中，社会融合是研究移民与流入地主流社会关系的最重要的概念。

1. 社会融合的概念化

社会融合作为一个正式的概念始于人类学家对群体迁移现象的探索，主要用于描述移民群体在流入国社会的生活状态及其演变过程（Redfield et al.，1936）。在群体层面，社会融合通常与一个国家的政策制定具有密切的关系。社会融合常会成为社会政策分析家们对其论述的一种表达，被各类国际组织、国家或地区等广泛采用（悦中山等，2009）。20 世纪 80 年代晚期，法国将它的第一个社会融合政策付诸实施，这项政策是一项基于劳动和培训来帮助移民融入法国社会的支持计划。与此同时，欧洲共同体也试图制定能涵盖所有欧洲成员国的社会政策，于是对社会融合这一概念产生高度重视（Atkinson，2002）。早期的研究也关注到了个人层面的融合现象，然而主要局限于个人的心理方面（Thurnwald，1932），Graves（1967）最早正式使用"心理融合"（Psychological Acculturation）一词。社会心理学家认为，由于个体成员的态度和行为有或多或少的差异，即使是来自同一个国家并且具有相同的文化背景的移民，在心理融合上也会大相径庭，所以对群体层面和个人层面的社会融合进行严格区分，是实证分析的基本前提（Ward & Kennedy，1999）。

目前西方国家对社会融合最广泛的定义是，社会融合是群体或个体向主流社会以及各种社会领域逐步渗透和融合的过程，也是种族关系相互竞争和相互适应的过程（Goldlust & Richmond，1974；Fordham & Ogbu，1986；Bollen & Hoyle，1990；Entzinger，1990）。为了使社会融合的定义更加符合当代美国"大熔炉"社会的实际情况，Alba 和 Nee（1997）将社会融合的概念进行了适当的修正，他们认为融合意味着"界限的跨越、界限的模糊、界限的重构"，所以社会融合指的是种族差异的削减，以及由此所导致的种族间社会、文化和心理等方面的趋同。

2. 社会融合的维度

社会融合是一个多维度概念，它包含了移民在经济生活、社会交往、心理认知、政治活动等多个方面的融合。Gordon（1964）提出，可以从七个方面综合测量移民的社会融合状况：文化同化（Acculturation），表征移民对主流社会语言、服饰、风俗习惯以及价值观的接纳；结构性融合（Structural Assimilation），意指少数族群大规模地进入主流社会的圈子或机构；婚姻融合（Marital Assimilation），指广泛的种族通婚；认同性融合（Identification Assimilation），即移民对迁入地的身份认同；观念接受性融合（Attitude Reception Assimilation），表示对种族间偏见的消除；行为接受性融合（Behavior Reception Assimilation），表示对各种歧视行为的消除；最后，当价值和权利斗争都消除时，就实现了公共事务融合（Civic Assimilation）。之后的一些学者分别从社会经济融合（Alba & Nee，1997）、政治融合（Achen，1975；Erikson，1979）、居住融合（Schuman & Bobo，1988；Bobo & Zubrinsky，1996）等维度扩展了 Gordon（1964）的研究。

在西方文献中，研究者主要通过类型化的方式来测量移民的社会融合度和融合过程。关于移民的融入类型化的研究，在国际上影响力较大的有以戈登·米尔顿（M. Gordon）为代表的"二维"模型，主要包括结构性和文化性两个维度；杨格－塔斯（J. Junger－Tas）等为代表的"三维度"模型（结构性融合、社会—文化性融合以及政治—合法性融合）；恩泽格尔（H. Entzinger）等为代表的"四维度"模型（社会经济融合、文化融合、政治融合、东道国对移民的态度），梁波和王海英（2010）总结的"四维度"模型如图7－1所示。

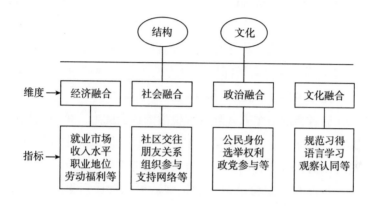

图7－1　社会融合的"四维度"模型

3. 社会融合理论的分析框架

从社会分层与流动的角度来看，现代西方社会融合理论可归为两类：一是以Gordon（1964）为代表的传统社会融合理论，这一理论假设移民的"种族认同"与"国家认同"会产生相互排斥，认为移民的流入国国家认同形成的同时，其种族认同也会随之消失。这一理论的支持者通常强调社会融合的"单向性"（Fordham & Ogbu，1986；Bollen & Hoyle，1990；Dustmann，1996；Alba & Nee，1997）；二是以Berry（1997）为代表的非传统社会融合理论，主要包括多元文化论（Ward & Rana－Deuba，1999；Rudmin，2003；Vedder & Virta，2005）、区隔融合论（Portes & Zhou，1993）、空间融合论（Massey，1990；James，1994）等。非传统社会融合理论的核心观点在于移民的"种族认同"和"国家认同"具有共存的可能性，移民融合到主流社会并不意味着完全放弃自己的文化，两种文化之间具有某些交集，甚至会产生互补。从两种理论的现实意义来看，传统的社会融合理论认为，移民有向中产阶级融合的趋势，而后者则强调融合的结果可能是多元化的，并不一定是以中产阶级为标准（周皓，2012）。

近年来，Berry（1997）的关于移民社会融合的分析框架被广泛用于实证研究中。深受早期 Graves（1967）等社会心理学家的影响，Berry 将移民的心理融合视为一个包含"影响因素—融合状况—融合后果"的逻辑链条，具体如图 7 - 2 所示。在这个研究框架中，影响移民心理融合的因素被归为两大类：群体层次因素和个体层次因素，群体层次的因素包括移民的流出地社会和流入地社会的经济条件、政治环境、社会支持等因素。个人层面的因素分为融合前因素与融合中因素，其中，融合前因素包括个人特征、文化距离（Cultural Distance）、个人期望（Expectations）等；融合中因素则包含融合阶段（Phase）、社会支持、社会态度（偏见与歧视）等。融合后果同样被分为两类：心理适应后果（Psychological Adaptation）和社会文化适应后果（Sociocultural Adaptation），前者指的是移民的心理健康状况，后者指的是个人处理日常生活的社会能力。值得指出的是，这个框架是一个非常理想化的综合性框架，无论是对影响因素、融入维度以及融入后果的选取都进行了简化操作，例如，该框架并未考虑移民经济、社会、身份等维度的融合状况，也没有考虑移民融入的经济后果或健康后果。尽管如此，Berry 的理论框架对移民的社会融合研究所产生的影响力是广泛且深远的。

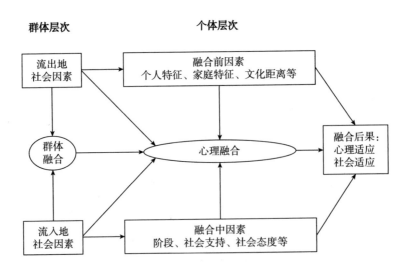

图 7 - 2　Berry 的社会融合研究框架

二、劳动供给理论

劳动供给是劳动力市场中任何群体赖以生存的基本条件（张世伟等，2011），对劳动供给行为的研究已成为劳动经济学领域的主要内容之一。可以从两个角度考察劳动供给的变化：劳动参与和工作时间（Heckman，1993）。现有文献关于劳动供给行为的研究也是基于这两个维度展开的。劳动经济学理论将劳动供给弹性分为两类：一类是参与的弹性（Extensive Elasticity），指劳动者是否参与工作这一选择对工资的反映程度；另一类是劳动时间弹性（Intensive Elasticity），指劳动参与者工作小时数对工资变动的反映程度。对发达国家的研究文献发现，劳动供给的变动主要来源于参与弹性而非劳动时间弹性（Blundell & MaCurdy，1999）。21 世纪初，针对发展中国家的低工资水平环境下劳动时间弹性为负值的经济现象，Dessing（2002）提出了倒 S 形劳动供给曲线理论，并利用菲律宾劳动力市场数据证实了倒 S 形劳动供给曲线理论的成立。国内有的研究将劳动供给弹性区分为外出持续时间弹性和外出参与弹性，发现外出持续时间弹性远小于外出参与弹性，提高工资可以增加农民工外出打工的可能性（封进、张涛，2012）。

一些研究将家庭因素和迁移因素纳入劳动供给的理论模型，尤其是涉及女性的劳动供给和生育决策（Browning，1992；Nakamura & Nakamura，1994）。在这些和女性劳动供给有关的实证研究中，子女数量常被用作女性生育率的代理变量，但是已有文献在子女数量内生性的处理上不尽相同，有的研究视子女数量为劳动供给决策过程的外生变量（Heckman & MaCurdy，1980），也有研究认为，由于倾向于参加工作的女性可能会同时倾向于少生育，而就业状况对其后生育行为也会产生相应影响，因此，识别生育率对女性劳动供给的因果效应需要解决两者之间存在的内生性问题（Moffitt，1984；Lundberg & Rose，2002）。有研究表明，家庭迁移并不必然改变男性的劳动供给行为，但对于已婚女性来说，家庭迁移往往会导致其较低的就业率、工作时间的减少以及工资水平的降低。许多发达国家的研究也证明，家庭流动会给女性带来负面影响，但是这些负面影响会随着时间的推移而消失，因为女性某些特定的资源、能力和态度可以帮助其适应新的劳动力市场（Spitze，1984；Ogawa & Ermisch，1996；Carlsson & Rooth，2007）。对发展中国家的家庭式迁移女性的劳动供给行为研究还较少，许多研究关注于女性流动的决定因素而非其结果（Chattopadhyay，1997）。卢海阳等（2013）对家庭式迁移女性农民工劳动供给行为研究发现，家庭结构对女性农民工劳动供给的影响不显著，但子女或老人随迁会显著降低女性的劳动参与率和工作时间，因为传统的劳动分工决定着女性承担着照料家里老人和孩子的主要责任，如果夫妻外出时把需要照顾的老人或孩子也带到务工城市的话，女性就会面临着照顾家庭和外出工作的两难选择，不少女性因此不得不放弃工作。

　　近年来，西方有学者关注到了城市融入对移民劳动供给行为的影响。在劳动力市场上，根据一系列个人特征（包括文化认同），个体通常会被分为两类人：局内人（In - groups）与局外人（Out - groups），这两类人往往会受到不同的待遇，和主流文化价值观保持一致的局内人无论在就业的获得上还是工资待遇上都会明显高于那些难以融入主流文化的局外人（Nekby & Rödin, 2010；Constant et al., 2011）。Battu 等（2007）建立了一个种族身份和就业的关系模型，他们的研究表明，在西方发达国家的劳动力市场上，白人比其他肤色的人群拥有更好的社会网络关系，并且较少地受到劳动力市场歧视，从而他们的就业状况也比非白人种族好。对于非白人群体，一方面，他们更愿意和同一种族的人群接触并在一定程度上抵触白人的社会规范；另一方面，他们又深谙融入白人的圈子有助于降低主流社会对他们的歧视，从而有利于他们的就业。而最终是否选择融入白人的圈子则取决于三方面因素：同伴压力（Peer Pressure）的强度、被聘用的工资溢价（Wage Premium）和身份认同选择对非白人失业率的边际影响。也有一些研究将移民的社会融入视为中介变量，例如，在分析种族歧视与移民劳动力市场结果的关系时，Carlsson 和 Rooth（2007）认为，种族歧视在一定程度上影响了移民的社会融入和对工作的努力程度，从而会降低其就业的概率。

三、消费理论

　　消费是国民经济生产与再生产过程中的一个重要组成部分，它既是生产的出发点，又是其归宿，消费理论的发展几乎随着西方经济学发展的整个过程。消费行为通常被视为人们日常生活中的经济行为，在古典经济学时期，消费行为理论思想就已开始萌发和演化。到了新古典经济学时期，众多学者基于不同的视角对消费行为进行研究，提出了不同的消费者购买动机理论，形成了系统的消费理论。现代西方经济学对消费问题的研究起源于凯恩斯的绝对收入假说（Keynes, 1937），根据这一理论，收入增加的一部分会转化为消费，而这一转化的比例会随着收入的增加而不断减小，这就是著名的边际消费倾向递减规律。随着消费理论的不断变革与发展，杜森贝里（Duesenberry, 1952）和莫迪利安尼（Modigliani，1949）提出了相对收入假说。根据他们的理论，随着收入的提高，消费收入比并不会随之改变，而是与现期收入和历史最高收入的比值有关。弗里德曼（Friedman，1957）从持久收入和暂时收入的角度对消费—收入的长期均衡和短期波动关系做出了新的解释。之后的一些学者在消费理论框架中纳入了不确定性，这些研究认为，预防性储蓄与不确定性具有重要联系，当个人面临较大的不确定性时，他们更倾向于减少消费，而增加储蓄（Ando & Modigliani，1963）。

作为经济学领域最新发展前沿的行为经济学，通过对主流经济学中的经济理性、完全信息、效用最大化以及偏好一致等基本假设的修正，提出了与新古典经济学不一致的结论。行为经济学与心理学有着紧密的联系，通过将消费者决策行为中的心理因素纳入新古典分析范式，大大提高了消费理论的适用范围和解释能力。例如，通过对"理性经济人假设"的放松，行为经济学中的双曲线贴现模型认为，消费者普遍存在的自我控制认知偏差会导致消费者贴现率结构在短期和长期的不一致，这就为消费行为的东西方差异提供了一种可能的解释（Akerlof，1991；Becker et al.，1991）。尽管如此，如何将行为经济学和心理学理论整合入消费函数模型仍然是一个难题（朱信凯、骆晨，2011）。近年来，国外学者从行为经济学的视角提出了丰富的消费行为理论。Thaler（1985）的心理账户理论系统地分析了心理账户对个体消费行为和消费决策的影响。Bowman 等（1999）提出了带有损失规避行为的消费函数，较好地弥补了新古典消费理论中对内生消费研究的缺失。

也有不少学者从社会学的视角探讨个体的消费行为。美国社会学家凡勃伦（1899）较早注意到了社会地位竞争对消费的重要影响。在《有闲阶级论》中，他提出有闲阶层和炫耀性消费的概念，有闲阶层是指消费水平超过生活基本需要的阶层，而超越了实用目的之外的消费，则属于炫耀性消费。凡勃伦还指出，富有阶层选择奢侈的消费方式是其构建自我身份认同的手段，真正动机是为了获得一种社会身份认同，这种炫耀性消费就是一种典型的"象征消费"和"符号消费"。后现代社会学家布厄迪进一步发展了凡勃伦关于炫耀性消费的象征思想，他认为，人们的社会地位得以区分的符号和象征主要由消费行为所体现出来的品位和生活风格所构成（赵卫华，2008）。

第二节　文献综述

　　尽管西方社会融合理论的发展为研究农民工城市融入问题提供了重要的理论依据，但是，由于经济发展阶段、文化、制度等方面的差异，西方社会融合理论是否能够解释农民工的城市融入问题还需要根据中国的具体国情做出诠释和解答。现有文献主要涉及农民工城市融入的测量、影响因素及融入后果三个方面。

一、农民工城市融入的测量研究

　　城市融入的测量是农民工城市融入研究的重要内容。从现有文献所提出的测量维度来看，农民工的城市融入的确是一个多维度的概念，不同的学者对此有不同的测量方式。一些学者主要使用主观评价指标来测量农民工的城市融入，如任远和乔楠（2010）认为，农民工的城市融入主要包括四个维度：自我身份的认同、对城市的态度、与本地人的互动以及感知的社会态度。自我身份的认同是指农民工对其所扮演角色的定位，以"本地人身份认同"来测量。对城市的态度是农民工对城市的主观评价，由"是否想得到城市户籍"来表征。与本地人的互动是指农民工与本地人的交往状况，用"与本地市民的交往程度"来衡量。感知的社会态度是指农民工主观感受到的市民对他们的态度，用"歧视感知"来测量。类似的，韩俊强（2013）用城市生活满意度、对所在城市的态度和自我意识的转变三个指标等权相加来测量农民工的城市融入度。然而，城市融入不仅包括生活满意度、价值观念、身份认同感等主观指标，也应该包括与经济融入、行为适应有关的客观指标（杨菊华，2010）。朱力（2002）把农民工的城市融入视为适应城市生活的过程，并将这个过程分为经济、社会和心理三个依次递进的维度。其中经济维度的适应是农民工在城市生存并立足的基础。当基础条件满足后，新的社会交往便成为农民工的进一步要求，反映了农民工城市融入的广度。心理层面的适应则体现了农民工城市融入的深度，主要表现为农民工对城市生活的认同程度。周皓（2012）则把农民工的城市融入分为经济融入（包括住房、经济收入及社会保障等）、文化适应（包括语言、居住时间、饮食习惯等）、社会适应（包括社会、职业及生活等各方面的满意度）、结构融入（包括社会交往和社会分层）和身份认同（包括归属感、心理距离等）等五个维度。

总的来看，虽然现有文献普遍认可农民工的城市融入是一个多维度的概念，但在城市融入应该包括哪些维度的问题上并未达成共识，不同研究在对城市融入的各个维度进行具体操作化时也存在着较大的分歧，这就导致各研究之间的可比性受到很大的局限。此外，学者们对于农民工的城市融入的各个维度是否遵循一个递进的逻辑关系以及这种递进关系的顺序如何仍存在不同意见，这些都为今后研究的开展预留了空间。

二、农民工城市融入的影响因素研究

农民工群体的素质相对偏低是当前新型城镇化、市民化进程中的普遍性问题，农民工城市融入的影响因素是学术界研究的热点，不少国内的学者从人力资本、社会资本、社会保护等视角对农民工城市融入的影响因素进行考察。表 7 – 1 列举了近年来国内关于农民工城市融入影响因素实证研究的代表文献。

表 7 – 1　城市融入影响因素实证研究的代表性文献

研究文献	数据	调查时间	覆盖地区	样本数
李培林和田丰（2012）	中国社会状况综合调查（CASS）	2011 年	全国 28 个省区市的 100 个县市区的 480 个村居	7036 个城乡居民
叶静怡和周晔馨（2010）	农民工调查	2007 年	北京市的 8 个城区	948 个
悦中山等（2011）	农民工调查	2009 年	福建省	1507 个
张文宏和雷开春（2008）	新移民调查	2007 年	上海市	600 个
石智雷（2013）	迁移劳动力抽样调查	1998 年、2005 年	武汉市	1998 年 1651 户、2005 年 593 户
任远和乔楠（2010）	流动人口调查	—	绍兴市	991 个
宋月萍和陶椰（2012）	流动人口和户籍人口对比监测调查	2010 年	北京、郑州、成都、苏州、中山、韩城六市	8200 个
谢桂华（2012）	全国 1% 人口抽样调查	2005 年	31 个省区市 345 个地区和地级市	45 万个

大量研究成果表明，教育水平、培训状况、工作经验和健康状况等人力资本

对农民工的城市融入具有重要作用。金崇芳（2011）的研究发现，健康状况、教育程度、劳动技能对农民工城市融入各维度均有显著影响，而工作年限只对城市融入的社会融入维度有显著影响。赖晓飞（2009）认为，人力资本水平较低是降低农民工城市定居意愿的重要因素，也是他们最终融入城市社会所要跨越的区隔。何军（2011）利用分位数回归方法分析农民工城市融入影响因素的代际差异时发现，文化程度能显著影响两代农民工的城市融入度，在城市融入程度的不同分位数上，老一代农民工所受到文化程度影响的差异更大。

由于农民工的人力资本普遍较低，对城市融入的促进作用比较有限，不少学者更热衷于讨论社会资本对农民工城市融入的影响。社会资本主要由社会关系与社会网络、信任与互惠以及共享的规范所构成（Tsai & Ghoshal，1998）。李爱芹（2010）认为，私人关系型社会资本狭窄、组织型社会资本不足、制度型社会资本缺乏公正是农民工社会资本积累困境的主要表现，这种困境在很大程度上限制了农民工的城市融入。社会资本是农民工在城市生存和发展的重要的社会支持系统（赵光勇、陈邓海，2014），由于社会资本能够降低交易成本并提供更广泛的信息（李培林，1996），有效加快信息搜寻速度，从而在提高农民工的就业概率（张智勇，2007）、维持农民工非农工作的稳定性、促进农民工及其家庭适应城市生活并最终融入城市社会上发挥着关键作用（方黎明、谢远涛，2013）。基于北京市建筑业农民工就业的社会调查数据，宗成峰（2012）的研究表明，高达88%的农民工通过亲戚、熟人、老乡等非正规途径获得就业机会，相对于通过报纸、劳工市场等中介渠道寻找工作的农民工来说，通过社会资本渠道的农民工更容易得到国有企业的工作机会。

然而，在承认社会资本对农民工就业获取的积极作用的同时，我们也不应忽视农民工社会资本在其城市融入过程中产生的消极作用。谢勇（2009）用"是否有直系亲属在本市"度量农民工的社会资本状况，在检验社会资本对农民工工资的影响时发现，通过社会资本实现就业的农民工，所获得的工资水平相对较低。刘林平和张春泥（2007）以珠三角农民工调查数据，用"是否是工会会员"和"请客送礼花费"测度社会资本，发现社会资本对农民工的工资没有显著的影响。赵延东（2002）认为，社会资本对农民工就业的作用会受到制度背景的制约，随着劳动力市场制度的逐步完善，社会资本的积极作用将逐渐降低，而消极作用会越发显现。对社会资本代理变量的选择及类型划分差异是以往经验研究结论不一致的重要原因。童雪敏等（2012）将农民工的社会资本分成两类：以老乡交往为代表的同质社会资本和与市民进行经常性互动所形成的新型异质社会资本。他们的实证研究表明，同质社会资本不利于农民工的城市融入，而新型异质社会资本对农民工城市融入有正向影响，与叶静怡和周晔馨（2010）得到的结论较为一致。

除了从人力资本、社会资本等热门视角探讨农民工城市融入的影响因素以外，很多学者也从其他方面实证分析了农民工城市融入的影响因素。例如，叶继红和朱桦（2013）采用苏州的问卷调查数据，从社会保护的视角考察了农民工城市融入过程中的社会保护状况，发现政治参与和心理保护是农民工社会保护工作中较为薄弱的方面，由此认为，要促进农民工的城市融入，应加强农民工的心理保护工作并提高农民工政治参与度。梁辉（2013）的研究表明，农民工信息传播网络在建构农民工城市身份、拓宽农民工的社会网络方面发挥着重要作用，因此，在信息社会下，信息通信技术使用和信息传播网更新有利于农民工城市融入能力的提升。此外，社会保障对农民工的城市间再流动意愿不仅具有重要的影响，也是影响农民工城市融入的重要因素（卢海阳、钱文荣，2013）。

三、农民工城市融入的后果研究

社会融合的后果是国外学者所关心的重要问题，大量实证研究表明，社会融合通常与较低的融合压力（Acculturative Stress）、更强的主观幸福感、更积极的亲社会行为（Prosocial Behavior）和积极的经济行为（Postivie Economic Behavior）（Seitz，1998；Weaver & Agle，2002；Kara & Kara，2011）、更好的学校适应联系在一起（Ward，2013），有利于促进移民的身体健康、心理健康、社交能力以及跨文化关系（Berry，1997；Heilemann et al.，2000；Vedder & Virta，2005；Sam & Berry，2010）。

国内研究对农民工的城市融入与其个人福利、经济行为和态度之间的关系，即农民工城市融入的后果问题，还未给出系统回答。多数研究将农民工城市融入视为结果变量，仅有少数几篇文章将其视为某些融入后果的原因变量。张鹏等（2014）采用国家人口计生委的微观调查数据，分析了外来人口社会融合状况对其城市落户意愿的影响，发现提高社会融合程度能显著提高外来人口户籍迁入的愿望。悦中山（2011）的实证研究表明，社会经济融合尤其是房产拥有和职业阶层显著影响农民工的发展意愿，而心理融合和文化融合则对农民工的心理健康具有显著的影响。聂伟和风笑天（2013）利用珠三角 3086 名农民工的问卷调查数据研究发现，经济融入和住房融入对农民工精神健康有重要影响，社会融入对农民工精神健康具有调节作用。农民工的城市融入反映了农民工与当地社会的关系，在城市打工和生活的过程中，农民工观念和行为都会在不同程度上受到城市居民的影响。通过对上海市浦东新区外来人口样本的考察，靳小怡等（2005）发现，相对于聚居的女性农民工来说，散居的女性农民工的城市融入程度更高，其初婚观念和行为更容易趋同于城市市民。不仅如此，城市融入对已婚女性农民工的避孕行为改变也会产生一定的影响（杨绪松等，2005）。

已有不少学者认为，虽然农民工城市融入对其经济行为的变化具有重要的作用，但相关的实证研究还比较少见。蔡昉（2013）认为，城市融入不仅有利于农民工形成稳定的预期，提高其进行人力资本投资的热情，从而提高劳动参与率；还能激发农民工群体的消费热情，大幅度增加消费的需求。卢海阳（2014）在考察进城农民工家庭消费的影响因素时发现，身份融入对农民工家庭消费有显著的正向影响，在家庭消费上，实现"城里人"身份认同的农民工要比保持"农村人"身份认同的农民工高 11.85%。

四、简短评述及研究启示

西方社会融合理论的发展为我国农民工城市融入的研究提供了重要的理论基础。从文献回顾情况来看，国内学者对农民工城市融入的研究已经取得比较丰硕的成果。然而，我们也应清醒地认识到现有研究所存在的缺陷：首先，对农民工城市融入的研究还很不成熟，表现在对农民工城市融入的概念、方向性及维度等方面的理解分歧上。一个重要的原因在于城市融入理论脱胎于西方社会融合理论，而西方移民和农民工所面临的社会条件、制度环境、经济水平、文化传统有着较大差异，这种异源性差异导致了对我国农民工城市融入的研究缺乏统一的方法论基础。其次，国内研究所采用的研究方法比较单一，以定性研究为主，高质量的定量研究比较少见，与国际学术界仍存在较大的差距，其突出表现是绝大部分学者仍采用单方程模型来考察变量之间的相互作用，忽略变量的内生性和样本的选择性偏差等问题，一定程度上降低了模型的解释力。例如，在上文列出的关于农民工城市融入后果的研究中，几乎都假设农民工的城市融入是一个外生变量，这显然与现实不符。最后，现有研究没有系统比较不同代际、性别、户籍地的农民工群体的城市融入现状、影响因素及后果的差异，从而使得对策建议的针对性不够强。

当前，我国已经进入了以城镇化带动经济增长的新时期。未来的城镇化是以农民工的市民化为基本内涵的新型城镇化，这就意味着不仅要实现农民工就业的非农化，也要促使进城农民工的价值观念和生活方式由传统的农村文明向现代的城市文明转变。从发展的眼光来看，有必要在继承、借鉴国际前沿理论的基础上，立足于中国国情，构建农民工城市融入的分析框架和理论模型，并在清晰界定相关概念的基础上收集实地调查数据，进而展开细致的实证分析。

第八章　农民工城市融入的
测量与现状分析

第一节　引言

由于对城市融入的称谓、定义以及测量标准等方面均未能达成统一，国内多数研究缺乏可比性和代表性，从而制约政府准确地把握农民工城市融入进程，妨碍了相关政策的有效制定和推进。此外，大部分研究只是基于农民工某一个或几个维度的融入状况进行考察，对农民工城市融入各个维度进行综合性描述分析的研究还比较缺乏。本章在对国内外具有代表性的指标体系进行整合和完善的基础上，构建农民工城市融入的测量指标，并利用调查数据对进城农民工的城市融入状况进行描述性统计分析，从而对当前农民工的城市融入进程有全面、清晰的把握。

第二节　城市融入测量的理论分析

"城市融入"是一个渐进的、动态的过程，很多学者将"融入"和"融合"交替使用。从表8－1可以看出，学术界所提出的城市融入维度较多。国外学者主要从社会"融合"的角度构建测量指标，侧重于不同种族文化的相互交融（Dustmann，1996；Sam & Berry，2010；Ward，2013），体现着文化间的"双向"渗透。最具代表性的是戈登·米尔顿（Milton Gordon）的七维度测量体系。

表 8 - 1 城市融入测量的代表性研究

研究者	研究对象	测量维度
Goldlust & Richmond（1974）	国际移民	七个维度：经济、文化、社会、政治、自我意识、对迁入地价值观和态度的接纳、生活满意度
Yue 等（2013）	农民工	社会经济融合、心理融合
Nekby 和 Rödin（2010）	国际移民	身份融合（移民对迁出国和迁入国身份的认同）
Wang 和 Fan（2012）	农民工	经济、文化、身份认同
冯晓英（2013）	香港新移民	公共服务、社会福利
聂伟和风笑天（2013）	农民工	经济融入、住房融入、社会融入
何雪松等（2009）	香港移民	认知、行为和关系三个维度，即社会认同、社会网络和社会参与
任远和乔楠（2010）	城市流动人口	自我身份认同、对城市的态度、与本地人互动、感知的社会态度
卢小君和陈慧敏（2012）	城市流动人口	公共服务、经济地位、社会保障、社区参与、身份认同
陆康强（2010）	农民工	从融入条件（例如，收入、就业、居住满意度）、融入意愿（进城原因与未来去向）和融入迹象（方言掌握、交往对象等）三个侧面进行测量
刘建娥（2010）	农民工	社区融入，例如，社区活动参与、归属感、社区决策等
石智雷（2013）	农民工	主观融入意愿
童雪敏等（2012）	农民工	对打工地的主观评价

　　国内关于城市融入的研究主要以农民工为对象展开，从社会融入的角度构建相应的指标体系，偏重于农民工生活方式和行为模式由"农村文明"向"城市文明"的蜕变过程，暗含着城市文化和农村文化的主从关系。杨菊华（2010）认为，农民工的城市融入指标应包括显性（经济整合和行为适应）和隐性指标（文化接纳和身份认同）两部分，前者主要反映农民工客观层面的融入，是其在城市谋生、立足的基础；后者则反映农民工主观层面的融入，着重体现农民工融入城市社会的深度和广度。有学者认为，农民工的各个融入维度是依次递进的关系（朱力，2002），但李培林和田丰（2012）对新老两代农民工经济、社会、心理和身份四个融入维度的实证研究却发现，各融入维度之间没有递进关系，经济

上的融入并不必然带来其他维度的融入。风笑天（2004）选取了九个指标，从家庭经济、生活方式、社会认同、与市民关系、生产劳动等五个维度考察了三峡移民在迁入地的融入状况，发现三峡移民在日常生活上的融入状况明显好于经济和心理方面的融入状况。张国胜（2007）指出，农民工的城市融入呈现出针对农民工的制度异化、经济歧视、心理隔离等特征，相比较而言，制度层面的融入是容易被忽视却又不容忽视的一个维度。王桂新和罗恩立（2007）认为，公共权益的融合也是农民工城市融入的应有之义。此外，还有更多的学者构建了农民工城市融入的测量指标，本章在此不作赘述。

对现有文献进行综合分析整理后发现，虽然国外研究对社会融合测量所包含的维度比较全面，但是在各个维度的操作解构上并未形成统一意见。相对而言，国内对城市融入测量的研究还比较薄弱，主要还是在国外测量维度的基础上进行修正和补充。与国际移民的社会融合研究不同的是，关于农民工城市融入的研究往往淡化文化和政治层面的融入，例如，农民工的城市业余文化生活、对国家政治问题、政策方针的关注状况等，而更突出社会层面的融入，例如，农民工的人际关系和社会活动参与等。

第三节　农民工城市融入测量指标构建

尽管学术界在农民工城市融入维度的分类和具体操作指标的设计上存在差异，但对融入维度的划分基本能够达成共识（例如，将城市融入分为经济、社会、心理和身份等融入维度）。本章将农民工城市融入的指标体系划分为主要维度、子维度和参考指标三个层次。其中，城市融入的主要维度包括经济融入、社会融入、文化融入、心理融入以及身份融入等五个维度。其中经济融入又细化为工资与就业、社会保险与住房两个子维度，主要包括农民工的工资水平、工资满意度、社会保险参保情况、住房福利等测量指标；社会融入细化为社会参与、社会关系两个子维度，包括社会活动参与、选举参与、和本地人关系等指标；文化融入分为文化活动和文化接纳两个子维度，包括业余文化活动、现代化观念、方言掌握程度等指标；心理融入分为心理距离、歧视感知和城市适应三个子维度，由对当地人信任、与市民交往意愿、生活满意度等指标构成；身份融入则由子维度身份认同表征，具体测量指标为农民工自身的身份定位。

虽然城市融入是一个多维度的概念，但进行量化操作时并非指标越多越好，应该控制合理的数量，以便于实证分析的相互比较。农民工城市融入的各个融入维度以及相应的参考指标如表 8 – 2 所示。通过构建农民工城市融入测量指标体系，可以全面、系统、科学地考察农民工城市融入的状况及特征。需要说明的是，本章所提出的农民工城市融入指标体系并不能完全反映进城农民工群体的城市融入全貌，但是鉴于该指标体系的系统性、可操作性、简明性等特点，该指标体系可以为农民工城市融入的实地调查问卷设计提供重要参考。

表 8 – 2　农民工城市融入的测量指标

主要维度	子维度	参考指标
经济融入	工资与就业	平均工资水平为多少 对工资是否满意 工作和相同岗位的本市人员是否有差别 近三年换了几次工作 对目前的就业状况是否满意
	社会保险 与住房	是否参加城镇医疗、失业、养老、工伤等社会保险 单位是否提供住房或住房补贴
社会融入	社会参与	是否经常参与社会活动（例如社区活动、慈善公益活动等） 农民工是否应该参加所在居住社区的选举活动 是否加入工会组织 是否希望加入属于农民工群体的合法组织
	社会交往	和本地人关系如何 是否经常去城里人家里做客
文化融入	文化活动	平时是否有时间参加业余文化活动 对目前的文化生活是否满意
	文化接纳	是否觉得每年去医院做全面体检是否有必要 是否赞成学习一项新的技术，从事新的更好的工作 是否赞同超前消费，例如贷款买房、信用透支等 是否赞同一份工作的发展前途比这份工作的暂时收入更重要 本地方言程度如何

主要维度	子维度	参考指标
心理融入	心理距离	是否觉得当地人是不值得信任的 是否愿意与本地市民交往 与城里人接触的过程中是否存在困难
	歧视感知	生活中是否受到歧视 找工作时是否受到过户籍歧视或不平等待遇 农民工子女就学存在不平等现象
	城市适应	目前适应城市生活了吗 对您目前的生活满意吗
身份融入	身份认同	您对自己的身份定位是城里人还是农村人

第四节　农民工的城市融入状况及其群体差异

本节采用 2013 年在全国 21 个省份开展的农民工问卷调查数据，对农民工的城市融入现状进行考察。对农民工城市融入的现状分析，目前主要有两种方法：单变量分析法和指数分析法。前者是对指标体系下的每个变量进行单独分析，从而可以全面、细致、深入地展现农民工在各个融入维度上的融入状况。后者是采用探索性因子分析、层次分析、聚类分析等方法将指标体系中的众多指标缩减成为便于把握的一个或几个指数，从而将复杂的体系简明化（杨菊华，2010）。本书综合采用了这两种方法，本章采用单变量分析法对农民工的城市融入状况进行综合的描述性统计分析，后文的几个章节则采用指数分析法将指标体系中的诸多指标进行降维，以便于回归分析。

一、农民工的经济融入状况

经济融入是农民工能否在城市生存并立足的基础，综合体现了农民工在城市社会的经济地位。

1. 农民工的工资与就业

从调查来看，过去一年里（2012 年）外出农民工平均工资为 2631 元，而对市民街头拦访调查的分析表明，市民的平均工资达到3304元，显著高于农民工的平均工资。从工资分布来看，81.10%的农民工工资集中在1000~4000元，工资水平在5000元以上的比例仅为6.97%，有2.71%的农民工工资在1000元以下。

表8-3给出了不同的农民工群体的工资分布状况。从工资的性别差异来看，男性农民工的工资明显高于女性农民工，工资水平在2000元以内的男性农民工占20.37%，女性农民工占51.22%，有21.55%的男性农民工工资水平超过4000元，而对于女性农民工，这一比例仅为5.22%。从代际差异方面来看，老一代农民工的工资水平明显高于新生代农民工，两者的平均工资分别为2703元和2590元。其中，工资水平在3000元以上的老一代农民工和新生代农民工比例分别为35.10%和29.98%。从户籍地差异来看，工资水平高于3000元的本地农民工和外来农民工比例分别为31.66%和31.98%，两者差异并不明显。从文化程度来看，对高中或中专以下学历的农民工，工资水平分布的差异并不明显，超过八成的农民工工资低于4000元，但对大专及以上学历的农民工，工资在4000元以上的比例明显增加，达到23.43%，说明农民工教育收益率的群体差异在高教育水平上体现得尤为明显，与钱文荣和卢海阳（2012）的研究比较一致。

表8-3　农民工的工资分布　　　　　　　　单位:%

	1000元以下	1001~2000元	2001~3000元	3001~4000元	4001~5000元	5000元以上
男性	2.36	18.01	38.38	19.70	11.95	9.60
女性	3.48	47.74	36.59	6.97	3.48	1.74
新生代	3.53	27.69	38.80	14.64	8.47	6.87
老一代	1.24	27.95	35.71	17.39	10.56	7.15
本地	2.86	31.43	34.05	17.38	7.86	6.42
外来	2.56	24.52	40.94	14.07	10.45	7.46
小学及以下	2.04	26.53	39.80	13.27	10.20	8.16
初中	2.84	29.46	34.63	17.31	8.53	7.24
高中或中专	2.39	25.94	43.34	15.02	8.84	4.44
大专及以上	3.60	27.93	31.53	13.51	11.71	11.72

表8-4给出了农民工的工资满意度状况。可以看出，多数农民工对目前的

迁移与融入视角下中国农民工的健康与经济行为研究

工资状况并不满意,回答"比较满意"和"非常满意"的比例仅占 20.02%,而回答"不太满意"和"很不满意"的比例则占 35.13%。男性农民工的工资满意度要高于女性农民工,21.50% 的男性农民工对工资表示满意,比女性农民工高出 4.36%。老一代农民工的工资满意度高于新生农民工,有 23.34% 的老一代农民工表示对工资比较满意或非常满意,而新生代农民工中回答"比较满意"和"非常满意"的仅为 18.13%。本地农民工和外来农民工的工资满意度差别并不明显。

表 8-4 农民工工资满意度   单位:%

	工资满意度				
	很不满意	不太满意	一般	比较满意	非常满意
男性	9.73	24.57	44.20	18.94	2.56
女性	6.79	29.64	46.43	14.64	2.50
新生代	8.44	28.37	45.06	15.62	2.51
老一代	9.15	23.03	44.48	20.82	2.52
本地	8.89	25.96	44.71	17.55	2.89
外来	8.52	26.86	44.98	17.47	2.17
小学及以下	7.22	16.49	50.52	21.65	4.12
初中	9.97	28.08	43.83	16.01	2.11
高中或中专	6.94	28.13	45.14	17.71	2.08
大专及以上	10.19	25.00	42.59	18.52	3.70
总体	8.70	26.43	44.85	17.51	2.51

表 8-5 为农民工对工资差别的感知状况。当问及"工资和相同岗位的本市人员有没有差别"时,明确回答"有差别"的农民工占 49.21%,回答"没有差别"的占 25.23%,回答"不知道"的占 25.56%。说明多数农民工对由户籍差异所导致的"同工不同酬"感同身受。进一步分析发现,男性农民工对工资差别的感知要比女性农民工更加强烈,52.28% 男性农民工感受到了与市民的工资差别,比女性农民工高出 10.12 个百分点。从代际差异来看,相对于新生代农民工来说,老一代农民工更易于感受到工资的差别。52.48% 的老一代农民工认为工资存在差别,比新生代农民工高出 5.13 个百分点。从文化程度的差别来看,随着农民工文化程度的提高,回答"有差别"的比例也明显下降,对于初中文化程度的农民工来说,53.49% 的人认为自己的工资和同等岗位的本市人员有差别,而对于大专及以上文化程度的农民工,只有 40.54% 的人认为存在工资上的差别。

表 8-5　农民工的工资差别感知　　　　　　　　　　单位:%

	工资差别		
	没有差别	有差别	不知道
男性	23.95	52.28	23.77
女性	28.22	42.16	29.62
新生代	25.97	47.35	26.68
老一代	23.91	52.48	23.60
本地	24.52	50.48	25.00
外来	25.85	48.08	26.07
小学及以下	25.77	50.52	23.71
初中	22.22	53.49	24.29
高中或中专	26.28	46.42	27.30
大专及以上	32.43	40.54	27.03
总体	25.23	49.21	25.56

　　从农民工就业状况来看，大部分进城农民工只从事非农工作，占样本总数的79.45%，有15.75%的农民工处于兼业状态。从性别差异来看，男性农民工的兼业比例明显高于女性农民工，两者分别为17.63%和11.11%。从代际差异来看，老一代农民工的兼业比例明显高于新生代农民工，两者分别为22.71%和11.81%。这种差异也体现在农业生产经验上，老一代农民工的农业生产平均年数达到6.32年，而新生代农民工仅为0.93年，说明大多数新生代农民工未有过农业生产经验。随着农民工文化程度的提高，兼业比例明显下降，对于小学及以下文化程度的农民工，兼业比例高达23.96%，而对于大专及以上文化程度的农民工，兼业比例仅为7.34%。

　　农民工的就业通常具有工作时间长、加班频繁等特征，从调查来看，首先是多数农民工有过加班的经历，偶尔加班和经常加班的比例分别为56.78%和28.32%，只有14.90%的人表示从不加班。从农民工的加班意愿来看，33.24%的农民工表示加班是出于自愿，36.18%的农民工表示有时候是自愿加班，而有时候是被迫加班，19.69%的农民工表示非自愿加班，还有10.89%的农民工表示说不清楚。调查还问及农民工自愿加班和非自愿加班的原因，从自愿加班的原因来看，73.52%的农民工表示自愿加班是为了增加收入，其次是为了给企业分忧，占14.49%；从非自愿加班的原因来看，43.59%的农民工非自愿加班是因为企业的规定不得不执行，43.42%的农民工表示是因为大家都加班，所以自己也加班，还有12.99%的农民工表示不加班会被扣工资。从农民工加班工资的发放来看，多数农民工的加班工资按平时的标准发放，占46.01%，22.06%的农民工表示加班工资的标准高于平时，但未达到国家标准，16.40%的农民工表示加班工资按照国家标准发放，还有15.53%的农民工表示企业不发放加班工资。

在被问到"有没有想过以后回农村从事农业生产"时，49.61%的农民工表示"从未打算"，41.15%的人表示"视情况而定"，仅有9.24%的人明确表示"很有可能"。表示从未打算回农村从事农业生产的新生代农民工比例明显高于老一代农民工，两者分别为57.07%和36.25%。说明相对于老一代农民工而言，新生代农民工与乡土的关系更显疏远。

表8-6给出了农民工近三年的工作变换情况。可以看出，当前进城农民工的就业流动性较大，50.33%的人在近三年换过工作，其中有18.96%的农民工换过一次工作，15.58%的人换过两次工作，9.14%的人换过三次工作，换过四次以上工作的人相对较少，占6.55%。从性别差异来看，相比较男性农民工而言，女性农民工的就业流动性更高。有56.54%的女性农民工换过工作，而男性农民工中换过工作的比例则为47.23%。从代际差异来看，新老两代农民工的平均工作转换次数分别为1.11次和0.91次，44.50%的新生代农民工表示三年内未更换过工作，而对于老一代农民工，这一比例达到59.01%，说明老一代农民工的就业稳定度更高。从户籍地差异来看，本地农民工和外来农民工的就业流动性差异并不明显，这两个群体中没有换过工作的农民工比例分别为50.24%和49.35%。从文化程度来看，随着农民工文化程度的提高，选择"没有换过"的比例呈现U形变化，高中或中专教育程度的农民工就业流动性最高，只有43.54%的人没有换过工作，而受过大专及以上教育的农民工就业明显比其他教育水平群体稳定，没有换过工作的比例达到55.05%。说明教育水平有助于提高农民工就业的稳定性。

从农民工的就业流动意愿来看，大部分人表示考虑过找一份更好的工作，占样本总数的65.53%。男性农民工和女性农民工的就业流动意愿较为接近，有就业转换打算的比例分别为66.04%和65.14%。新生代农民工的流动意愿明显强于老一代农民工，打算换工作的比例分别为69.50%和58.49%。本地农民工和外来农民工考虑换工作的比例分别为66.83%和64.53%。农民工就业流动的动机是什么呢？从调查来看，首先获得更高的收入是农民工选择就业流动的最主要原因，其次是更好的工作条件、更好的福利及社会保障。该结果表明，除了以往的收入导向以外，提高工作单位的福利待遇也是有效降低农民工就业流动的重要途径（梁海兵、卢海阳，2014）。虽然农民工的就业流动意愿普遍较强，但在实际的流动过程中，仍然面临许多困难，根据调查了解到，首先是有 39.41% 的农民工认为找工作最大的门槛是缺乏相应的技术或技能，其次是学历，占 29.88%，仅有 5.76% 的人认为最大的门槛是户籍。说明随着户籍制度改革的深化，户籍对农民工就业的限制作用正在逐渐降低，而较低的人力资本才是限制农民工就业的根本因素。

表 8-6 农民工近三年工作变换情况   单位:%

	工作转换次数				
	没有换过	换过一次	换过两次	换过三次	换过四次以上
男性	52.77	15.63	13.61	9.92	8.07
女性	43.46	25.80	19.79	7.77	3.18
新生代	44.50	21.28	18.26	10.82	5.14
老一代	59.01	14.91	10.87	6.21	9.00
本地	50.24	18.72	15.88	9.48	5.68
外来	49.35	19.18	15.30	8.84	7.33
小学及以下	54.08	17.35	10.20	10.20	8.17
初中	51.95	14.29	14.55	11.43	7.78
高中或中专	43.54	24.49	18.03	7.48	6.46
大专及以上	55.05	22.02	17.43	4.59	0.91
总体	49.77	18.96	15.58	9.14	6.55

就业状况满意度是农民工经济融入的一个重要方面，从农民工对就业的整体评价来看（见表 8-7），参与调查的农民工对就业状况的整体满意度较高，32.43% 的农民工对工作整体表示满意，表示不太满意和很不满意的占 17.06%。从性别差异来看，男性农民工的工作满意度明显低于女性农民工，19.16% 的男性农民工表示对工作很不满意或不太满意，而对于女性农民工，这一比例仅为 10.19%。从代际差异来看，老一代农民工对工作的整体满意度略高于新生代农民，两者对工作表示"非常满意"或"比较满意"的比例分别为 33.75% 和 31.69%。在户籍地差异方面，本地农民工和外来农民工中表示对工作"非常满

意"或"比较满意"的比例分别为31.90%和32.77%。此外,调查还对进城农民工的就业满意度进行深入的结构性调查,将其就业满意度细分为"工作岗位""同事相处""工作时间""工作条件""技能培训""休闲活动"等六个方面的满意度。总体来看,农民工对同事相处、工作时间方面的满意度相对较高,尤其是在与同事相处方面,56.85%的农民工表示非常满意或比较满意。农民工对工作单位提供的休闲活动及培训方面的满意度相对较低,尤其是在休闲活动方面,只有19.07%的人对休闲活动表示满意。新生代农民工和老一代农民工在各个方面的满意度都比较接近。

表8-7 农民工就业满意度结构性评价   单位:%

		非常满意	比较满意	一般	不太满意	很不满意
整体评价	新生代	5.28	26.41	51.76	12.68	3.87
	老一代	3.72	30.03	48.30	14.54	3.41
	总体	4.71	27.72	50.51	13.36	3.70
工作岗位	新生代	5.11	29.51	48.06	12.90	4.42
	老一代	5.99	29.34	47.32	12.62	4.73
	总体	5.43	29.45	47.79	12.80	4.53
同事相处	新生代	12.08	44.94	38.54	2.31	2.13
	老一代	14.37	42.19	38.75	2.81	1.88
	总体	12.91	43.94	38.62	2.49	2.04
工作时间	新生代	4.75	31.16	43.31	15.85	4.93
	老一代	4.70	33.23	40.44	16.30	5.33
	总体	4.73	31.91	42.28	16.01	5.07
工作条件	新生代	4.42	27.79	50.44	13.63	3.72
	老一代	4.72	26.10	50.00	15.41	3.77
	总体	4.53	27.18	50.28	14.27	3.74
技能培训	新生代	3.99	17.70	53.98	16.15	8.18
	老一代	3.73	20.00	53.95	16.74	5.58
	总体	3.90	18.44	53.97	16.34	7.35
休闲活动	新生代	3.00	18.41	44.97	20.56	13.06
	老一代	3.32	11.20	45.64	24.07	15.77
	总体	3.11	15.96	45.20	21.75	13.98

2. 农民工的社会保险与住房

社会保障制度最基本的功能就是保障公民的基本生活或最基本的生活权利（任丽新，2009）。农民工享有的社会保险与住房保障状况在很大程度上反映了他们能否平等参与城市就业竞争，融入城市生活。

表8－8显示，当前参加城镇社会保险的农民工比例较低，城镇医疗保险的参保率最高，但仅达到38.12%；失业保险参保率最低，为12.89%。相对而言，农民工的新型农村合作医疗保险和农村社会养老保险参保率较高，分别为80.27%和45.18%。在住房保障方面，虽然57.37%的农民工享有工作单位提供的宿舍或住房补贴，但人均住房面积仅达到14.71平方米，远低于城镇居民的平均居住水平。值得指出的是，新生代农民工的城镇社会保险参保率和享受住房保障的比例都明显高于老一代农民工，说明新生代农民工对城镇就业的福利保障具有更高的诉求。

表8－8　农民工福利保障状况　　　　　单位:%

	城镇社会保险				农村社会保险		住房保障
	养老保险	医疗保险	工伤保险	失业保险	农村医疗保险	农村养老保险	宿舍或住房补贴
男性	26.97	35.18	37.86	11.39	82.91	47.40	60.10
女性	34.15	44.25	25.78	16.03	74.56	40.07	51.58
新生代	30.05	42.71	35.85	14.76	78.56	38.49	64.23
老一代	28.79	30.03	30.34	9.60	83.28	56.97	45.31
本地	32.94	42.89	33.65	11.85	81.99	51.18	52.05
外来	26.60	33.83	34.04	13.83	78.72	39.79	62.10
总体	29.60	38.12	33.86	12.89	80.27	45.18	57.37

二、农民工的社会融入状况

与经济融入强调农民工的就业和收入不同，社会融入更强调农民工在社会关系和社会互动方面的融入（李培林、田丰，2012）。

1. 农民工的社会参与

从调查来看，68.93%的农民工进城以后没有回农村老家参加过村委会选举，

58.16%的人认为应参加城镇所居住社区的选举活动。81.09%的农民工较少参加社区、慈善公益等社会活动。从工会的参加情况来看,85.43%的人没有加入工会,有14.81%的新生代农民工加入了工会,比老一代农民工高出2.47%。在被问到"如何看待现有的工会组织"时,48.21%的人回答"不了解",19.95%的人回答"没有什么实际用处",认为工会能发挥重要作用和能代表农民工利益的比例仅占19.24%。在调查中还了解到,54.89%的农民工希望加入属于农民工自己的合法组织,随着年龄的增加,这种意愿愈加强烈。

2. 农民工的社会交往

农民工与市民之间的交往状况体现了农民工构建城市社会网络的积极性,表8-9的调查结果表明,78.00%的农民工表示与城里人相处融洽,78.57%的人有去城里人家中做客的经历。从性别差异来看,男性与城里人的交往状况略优于女性,这点主要体现在去城里人家中做客经历的差异上,24.09%的男性农民工经常去城里人家中做客,而女性农民工的这一比例为21.19%。从代际差异来看,新生代农民工的社会交往状况则不如老一代农民工,80.21%的老一代农民工表示与城市当地人相处融洽,而对于新生代农民工,这一比例为76.82%,老一代农民工去城里人家中做客的比例也相对较高。这种差异可能与新老两代农民工的流动区域差异有关,调查显示,老一代农民工中就近就地转移的比例较高,占老一代农民工样本数的49.85%,从而更容易与当地人实现互动,而新生代农民工则更多是流动在异土他乡,异地流动的比例达到54.13%,从而与当地人互动也相对较难。本地农民工和外来农民工在社会交往状况上的差异也印证了这一结果,无论是"与城市当地人相处融洽"状况,还是"去城里人家中做客"情况,本地农民工都要明显优于外来农民工。

表8-9 农民工社会关系情况 单位:%

	与城市当地人相处融洽				去城里人家中做客		
	非常不同意	不太同意	同意	非常同意	经常	很少	没有
男性	5.72	17.50	69.64	7.14	24.09	53.73	22.18
女性	8.06	12.09	73.99	5.86	21.19	58.74	20.07
新生代	8.22	14.96	69.89	6.93	23.52	54.81	21.67
老一代	3.07	16.72	74.07	6.14	22.61	56.37	21.02

续表

	与城市当地人相处融洽				去城里人家中做客		
	非常不同意	不太同意	同意	非常同意	经常	很少	没有
本地	6.06	12.12	73.23	8.59	32.42	53.37	14.21
外来	6.74	18.65	69.66	4.94	15.07	57.18	27.81
总体	6.42	15.58	71.34	6.66	23.18	55.39	21.43

三、农民工的文化融入状况

Redfield 等（1936）最早提出了文化融入的概念，指具有不同文化背景的群体或个人在不断地接触以后，其中一个群体或所有群体的原有文化特征发生变化的过程。就农民工而言（尤其是新生代农民工），文化融入是其城市融入的根本标志和重要切入点（沈蓓绯等，2012），体现了农民工价值观念、生活方式以及行为习惯等方面的转变。

1. 农民工的文化活动

从调查来看，进城农民工的文化娱乐时间较少，57.53%的人没有时间参加业余文化生活，25.31%的人偶尔有时间参加文化活动，只有17.16%的人表示有较为充裕的时间参加各类文化活动。不仅如此，农民工的业余生活也显得单调贫乏，主要以看电视和上网为主，分别占67.26%和40.92%，其次是在家休息或者找人聊天，分别占39.46%和25.79%。业余文化开支也是反映农民工文化活动状况的一个重要指标。参与调查的农民工，旅游、看电影、唱歌等方面的年均娱乐服务开支仅为367.02元，70.60%的农民工娱乐服务开支低于300元，其中，有51.30%的人没有任何娱乐开支。男性农民工的年均娱乐服务开支要比女性农民工高出53.52元。值得一提的是，新生代农民工的年均娱乐服务开支为457.28元，比老一代农民工高出247.78元。说明与其父辈相比，新生代农民工业余文化活动需求更高。

2. 农民工的文化接纳

文化接纳是农民工对迁入地文化、生活理念的了解和认可程度（杨菊华，2010）。本章借鉴 Inkeles（1969）和 Yue 等（2013）的研究，以"现代性"和"对当地语言的掌握"来考量农民工的文化接纳情况。结合调查的实际情况，我们采用健康理念、技术接纳、消费观念、发展观念等四个指标测度农民工的现代性。表8-10给出了农民工的文化接纳情况，可以看出，农民工的文化接纳程度较高，76.15%的农民工认为，每年去医院做全面体检很有必要；82.84%的农民工认为，学习一项新的技术，目的是从事更好的工作；79.59%的农民工认为，一份工作的发展前途比这份工作的暂时收入更重要。相对而言，农民工的消费观念仍然较为保守，赞成贷款买房、信用卡透支等超前消费的比例仅为30.86%。从群体差异来看，相对于男性农民工、老一代农民工或者外来农民工来说，女性农民工、新生代农民工或者本地农民工的文化接纳程度更高。文化程度对农民工文化接纳程度的影响尤其明显，随着农民工受教育程度的提升，文化接纳程度也呈现明显的上升趋势。值得指出的是，具有大专及以上文化程度的农民工对迁入地文化的接受程度明显高于其他文化程度的农民工，在消费观念上体现得尤其明显，在具有大专及以上文化程度的农民工中，赞成贷款买房、信用卡透支等超前消费的比例达到48.65%，这一比例比高中或中专文化程度的农民工高出14.86个百分点。

表8-10　农民工的文化接纳情况　　　　单位:%

	现代性			
	健康理念	技术接纳	消费观念	发展观念
男性	73.99	82.18	30.54	78.82
女性	80.35	84.10	32.04	80.63
新生代	77.43	86.73	35.45	82.19
老一代	73.91	76.01	22.74	75.00
本地	77.20	82.14	34.76	80.43
外来	75.21	83.48	27.35	78.85
小学及以下	59.18	71.43	18.37	59.18
初中	73.58	81.09	26.68	73.58
高中或中专	80.61	86.30	33.79	88.36
大专及以上	88.29	90.00	48.65	95.50
总体	76.15	82.84	30.86	79.59

农民工能否掌握工作所在地的方言不仅是其文化融入的重要体现，也在一定程度上影响着他们与当地人的沟通质量。表8-11给出了农民工的方言掌握情

况，统计结果表明，会说当地方言的农民工比例占38.06%，能听懂但不会说的占26.46%，听懂一点点的占26.69%，完全听不懂的仅占8.78%。说明多数农民工对当地方言的掌握情况较好，至少能进行有效的沟通。从性别差异来看，男性农民工对当地语言的掌握程度略高于女性农民工，表示听不懂当地方言的男性农民工占8.40%，女性农民工占9.83%。从代际差异来看，新生代农民工的语言掌握程度低于老一代农民工，9.54%的新生代农民工表示听不懂当地方言，而对于老一代农民工，这一比例为7.45%。从户籍地差异来看，本地农民工和外来农民工对方言的掌握程度上存在明显差异，本地农民工中有54.52%的人会说当地语言，而会说当地语言的外来农民工比例仅为23.29%。从文化程度的差异来看，文化程度对农民工的方言掌握情况具有明显的促进作用，随着农民工文化程度的提高，回答"听不懂"的比例明显下降，从小学及以下文化程度的12.25%下降到大专及以上文化程度的3.60%，这也说明文化程度较高的农民工更容易实现文化融入。

表8－11　农民工的方言掌握情况　　　　　　　单位:%

	对当地语言的掌握			
	会说	能听懂，但不会说	听懂一点点	听不懂
男性	38.15	27.06	26.39	8.40
女性	37.89	24.56	27.72	9.83
新生代	37.81	25.62	27.03	9.54
老一代	38.51	27.95	26.09	7.45
本地	54.52	20.71	19.76	5.01
外来	23.29	31.62	32.91	12.18
小学及以下	30.61	32.65	24.49	12.25
初中	35.58	26.49	28.06	9.87
高中或中专	43.88	23.81	24.15	8.16
大专及以上	37.84	27.93	30.63	3.60
总体	38.06	26.46	26.69	8.78

四、农民工的心理融入状况

心理融入是不同文化群体接触所导致的个体心理与行为上的变化（Graves，1967），只有实现了心理层面的融入，农民工的"本地化"过程才能顺利实现，从而使融入城市社会成为可能（崔岩，2012）。

1. 农民工与城里人的心理距离

心理距离是农民工对城里人的心理接纳程度（李培林、田丰，2012），参考博格达斯社会距离量表，我们选取农民工"对本地居民的信任感""是否愿意与本地市民交往"以及"交往过程是否存在困难"考量农民工与本地市民的心理距离。表8－12显示，76.01%的农民工认为，城里人值得信任，愿意与本地市民交往的农民工比例达到76.79%，由此可见，大部分农民工对城里人的心理接纳程度较高。在对"在与城里人接触的过程中是否存在困难？"设问时，回答"有困难"的占36.31%，63.39%的人则表示"没有困难"。进一步分析发现，女性农民工对城里人的接纳程度高于男性农民工，可能的原因是女性农民工从事服务业的比例较高，交际能力较强，和市民接触的机会也更多，所以更容易建立起彼此的信任，而男性农民工主要集中于建筑业和制造业，接触市民的机会相对较少，所以与市民之间关系更为生疏。从代际差异来看，新生代农民工对市民的接纳程度明显高于老一代农民工，这与两代人的生命历程不同有关，老一代农民工有着浓厚的落叶归根情结，而新生代农民工则缺少农村生活感受，他们更渴望成为城市市民中的一员并融入城市社会。在户籍地差异方面，由于本地农民工的生活习惯更接近当地居民，所以他们对城里人的接纳程度明显高于外来农民工。

表8－12　农民工与城里人的心理距离　　　　　单位:%

	信任当本地居民	愿意与本地市民交往	交往过程存在困难
男性	74.20	75.38	40.55
女性	79.79	79.44	27.69
新生代	76.45	79.79	35.43
老一代	75.23	71.52	37.88
本地	78.91	79.62	31.55
外来	73.40	74.26	40.55
总体	76.01	76.79	36.31

2. 农民工的歧视感知

歧视感知（Perceived Discrimination）是移民社会融入过程中不可忽视的一个方面（Berry & Sabatier，2010）。户籍制度的存在使农民工在就业、子女就学以及社会保障享有等方面受到诸多歧视，所以制度层面的融入是体现农民工城市融入的一个重要维度。然而，在调查过程中，我们难以测量农民工的客观制度融入状况，只能通过农民工的主观感知进行间接测量，所以我们将农民工的歧视感知作为心理融入的子维度进行考量。相对于找工作和生活中受到的歧视而言，农民工对子女就学歧视的感知尤为明显，71.64%的农民工认为，目前对于进城农民工子女的就学存在不平等现象。在调查中也了解到，多数进城农民工对子女寄予厚望，希望通过教育能改变子女今后受到的户籍歧视。对于问题"您希望让您的子女接受哪种类型的教育？"，选择"普通教育"的占79.08%，选择"职业教育"的仅占20.92%。而当被问及"您对子女受教育程度有何期望？"时，87.19%的农民工表示希望子女能接受本科及以上的教育，其中有28.68%的人希望子女取得研究生以上学历。相对于老一代农民工来说，新生代农民工对子女的期望更高，希望子女接受本科及以上教育的比例高达91.23%。值得注意的是，随着文化程度的提高，农民工对自身在生活中以及找工作时受到歧视的感知程度明显降低，但是对子女就学歧视的感知程度则呈现明显的上升趋势，说明接受过高教育水平的农民工对教育资源分配不公平的感受尤为强烈，并且更渴望改变其子女的就学现状。相关数据参见表8-13。

表8-13　农民工的歧视感知　　　　　　　　　　单位:%

	生活中受到歧视	找工作受到歧视	子女就学受到歧视
男性	45.24	42.11	72.81
女性	40.30	34.98	68.78
新生代	43.10	37.94	74.54
老一代	44.44	43.35	68.08
本地	37.53	35.25	68.09
外来	48.87	44.06	74.93
小学及以下	49.45	44.79	68.84

续表

	生活中受到歧视	找工作受到歧视	子女就学受到歧视
初中	47.93	45.55	70.36
高中或中专	39.19	34.36	76.40
大专及以上	34.91	30.63	79.45
总体	43.58	39.89	71.64

3. 农民工的城市适应

农民工城市融入的过程是其对城市生活的适应程度以及生活满意度不断提高的过程（李丹、李玉凤，2012）。从表 8 - 14 可以看出，农民工对城市生活的适应程度较低，对城市生活"比较适应"和"非常适应"的比例分别占 20.73% 和 8.21%，有 11.38% 的农民工表示对城市生活"很不适应"或"不太适应"。从性别差异来看，女性对城市生活的适应程度高于男性，13.09% 的男性农民工"表示不适应"城市的生活，而对于女性农民工，这一比例为 7.80%。从代际差异来看，新生代农民工和老一代农民工的对城市生活的适应程度比较接近，表示"比较适应"或"非常适应"城市生活的新生代农民工占 28.74%，老一代农民工占 29.25%。在户籍地差异方面，本地农民工的城市适应状况明显好于外来农民工，30.77% 的本地农民工表示对城市生活"比较适应"或"非常适应"，而外来农民工的这一比例为 26.29%。此外，文化程度的提高也有助于农民工适应城市生活，适应城市生活的农民工比例的小学及以下文化程度群体和大专及以上群体分别为 27.72% 和 33.64%。

表 8 - 14　农民工的城市适应状况　　　　单位:%

	城市适应				
	很不适应	不太适应	一般	比较适应	非常适应
男性	2.04	11.05	58.16	21.26	7.49
女性	0.71	7.09	63.12	19.51	9.57
新生代	1.61	10.54	59.11	20.88	7.86
老一代	1.57	8.49	60.69	20.44	8.81
本地	1.44	8.41	59.38	20.43	10.34

续表

	城市适应				
	很不适应	不太适应	一般	比较适应	非常适应
外来	1.72	11.04	59.96	20.01	6.28
小学及以下	3.13	8.33	60.42	18.74	8.98
初中	1.05	10.76	61.68	20.73	5.78
高中或中专	2.06	9.28	58.08	20.62	9.96
大专及以上	0.91	9.09	56.36	22.73	10.91
总体	1.59	9.79	59.68	20.73	8.21

从本质上来看，进城农民工的城市融入过程就是其在城市的生活满意程度不断提高的过程，农民工能否形成"城里人"的身份认同在很大程度上取决于其对自身生活满意度的认知情况。表8-15给出了农民工生活满意度的统计结果。可以看出，农民工的生活满意度与城市适应表现出相似的状况。总的来看，农民工的生活满意度并不高，对生活"比较满意"和"非常满意"的占28.86%，"很不满意"和"不太满意"的占18.83%，表示生活"一般"的占52.31%。从性别差异来看，女性农民工的生活满意度明显高于男性农民工，表示对生活"很不满意"和"不太满意"的男性农民工占21.25%，女性农民工仅占13.64%。从代际差异来看，新生代农民工的生活满意度明显低于老一代农民工，有26.51%的新生代农民工对生活"比较满意"或"非常满意"，这一比例比老一代农民工低6.51%，说明新生代农民工对城市生活的期望值更高。从户籍地差异来看，本地农民工对生活"比较满意"或"非常满意"的比例占31.83%，而外来农民工的这一比例仅为26.18%，说明由于离家距离较近，相对于外来农民工来说，本地农民工更能适应城市生活，也可以和农民工的家人保持更为密切的联系，所以生活满意度也明显更高。此外，随着农民工文化程度的提高，农民工的生活满意度也明显提高，表示对生活"比较满意"或"非常满意"的比例从小学及以下文化程度的27.55%上升至大专及以上文化程度的34.23%。

农民工进入城市以后是否还能适应农村的生活呢？从调查来看，只有31.91%的农民工在进城务工以后仍然很能适应农村的生活，37.31%的人表示"虽然能适应，但不太习惯"，回答"有点不适应"的占24.49%，表示"完全不适应"的占6.29%。进一步分析发现，新生代农民工对农村生活的适应程度明显不如老一代农民工, 回答"很能适应"的比例仅占27.63%, 比老一代农民工低11.81%。

表8-15 农民工的生活满意度   单位:%

	生活满意度				
	很不满意	不太满意	一般	比较满意	非常满意
男性	3.71	17.54	51.43	23.78	3.54
女性	2.45	11.19	54.90	28.32	3.14
新生代	3.53	16.43	53.53	23.51	3.00
老一代	2.80	14.02	50.16	28.97	4.05
本地	3.80	15.20	49.17	25.65	6.18
外来	2.79	15.88	55.15	25.32	0.86
小学及以下	2.04	14.29	56.12	24.49	3.06
初中	4.67	14.29	57.14	21.56	2.34
高中或中专	2.05	18.77	45.39	28.67	5.12
大专及以上	2.71	12.61	50.45	31.53	2.70
总体	3.27	15.56	52.31	25.48	3.38

五、农民工的身份融入状况

城市融入过程中最关键的一环, 也是最后的一环, 是农民工的身份认同 (李培林、田丰, 2012)。农民工对自己身份的认知是其身份认同的主要标志 (杨菊华, 2010)。在问卷中设计了这样一个问题"您对自己的身份定位是城里人还是农村人?", 调查表明, 目前实现身份融入的农民工比例较低, 仅有18.31% 的农民工实现了"城里人"身份认同。从分行业来看, 农民工"城里人"认同比例较高的是服务业, 达到18.96%, 较低的是建筑业, 仅占13.31%。但是无论在哪一个行业, 新生代或本地农民工中实现身份融入的比例都明显高于老一代农民工或外来农民工, 男性农民工和女性农民工的差别则并不明显。

城乡户籍产生的制度隔阂是农民工难以实现"城里人"身份认同的重要原因, 那么农民工是否希望获得城镇户口呢? 从调查来看, 想获得城镇户口的农民工比例为33.41%, 对城镇户口持"无所谓"态度的占47.13%, 不想获得城镇户口的比例为19.46%。相比较农民工本人, 他们对其子女获得城镇户口的希望更为迫切，55.81%的人希望子女获得城镇户口，回答"不想"的比例仅占8.88%。

在对"城镇户口最吸引你的是什么?"设问时，首先是回答"子女教育条件优越"的比例最大，占样本数的43.84%；其次是"城市生活条件好"和"社会保险水平高"，分别占41.37%和34.64%。对于老一代农民工，城镇户口吸引力排列前三的依次是"子女教育条件优越"（占49.53%），"社会保险水平高"（占35.91%），"城市生活条件好"（占33.75%）；而对新生代农民工，排列前三的则是"城市生活条件好"（占45.71%），"子女教育条件好"（占40.61%），"社会保险水平高"（占33.91%）。由此可见，新生代农民工对城市生活品质具有更高的诉求，而老一代农民工则更偏重于城镇户口所带来的子女教育资源。

第五节　研究小结

本章首先对农民工的城市融入维度进行识别，并构建农民工城市融入的测量指标；其次，在此基础上对农民工经济融入、社会融入、文化融入、心理融入及身份融入等各个维度的现状进行描述性统计分析。研究结论表明，目前农民工城市融入现状仍然不尽如人意。农民工的城市融入状况具有明显的代际差异和户籍地差异，相对于老一代农民工或外来农民工，新生代农民工或本地农民工的融入状况更好，农民工城市融入状况的性别差异并不明显，但是总的来看，男性农民工在经济和社会维度的融入程度相对较高，而女性农民工则表现出更高的心理融入。

第九章 农民工城市融入的
影响因素分析

第一节 引言

第八章的分析表明,虽然大多数农民工已完成城乡空间转换,正处于由城乡流动向城镇定居转变的"市民化"阶段,但是由于受到户籍制度、劳动力市场歧视以及自身能力的制约,多数农民工的城市融入状况仍然较差,农民工在实现城市融入的过程中面临一系列困难。本章将实证分析哪些因素影响了农民工的城市融入,以及是什么因素导致了农民工城市融入度的群体差异。

第二节 农民工城市融入影响因素的理论框架

关于农民工城市融入的影响因素,不同学科的侧重点有所不同。经济学理论偏重于市场机制的作用,认为移民的劳动力市场结果主要受教育、技能、健康等人力资本的影响,人力资本水平越高,外来劳动力实现就业的概率以及收入水平也越高(Borjas,1987;Haberfeld,2013)。低水平的人力资本是导致农民工就业呈现出不稳定性和非正规性的重要原因,这也使农民工难以形成稳定的生活预期和城市立足的经济基础,从而不利于他们在心理上融入城市(石智雷,2013)。金崇芳(2011)认为,文化程度较高的农民工具有更强的就业信息获取能力和心理适应能力,从而更容易融入市民社会,并得到市民的认同。谢桂华(2012)的研究则表明，农民工在经济层面的融入是一种有差别的融入，随着务工时间的延长，尽管高技能水平的农民工收入能逐渐追上城市市民，但技能水平较低的农民工则无法改变收入上的劣势。

社会学理论则更加注重社会网络或社会资本的作用。一些社会学家认为，在不完全信息条件下劳动力市场的价格机制可能失灵，导致劳动力的需求和供给难以匹配，而这时，"非市场"渠道在一定程度上能弥补市场的不足（Liu & Duff，1972；Granovetter，1973），通过信息传递、信用担保、屏蔽或筛选等作用机制，促进劳动力就业并产生积极的生产率效应（Rees，1966；Montgomery，1991；Calvó - Armengol & Jackson，2007）。刘传江和周玲（2004）指出，农民工的边缘性地位与其匮乏且质量低下的社会资本有着高度的相关性，构建农民工社会资本的积累和形成机制是促使其融入城市的关键因素。悦中山等（2011）的研究表明，尽管市民非亲属关系能显著影响农民工的文化和心理维度的融入，但对经济融入的影响并不显著，社会网络对城市融入各维度影响的不均衡性可能导致农民工长时间处于城市社会底层。李培林和田丰（2012）则认为，社会资本的作用主要发挥在农民工由农村向城市流动这一环节上，而对农民工融入城市社会过程的影响不明显。

近年来，也有一些学者逐渐开始关注心理资本对农民工城市融入的影响。心理资本是个体在成长和发展过程中表现出来的一种积极心理状态，主要包括乐观、自尊、希望、自我效能、责任感和恢复能力等维度（Huselid，1995；Goldsmith et al.，1997；Luthans et al.，2004）。在融入城市社会的过程中，农民工常常感到迷茫与困惑，并遭遇各种心理障碍，例如，扎根城市与返乡择业的矛盾心理、就业困难与地位低下导致的悲观心理、户籍歧视与身份认同模糊造成的心理剥夺等。这些心理困扰都严重影响农民工的城市融入。张洪霞（2013）认为，拥有高水平心理资本的农民工具有更强的城市融入动机，他们通常表现出更多的创造性，加强自身技能水平的意识也更强。徐建役等（2012）的研究表明，心理资本不仅能直接影响农民工的经济融入水平，还能对其人力资本与工资之间的作用关系产生调节作用。

还有一些学者着重强调住房获得（胡书芝、刘桂生，2012）、户籍歧视（张世伟、郭凤鸣，2009）、迁移模式（洪小良，2007）等因素对城市融入的影响。总体来看，尽管已有文献对农民工城市融入影响因素的研究视角有所差异，但是各种视角之间的界线比较模糊，在考虑具体影响因素时通常是偏重其一，同时也相互交织、互相补充。已有文献的不足之处在于：以往大多数文献以农民工整个群体或某一群体（例如，新生代农民工）为对象进行研究（Fan，2011；Qiu et al.，2011；Gui et al.，2012），忽略了农民工的群体异质性。尽管有部分学者注意到农民工城市融入的代际差异（何军，2011）和性别差异（宋月萍，2010），然而对户籍地差异的研究却较少。我们的调查表明，首先，本地农民工要比外来农民工更容易融入城市社会，但是，这种差异是由农民工自身的禀赋因素所决定的，还是归因于户籍"内外之别"所产生的歧视？相关研究还很少提及，因此，揭示和理解户籍地对农民工城市融入的影响无疑具有重要的意义；其次，由于受到数据获取的局限，在对城市融入进行测量时，不少学者采取了相对简单且易操作的测量方式，例如，用单个指标或少数指标来表征农民工的城市融入，从而可以掩盖各融入维度之间的差异性和复杂性。更为重要的是，大多数研究混淆了农民工城市融入本身及其影响因素，在选取具体指标时随意性较大，使不同研究之间缺乏可比性。本书与已有研究的区别主要有以下两个方面：一是整合现有研究，着重探讨人力资本、社会资本、心理资本对农民工整体融入度以及各个融入维度的影响，同时考虑到容易被学者们忽视的农民工迁移特征的影响；二是从代际、性别、户籍地三个方面对农民工城市融入差异进行分解，探讨各种因素对融入差异的贡献度。具体的分析框架如图 9-1 所示。

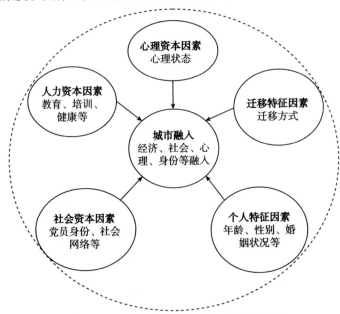

图 9-1 农民工城市融入影响因素的分析框架

第三节　模型设定与变量说明

一、模型设定

本书基于现有的研究成果，建立农民工城市融入影响因素的计量经济模型，表达式为：

$$iteg = \beta X + u \tag{9-1}$$

其中，因变量 $iteg$ 表示农民工的城市融入度，包括经济融入、社会融入、文化融入、心理融入和身份融入等五个不同的维度。自变量 X 是农民工城市融入的影响因素向量，本书将其归结为人力资本、社会资本、心理资本、迁移特征和个体特征等五大类，u 表示随机误差项。

在估计各类因素对农民工城市融入的影响后，本书沿着 Oaxaca - Blinder 的分析框架对不同性别、代际、户籍地农民工群体间的城市融入差异进行条件均值分解：

$$\overline{\ln iteg_a} - \overline{\ln iteg_b} = \left[E(X_a) - E(X_b) \right]' \beta_a + E(X_b)'(\beta_a - \beta_b) \tag{9-2}$$

其中，$\overline{\ln iteg_a}$ 和 $\overline{\ln iteg_b}$ 分别表示 a 群体和 b 群体的平均城市融入度（对数值），右式的第一项表示可以解释的差异部分，代表群体间的平均特征差异，即假设 a 群体城市融入估计参数（β_a）没有歧视因素时，两群体因平均特征水平不同而产生的城市融入度的差别。第二项为不能解释的部分，表示由两个群体的特征要素的系数差异所造成的城市融入度的差距，通常归因于对 b 群体的歧视。

二、变量说明

1. 经济融入

在实证研究中，一些研究选取单个指标测量农民工的经济融入，Wang 和 Fan（2012）和 Yue 等（2013）分别利用农民工工资的对数值、农民工与市民的工资比率来判断农民工是否实现经济融入；叶俊焘等（2014）则采用农民工主观认为自己与城里人的经济差距情况作为经济融入的测度指标。值得注意的是，这些基于单个指标测量的研究通常过于强调收入的作用，而淡化了城镇住房、社会保险等相关福利的重要性。因此，也有一些学者对经济融入的测量同时采用多个指标。张蕾和王燕（2013）对杭州市新生代农民工城市融入水平的研究选取了四个指标测度经济融入水平，包括月均收入、买房意愿、目前居住状况和月均饮食消费。金崇芳（2011）等则认为，劳动环境和生活条件也是农民工经济融入的重要组成部分。在具体操作方法上，学者们主要将多项经济融入指标通过均值处理（悦中山等，2011）、层次分析（何军，2011）、探索性因子分析（Kunst & Sam，2013）等方法得到融入的得分值，分值越大说明农民工融入程度越高。考虑到农民工消费更多反映的是"融入后果"而非"融入本身"（Cleveland et al.，2009），本书主要从农民工就业与福利两个方面测度农民工的经济融入，通过对十项经济融入指标做因子分析，提取公因子。表9-1的因子分析结果显示，KMO值为0.73，而Bartlett球形检验值达到298.32（P<0.01），说明所用样本数据适合因子分析。因子分析提取出一个特征值大于1的公因子，其方差贡献率达到72.46%，该因子为连续型变量，借鉴聂伟和风笑天（2013）的做法，将其转换成1~100的指数，指数值越高，表示农民工经济融入程度越高。

表9-1 经济融入的因子分析

测量项目	最小值	最大值	均值	标准差	因子载荷
工资对数值	5.77	12.21	10.23	0.76	0.53
对工资是否满意	0	1	0.20	0.40	0.54
是否受到工资歧视	0	1	0.49	0.50	-0.29
是否换过工作	0	1	0.50	0.50	-0.48
对当前工作是否满意	0	1	0.32	0.47	0.73
是否参加养老保险	0	1	0.30	0.46	0.81
是否参加医疗保险	0	1	0.38	0.49	0.82
是否参加工伤保险	0	1	0.34	0.47	0.72
是否参加失业保险	0	1	0.13	0.33	0.79

续表

测量项目	最小值	最大值	均值	标准差	因子载荷
单位是否提供住房或补贴	0	1	0.57	0.49	0.16
特征根值			2.53		
累计方差解释率（%）			72.46		

注：KMO 检验值为 0.73，Bartlett 检验值为 298.32。

2. 社会融入

农民工社会层面的融入主要考察农民工在城市的社会交往和社会参与状况。聂伟和风笑天（2013）对珠三角农民工城市融入与精神健康关系的研究选取了四个指标测量社会融入，包括新生社会网络、方言掌握程度、在城市中亲密朋友的数量以及组织参与。陈旭峰等（2011）对进城农民工社会维度的融入测度采取了社会地位、与市民交往情况、与其他农民工交往情况和正常休假情况等指标。李培林和田丰（2012）的研究则从数量和强度两个层面，利用农民工居住社区的邻居数量和邻里互动行为强度来判断农民工的社会融入程度。本书借鉴已有研究，将社会融入细分为"交往"和"参与"两个维度，使用"社会活动参与""对社区选举的看法""工会参与"以及"加入合法组织意愿"等四个指标来辨识农民工的社会参与维度的融入，并以"与本地人关系"和"去城里人家中做客"情况来表征交往维度的融入，如表 9 - 2 所示。在对六个指标进行探索性因子分析时，发现所有公因子的特征值都小于 1，且 KMO 值仅达到 0.53，说明因子分析不是理想的降维方法。因此，本书采取均值处理的方式，将六个指标的取值进行加总后取均值，分值越高，表明社会融入程度越高。

表 9 - 2　社会融入的测量指标

测量项目	最小值	最大值	均值	标准差
是否经常参社会活动	0	1	0.19	0.39
是否应该参加社区选举	0	1	0.58	0.49
是否加入工会组织	0	1	0.15	0.35
是否想加入农民工合法组织	0	1	0.54	0.50
和本地人关系是否融洽	0	1	0.78	0.41

续表

测量项目	最小值	最大值	均值	标准差
是否经常去城里人家做客	0	1	0.23	0.42
社会融入	0	1	0.41	0.22

注：KMO 检验值为 0.53。

3. 文化融入

农民工在文化层面的融入是指该群体对城市文化的适应和涵化的过程（Bollen & Hoyle，1990；Berry & Sabatier，2010），主要涉及语言、生活习惯和价值观念等方面的变化。沈蓓绯等（2012）认为，城市文化模式的认同与适应是进城农民工真正融入城市的关键。与老一代农民工相比，新生代农民工有着更高的文化诉求和精神情感，他们更加渴望享受与城市市民同等的待遇。在实证研究中，褚荣伟等（2012）从个人文化生活和对城市社会的认同的角度选取"方言能力""媒体接触度""交友意愿"和"业余生活满意度"等四个指标测量农民工的文化融入。悦中山等（2012）通过"现代性"和"方言掌握度"来测量农民工的文化融入。本书从文化活动和文化接纳两个维度测量农民工的文化融入，共选取七个指标。表 9 - 3 给出了农民工文化融入的探索性因子分析。从因子分析结果可以看出，KMO 值为 0.77，Bartlett 球形检验值为 167.57（P < 0.01）。因子分析提取出一个特征值大于 1 的公因子，方差贡献率达到 94.56%，将所提取的公因子转换为 1 ~ 100 的指数，并将转换后的指数作为文化融入的代理变量。

表 9 - 3　文化融入的因子分析

测量项目	最小值	最大值	均值	标准差	因子载荷
是否经常参加业余文化活动	0	1	0.42	0.49	0.64
是否对文化生活满意	0	1	0.14	0.35	0.66
是否觉得每年体检有必要	0	1	0.76	0.43	0.72
是否赞成学习一项新的技术	0	1	0.83	0.38	0.70
是否赞同超前消费	0	1	0.31	0.46	0.66
是否赞同发展前途比暂时收入更重要	0	1	0.80	0.40	0.55

续表

测量项目	最小值	最大值	均值	标准差	因子载荷
是否熟练使用方言	0	1	0.38	0.49	0.48
特征根值				2.27	
累计方差解释率（%）				94.56	

注：KMO 检验值为 0.77，Bartlett 检验值为 167.57。

4. 心理融入

Graves（1967）认为，心理融入是个体与其他文化群体的实际接触所导致的心理与行为上的变化，心理融入反映了不同的文化在个体层面的冲突与撞击。学者们普遍认为，农民工的心理融入属于较高层次的融入，指的是农民工在心理上和感情上对城市居民产生认同并主动适应城市生活。从上文的分析中了解到，目前农民工的心理融入状况较差，农民工对城市的适应程度和生活满意度都不高。在现有的实证研究中，对于农民工心理融入的测量仍然没有统一的标准，学者们分别从心理距离（张文宏、雷开春，2008；李培林、田丰，2012）、士气感和归属感（李振刚、南方，2013）等方面对农民工的心理融入进行测量。借鉴 Berry 和 Sabatier（2010）的研究，本书认为，农民工对歧视的心理感知在某种程度上反映了农民工对城乡二元制度下的社会不公平的包容和接纳程度，也应该成为农民工心理融入的一个部分。根据相关文献，本书从心理距离、歧视感知和城市适应三个维度选取八个指标对农民工心理维度的融入进行测量。

表 9-4 给出了农民工心理融入的探索性因子分析，从因子分析结果看出，KMO 值为 0.84，Bartlett 球形检验值达到 437.32（p<0.01），说明样本数据适合提取公共因子，因子分析共提取一个特征值大于 1 的公因子，方差贡献率为 83.25%，将其转换为 1~100 的指数，数值越大则表示农民工的心理融入度越高，下文以该指数表征农民工的心理融入进行回归分析。

5. 身份融入

身份融入是农民工城市融入的最高层次，前面几个维度的融入是农民工实现身份融入的基础。已有研究对农民工身份融入的测量具有较高的共识，学者普遍认为，农民工是否认同自己属于"城里人"这一社会身份是判断其融入城市与否的重要标准（崔岩，2012；李培林、田丰，2012）。本书认同此论，并以农民工的"城里人"身份认同表征身份融入，该变量是虚拟变量，如果受访的农民工认同其"城里人"身份，则赋值为1，如果认为自己是"农村人"，则赋值为0。

表9－4 心理融入的因子分析

测量项目	最小值	最大值	均值	标准差	因子载荷
是否觉得当地人是值得信任	0	1	0.76	0.43	0.58
是否愿意与本地市民交往	0	1	0.78	0.42	0.63
与城里人接触是否存在困难	0	1	0.33	0.47	− 0.47
生活中是否受到歧视	0	1	0.44	0.50	− 0.77
找工作是否受到过歧视	0	1	0.39	0.49	− 0.60
子女就学是否存在不平等现象	0	1	0.55	0.49	− 0.56
是否适应城市生活	0	1	0.29	0.45	0.78
是否对目前的生活满意	0	1	0.29	0.43	0.81
特征根值			1.34		
累计方差解释率（%）			83.25		

注：KMO 检验值为 0.84，Bartlett 检验值为 437.32。

为了综合考察农民工的总体城市融入度，本书参考张文宏和雷开春（2008）、纪韶（2012）以及聂伟和风笑天（2013）等的做法，将所有上文讨论的融入指标进行探索性因子分析，共提取出三个特征值大于1的公共因子，三个因子的方差贡献率达到87.68%。以公共因子的方差贡献率为权数对这三个公因子进行加总求和，同时运用公式把加总后的因子得分值转换为1~100的指数，将其命名为城市融入度。从农民工的城市融入度分布来看，调查样本的平均城市融入度为43.71，与张文宏和雷开春（2008）测量得到的结果比较接近。其中，高达56.44%的农民工融入度低于样本的平均融入水平。此外，参考现有研究，本书对模型中自变量的定义、测量方法和描述性统计如表9－5所示。

表9-5　模型自变量说明与描述性统计

变量	变量定义	均值	标准差
人力资本变量			
教育程度	小学及以下=1（作为参照），初中=2，高中或中专=3，大专及以上=4	2.46	0.85
职业培训	接受过职业培训=1，否=0	0.79	0.40
健康状况	身体健康或很健康=1，很不健康、不太健康或一般=0	0.80	0.41
工作年限	在城镇参加工作或打工累计年数	8.81	7.19
职业证书	有职业资格证书=1，无=0	0.37	0.48
社会资本变量			
党员身份	是党员=1，否=0	0.23	0.42
村干部资源	家庭成员中有村干部=1，无=0	0.32	0.49
亲属网络	春节期间密切联系的亲属人数，取对数	2.73	0.77
市民网络	春节期间密切联系的市民人数，取对数	2.43	0.85
心理资本变量			
心理状态	四个虚拟变量的累计得分，非常消极=0，非常积极=4，其他介于其中。具体问题包括：①是否相信黑暗的背后就是光明，不用悲观？②在遇到挫折时，是否能很快恢复过来，并继续前进？③是否总能发现工作中令人高兴的一面？④是否为了实现目标而愿意迎接挑战，并为此付出必要的努力？	3.16	0.91
迁移特征变量			
迁移方式	家庭式迁移=1，个人迁移=0	0.46	0.50
个人特征变量			
年龄	岁	31.59	9.76
性别	男=1，女=0	62.53	0.47
婚姻状况	已婚=1，其他=0	0.64	0.48
户籍地	本市=1，省内其他市或外省=0	0.47	0.50
代际	新生代（1980年以后出生）=1，老一代（1980年以前出生）=0	0.64	0.48
行业	建筑业=1，制造业=2，服务业=3，其他=4	2.62	1.08

第四节 计量结果与差异分解

一、农民工各融入维度的影响因素分析

表9-6中给出了农民工各个维度城市融入影响因素的回归结果，由于身份融入是虚拟变量，对该维度的影响因素分析采用 Logit 模型进行估计，其余融入维度为连续变量，采用 OLS 方法进行估计。

表9-6　农民工各融入维度影响因素的回归结果

	经济融入	社会融入	文化融入	心理融入	身份融入	城市融入度
年龄	0.278	−0.006	0.351	0.148	0.042	0.001
	(0.210)	(0.013)	(0.229)	(0.256)	(0.030)	(0.195)
性别	0.209	0.028	11.597***	−3.906*	−0.001	1.155
	(1.870)	(0.112)	(2.020)	(2.234)	(0.237)	(1.711)
婚姻状况	−1.342	0.099	2.074	−3.747	−0.258	−1.609
	(2.505)	(0.147)	(2.660)	(2.959)	(0.340)	(2.206)
户籍地	2.360*	0.538***	4.458**	6.466***	0.093*	5.156***
	(1.425)	(0.097)	(1.759)	(1.942)	(0.059)	(1.478)
代际	2.923	−0.160	−1.921	−0.310	0.724	−1.471
	(3.561)	(0.215)	(3.861)	(4.351)	(0.492)	(3.319)
初中	5.401*	0.285	10.847***	0.010	0.919	7.368***
	(2.995)	(0.180)	(3.250)	(3.615)	(0.578)	(2.786)
高中或中专	10.456***	0.353*	11.335***	5.919*	1.018*	12.223***
	(3.254)	(0.194)	(3.534)	(2.937)	(0.591)	(2.995)
大专及以上	24.391***	0.895***	19.313***	5.720	1.535**	25.595***
	(3.854)	(0.229)	(4.141)	(4.586)	(0.622)	(3.499)

续表

	经济融入	社会融入	文化融入	心理融入	身份融入	城市融入度
职业培训	1.594 *	0.294 **	6.773 ***	1.590	0.716 **	4.660 **
	(1.067)	(0.125)	(2.245)	(2.461)	(0.347)	(1.892)
健康状况	0.763	0.118	2.145 *	6.404 ***	0.339 **	3.540 *
	(1.149)	(0.088)	(1.233)	(1.362)	(0.159)	(1.868)
工作年限	0.295 *	0.010	-0.094	0.061	-0.003	0.276 *
	(0.164)	(0.010)	(0.179)	(0.196)	(0.024)	(0.156)
职业证书	4.115 **	0.221 **	4.378 **	0.909	0.259 *	5.159 ***
	(1.881)	(0.111)	(1.985)	(2.200)	(0.168)	(1.676)
党员身份	0.726	0.042	5.149	0.125	0.413	-0.093
	(2.110)	(0.128)	(3.924)	(2.523)	(0.351)	(1.927)
村干部资源	-1.108	0.182	-0.687	2.484	0.106	0.607
	(1.663)	(0.013)	(1.791)	(1.981)	(0.218)	(1.508)
亲属网络	-0.468 *	-0.021 *	0.256	3.579 **	-0.037	-0.212
	(0.268)	(0.013)	(1.380)	(1.537)	(0.165)	(1.181)
市民网络	0.572	0.258 ***	4.496 ***	0.753	0.090	3.007 ***
	(1.112)	(0.666)	(1.219)	(1.335)	(0.145)	(1.004)
心理状态	1.423 *	0.068	1.013	4.332 ***	0.169	1.878 **
	(0.891)	(0.054)	(0.987)	(1.089)	(0.124)	(0.832)
迁移方式	5.825 ***	0.017	2.160	-0.160	0.425 *	3.456 *
	(2.051)	(0.122)	(2.180)	(2.448)	(0.263)	(1.843)
常数项	-6.433	0.157	-25.162 **	-10.442	-6.975 ***	2.550
	(11.382)	(0.686)	(12.207)	(13.833)	(1.681)	(9.980)
行业	已控制	已控制	已控制	已控制	已控制	已控制
调整后 R^2	0.159	0.147	0.160	0.121	—	0.259
Pseudo R^2	—	—	—	—	0.180	—

注：***、**、*分别表示在1%、5%、10%的水平上显著，括号内为稳健标准误。

1. 人力资本的影响

回归结果表明，农民工的人力资本对城市融入度具有显著的正向影响，随着农民工教育程度、技能水平以及健康状况的提升，城市融入度显著提高。进一步分析发现，不同类型的人力资本对农民工各融入维度的影响存在一定程度的差异。具体来说，教育程度对经济、社会、文化及身份维度的融入影响显著，但是从对心理融入的回归来看，除了"高中或中专"的系数显著以外，其余各教育程度的系数均不显著，说明较低的文化水平不利于农民工的心理融入，而文化水平较高的农民工也可能会对城市各种歧视更加敏感，从而降低心理融入程度。除了心理融入以外，职业培训和职业证书对农民工其他各层次的融入都有显著影响，说明在农民工教育程度普遍较低的情况下，职业培训作为技能水平提升的重要方式，有助于农民工获得在城市安身立命的人力资本，提高融入城市的可能性。农民工的工作年限仅对经济融入产生显著影响，而健康状况则显著影响农民工文化、心理及身份层次的融入，说明健康是农民工能否由低层次融入向高层次融入转变的重要因素。

2. 社会资本的影响

市民网络对总体城市融入度的回归系数显著为正，说明控制其他自变量的情况下，拥有较强的市民关系有利于农民工城市融入度的提高。具体来看，"党员身份"和"村干部资源"对农民工各融入维度的影响不显著，说明与农民工社会地位紧密联系的关系资源扎根于农村社会，一旦脱离乡土，这种社会关系资源就难以对农民工的城市融入产生有效的作用；"亲属网络"对农民工的心理融入具有显著的正向影响，但对农民工经济融入和社会融入则产生显著的负向影响；"市民网络"显著地正向影响农民工的社会融入和文化融入，而对经济、心理及身份融入的影响则不显著。有学者指出，农民工的城乡流动并未从根本上改变其围绕亲缘、血缘和地缘形成的"三缘关系网络"，这种社会网络有着同质性强、规模低、结构不合理等特征（李爱芹，2010），被视为农民工的初始社会资本。农民工的亲属网络是初始社会资本的重要组成部分，能为农民工在求职时提供关键资源（例如，"说句好话"）（田北海等，2013），虽然有利于进城农民工快速就业并适应城市环境，但也阻碍了农民工与市民之间的交往和互动，不利于农民工次级网络的拓展和社会关系网络半径的扩大，从而限制了职业的向上流动和城市融入度的提高。总的来说，作为非正式制度的社会网络对农民工城市融入的作用仍具有一定局限性，相对于以"三缘关系网络"为纽带的初级社会资本，与市民进行异质互动而建立起来的新型社会资本对农民工城市融入的促进作用更加明显。

3. 心理资本的影响

心理状态对农民工的总体城市融入度的回归系数显著为正，说明具有良好的心理素质对于农民工的城市融入具有重要作用，有助于农民工乐观面对户籍歧视，从容面对在城市就业和生活过程中所遇到的困境和挫折。从具体的融入维度来看，农民工的心理状态对经济融入和心理融入具有显著的正向影响，对社会、文化及身份融入的影响不显著。

4. 迁移特征的影响

迁移方式对农民工的城市融入度具有显著的正向影响，说明家庭式迁移的农民工更容易实现城市融入。迁移方式的作用主要体现在经济融入和身份融入两个维度，在其他条件不变的情况下，家庭式迁移农民工的经济融入和身份融入程度更高。从调查来看，家庭式迁移的农民工的平均年龄为 34.81 岁，他们基本已完全退出农业，在城市生活的时间较长，工作经验相对更加丰富。相对于个人迁移的农民工，他们的平均工资水平更高。此外，由于家庭式迁移降低了农民工与家人长期分离所带来的心理成本，从而提高了农民工的留城意愿（续田曾，2010），我们的调查也印证了这一点（见表 9-7）。

表 9-7　农民工对今后生活的打算

	在城市定居	赚到钱回农村	再接受教育	独立创业	其他
家庭式迁移	36.30	30.12	3.46	25.43	4.69
个人迁移	29.23	29.85	2.71	31.11	7.10

5. 个人特征的影响

回归结果表明，农民工的年龄和婚姻状况对城市融入度以及各融入维度的影响都不显著。性别对文化融入的影响显著为正，而对心理融入的影响显著为负，说明男性的文化融入程度更高，而女性则具有更高的心理融入度。户籍地的系数都显著为正，说明本地农民工比外来农民工更容易融入城市社会。

二、农民工各融入维度间的相关关系

社会融入理论的发展经历了由直线型融入到曲线型融入，再衍化出多元文化论与区隔型融入论的过程，国内学者更偏向于直线型融入的理论脉络，认为各个融入层次之间存在递进关系，但是对于递进关系的顺序是什么，仍存在较多争议。杨菊华（2009）认为，虽然农民工的融入维度之间有一定先后次序，但更重要的是互相依存、互为因果。为了验证农民工的城市融入是否更符合直线型融入的特征，本书参考李培林和田丰（2012）的研究方法，假设农民工的经济、社会、文化、心理及身份融入之间存在依次递进的因果关系，并在表9-6回归模型的基础上加入各类融入变量。从表9-8可以看出，将经济融入视为自变量加入农民工社会融入的回归模型以后，经济融入对社会融入的影响显著为正；将经济融入和社会融入同时作为文化融入的自变量进行回归可以发现，经济融入和社会融入对文化融入具有显著的正向影响；同理，经济融入和社会融入对心理融入也具有显著的正向影响；除了社会融入以外，经济融入、文化融入以及心理融入都在一定程度上显著正向影响农民工的身份融入。总体来看，农民工的城市融入的确具有较强的直线型融入特征，说明经济融入是农民工在城市生存立足的基础，社会融入是农民工城市生活稳定后的进一步要求，体现了融入的广度，文化融入和心理融入属于精神层面，反映的是农民工参与城市生活的深度，而只有实现"城里人"的身份认同，才是农民工完全融入城市社会的标志。

表9-8　农民工各个融入维度之间的关系模型

	经济融入	社会融入	文化融入	心理融入	身份融入
经济融入	—	0.012*** (0.002)	0.102** (0.039)	0.187*** (0.045)	0.018*** (0.005)
社会融入	—	—	7.056*** (0.683)	2.692*** (0.814)	—
文化融入	—	—	—	—	0.011** (0.005)
心理融入	—	—	—	—	0.019*** (0.005)
各类自变量	已控制	已控制	已控制	已控制	已控制
调整后的 R^2	0.163	0.182	0.298	0.182	0.183

注：***、**、*分别表示在1%、5%、10%的水平上显著，括号内为稳健标准误。

三、农民工城市融入影响因素的分位数回归

表9-9给出了农民工城市融人度的第10个、第25个、第50个、第75个和第90个分位数的回归结果。同时，为了进一步解释各类变量对农民工城市融入影响的完整情况，图9-2~图9-5列出了分位数回归的部分系数变化情况。

表9-9　农民工城市融入的分位数回归

	因变量：城市融入度				
	q = 0.1	q = 0.25	q = 0.5	q = 0.75	q = 0.9
年龄	− 0.516 **	− 0.236	0.091	0.348	0.497
性别	0.871	1.717	0.761	4.272	1.218
婚姻状况	− 0.086	− 0.257	− 0.552	− 3.553	− 5.149
户籍地	5.737 ***	5.076 ***	5.318 ***	4.063 *	4.082
代际	− 6.325	− 5.903	− 0.652	− 0.648	6.175
受教育年限	0.451	1.360 ***	1.403 ***	1.216 **	0.354
职业培训	4.115 **	3.647 **	5.375 **	1.751	4.113
健康状况	1.677	2.335	3.260 *	6.234 **	4.789 *
工作年限	0.316 **	0.248	0.174	0.081	− 0.219
职业证书	5.252 **	6.946 ***	4.742 **	3.994 *	7.061 *
党员身份	− 1.947	− 1.937	− 0.945	2.716	1.423
村干部资源	− 0.194	0.603	1.051	− 0.552	− 0.967
亲属网络	− 0.693	− 1.162	− 0.114	0.849	2.317
市民网络	1.671	3.443 ***	2.685 ***	3.608 **	2.987 *
心理状态	0.186	1.352 *	2.400 **	2.201 **	3.272 *
迁移方式	2.380	2.578	2.006	4.918	7.005 *
常数项	21.123 **	7.991	− 3.354	− 9.192	− 1.660
行业	已控制	已控制	已控制	已控制	已控制
调整后的 R²	0.152	0.157	0.188	0.192	0.166

注：***、**、*分别表示在1%、5%、10%的水平上显著，括号内为稳健标准误。

图9-2给出了人力资本的分位数回归系数变化情况，从人力资本变量的影

响来看，教育程度在不同分位数上对农民工城市融入的影响并不一致，呈现出先上升后下降的倒 U 形特征。具体而言，在 10% 和 90% 的分位数上，教育程度对农民工城市融入的影响不显著，而在 25% ~75% 分位数上，教育程度的影响又显著为正，其中在 50% 分位数上的影响最大，表明教育程度对中等融入水平的农民工影响最大。从职业培训的影响来看，职业培训对农民工城市融入的影响主要表现在中低分位数上，对于 75% ~90% 分位数，职业培训的影响不显著。健康状况则表现出与职业培训相反的趋势，在 10% 和 25% 分位数上，健康状况的影响不显著，而在 50% ~90% 分位数上，健康状况的影响显著为正。再次表明随着农民工城市融入度的提高，健康的作用逐步提高。从工作年限来看，工作年限仅在 10% 的分位数上显著影响农民工的城市融入，说明以往所积累的工作经验只有在农民工城市融入的初期阶段才能产生显著的促进作用，而随着农民工城市融入度的提高，工作经验的作用也逐渐被淡化。值得注意的是，职业证书对各个分位数上农民工城市融入都有显著的正向影响，对 90% 分位数上的影响最大。

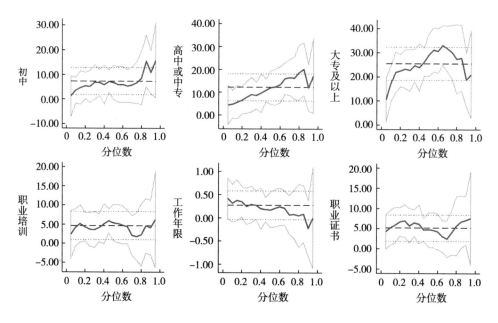

图 9-2　人力资本的分位数回归系数变化情况

社会资本对农民工城市融入的影响主要体现在市民网络的影响上，从图 9-3 可以看出，除了在 10% 分位数上市民网络的系数不显著以外，市民网络对农民工的城市融入都有显著的正向影响，其中在75%分位数上的影响最大。

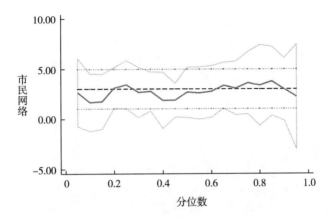

图9-3　社会资本的分位数回归系数变化情况

从心理资本的影响来看（见图9-4），除了在10%分位数上以外，农民工的心理状态对其城市融入都具有显著的正向影响，随着分位数的提高，心理状态的影响呈现上升的趋势，说明在农民工的城市融入过程中，心理资本的作用将越来越重要。

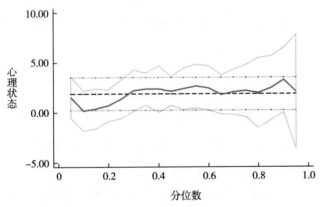

图9-4　心理资本的分位数回归系数变化情况

从图9-5看出，虽然在10%~75%的分位数上迁移方式对农民工城市融入的影响不显著，但是在90%的分位数上，迁移方式对农民工城市融入具有显著的正向影响，即家庭式迁移在城市融入度高分位数上具有重要的作用，这也意味着农民工最终的城市融入不应仅局限于农民工个人的融入，而应该是农民工整个家庭的融入。

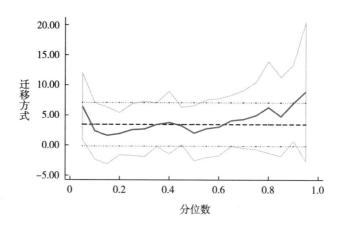

图 9-5　迁移特征的分位数回归系数变化情况

四、农民工城市融入影响因素的群体差异

为了对农民工城市融入影响因素有更深入的把握，我们按照性别、代际、户籍地对样本进行分类，并对不同的农民工子样本进行回归分析，表 9-10 ～表 9-12 是采用逐步回归分析（Stepwise Regression）得到的回归结果，即在建立多元回归模型时，按偏相关系数的大小次序将自变量逐个引入方程，对引入模型的每个自变量的偏相关系数进行统计检验，效应显著的自变量留在回归方程内，循此继续遴选下一个自变量，从而得到最优的回归方程。通过逐步回归分析可以直观地看到群体间城市融入影响因素的差异。

表 9-10 给出了不同性别分组农民工的估计结果。从性别差异来看，教育程度对男性农民工和女性农民工的影响都呈现出显著的正向影响，但从系数值来看，教育对女性农民工城市融入的影响要大于男性农民工。职业培训和职业证书对男性农民工的城市融入有显著正向影响，对女性的影响不显著，而工作年限对女性农民工的影响更加显著。这可能是由被调查农民工的就业行业差异所造成的，从调查来看，51.51% 的男性从业于建筑业和制造业，这些行业对技能要求

相对较高，而女性农民工更多集中在服务业（如餐饮、家政等），占女性农民工样本数的44.06%，所以工作经验的作用则更为突出。在社会资本因素中，市民网络对男性农民工的城市融入影响显著，对女性农民工不显著。就心理资本而言，心理状态仅对女性农民工发挥作用，可能的原因是，相对于男性农民工而言，女性农民工在城市生存并获得社会地位的难度更大，在"男主外、女主内"的传统思想下，女性农民工更难得到城市社会的认同。此外，迁移方式对农民工城市融入的影响也有显著的性别差异，相对于女性而言，家庭式迁移对男性农民工城市融入的影响更加显著。究其原因，可能是家庭式迁移的女性农民工家务劳动负担更重，她们需要花更多精力照顾家庭，在一定程度上抵消了由家庭团圆对其城市融入的正向影响。

表9-10　不同性别分组农民工的估计结果

	男性农民工		女性农民工	
	估计系数	稳健标准误	估计系数	稳健标准误
年龄	—	—	—	—
性别	—	—	—	—
婚姻状况	—	—	—	—
户籍地	4.281**	1.769	6.407**	2.554
代际	—	—	—	—
初中	9.000***	3.049	9.514**	4.697
高中或中专	12.723***	3.282	17.358***	4.758
大专及以上	25.168***	3.859	33.943***	5.382
职业培训	7.322***	2.301	—	—
健康状况	—	—	—	—
工作年限	—	—	0.712***	0.212
职业证书	6.704***	1.973	—	—
党员身份	—	—	—	—
村干部资源	—	—	—	—
亲属网络	—	—	—	—

续表

	男性农民工		女性农民工	
	估计系数	稳健标准误	估计系数	稳健标准误
市民网络	3.936***	1.021	—	—
心理状态	—	—	3.208**	1.626
迁移方式	4.927***	1.801	—	—
常数项	9.178**	4.145	9.162	7.432
行业	已控制		已控制	
调整后的 R^2	0.276		0.272	

注：***、**、*分别表示在1%、5%、10%的水平上显著。

表9-11给出了不同代际分组农民工的估计结果。就代际差异来看，教育作为最重要的人力资本，尽管对老一代农民工和新生代农民工城市融入影响都非常显著，但是在高中或中专以下文化水平，教育对新生代农民工的影响低于老一代农民工，而在大专及以上文化水平，则呈现出相反的状况，说明新生代农民工的整体教育水平偏高，相对于其父辈，他们所从事的工作对教育程度的要求更高，只有当教育达到一定程度，才会对城市融入有显著影响。职业培训和健康状况对新生代农民工城市融入影响显著，对老一代农民工的城市融入度并无显著影响。无论对新生代农民工还是老一代农民工，拥有职业证书都能显著提高他们的城市融入度。从社会资本的影响来看，相对于新生代农民工而言，社会资本对老一代农民工城市融入的影响更大。其中，亲属网络对新生代农民工城市融入有显著正向影响，而对老一代农民工城市融入有显著的负向影响，市民网络则对两者的城市融入都有显著的正向影响。正如上文分析指出，亲属网络有助于农民工降低就业搜寻成本，快速实现就业，但会限制农民工在城市的进一步发展。本章的实证结果表明，老一代农民工由于信心、人力资本的限制，往往更多地依靠亲属、朋友寻找工作，所以他们更容易受到亲属网络的负面影响，而新生代农民工人力资本水平相对较高，他们更加见多识广，信息收集能力也更强，对社会资本的依赖程度相对较低。此外，心理资本对两代农民工城市融入的影响都比较显著。迁移方式对老一代农民工城市融入有显著影响，对新生代农民工影响并不显著，说明老一代农民工具有更强的家庭观念。

表9－11 不同代际分组农民工的估计结果

	老一代农民工		新生代农民工	
	估计系数	稳健标准误	估计系数	稳健标准误
年龄	—	—	—	—
性别	—	—	—	—
婚姻状况	—	—	—	—
户籍地	4. 624 **	2. 363	5. 674 ***	1. 842
代际	—	—	—	—
初中	6. 908 **	3. 218		
高中或中专	10. 401 ***	3. 862	5. 817 ***	2. 123
大专及以上	19. 152 **	7. 943	19. 415 ***	2. 692
职业培训	—	—	5. 480 **	2. 486
健康状况			4. 401 *	2. 498
工作年限	0. 327 **	0. 165	—	—
职业证书	7. 285 ***	2. 736	4. 826 ***	2. 039
党员身份	—	—	—	—
村干部资源	—	—	—	—
亲属网络	－ 3. 552 **	1. 905	2. 315 *	1. 251
市民网络	6. 726 ***	1. 550	3. 073 ***	1. 005
心理状态	2. 453 *	1. 367	1. 853 **	0. 834
迁移方式	6. 761 ***	2. 491	—	—
常数项	11. 900	9. 362	18. 380 ***	4. 610
行业	已控制		已控制	
调整后的 R^2	0. 329		0. 245	

注：*** 、** 、* 分别表示在1%、5%、10%的水平上显著。

表9－12给出了不同户籍地分组农民工的估计结果。从户籍地差异来看，相对于外来农民工，人力资本和社会资本对本地农民工城市融入的影响更加显著，而心理资本对外来农民工城市融入的促进作用则更为明显。该结果表明，在社会结构矛盾和文化差异的背景下，"农村人"和"外地人"的双重身份是外来农民工遭受城里人和本地人歧视和排斥的根源，当农民工城市融入的人力资本效应和社会资本效应在"本地人"和"外地人"间存在差异的情况下，心理资本对外来农民工乐观面对结构性和地域性社会不平等待遇、积极寻求心理平衡、不断生

成城市适应性策略发挥了重要的作用。

表9-12 不同户籍地分组农民工的估计结果

	本地农民工		外来农民工	
	估计系数	稳健标准误	估计系数	稳健标准误
年龄	—	—	—	—
性别	—	—	—	—
婚姻状况	—	—	—	—
户籍地	—	—	—	—
代际	—	—	—	—
初中	11.839***	4.193	—	—
高中或中专	15.988***	4.414	6.559***	2.351
大专及以上	26.971***	4.999	20.291***	3.334
职业培训	7.890***	2.676	—	—
健康状况	7.228***	2.613	—	—
工作年限	0.388**	0.156	—	—
职业证书	5.024***	2.342	6.406***	2.296
党员身份	—	—	—	—
村干部资源	—	—	—	—
亲属网络	—	—	—	—
市民网络	3.958***	1.302	2.023*	1.202
心理状态	—	—	2.028**	1.102
迁移方式	—	—	—	—
常数项	1.323	5.912	19.013	4.759
行业	已控制		已控制	
调整后的 R^2	0.287		0.231	

注: ***、**、*分别表示在1%、5%、10%的水平上显著。

五、农民工城市融入度群体差异分解

为了分析农民工不同群体间城市融入度差异的原因,采用 Oaxaca - Blinder 分解法分解了各类变量对不同性别、代际、户籍地农民工城市融入度差异的贡献。

从表 9 - 13 可以看出，男性农民工和女性农民工的平均城市融入度（对数）差异为 - 0.018，说明男性农民工的城市融入度低于女性农民工。具体而言，各类特征差异可以解释农民工城市融入性别差异的 - 172.22%，各类特征的系数差异可以解释性别差异的 72.22%。说明城市融入度的性别差异主要是由男女的特征差异所造成的，性别歧视比重较小。从分项来看，在特征差异中，由年龄、婚姻状况、行业等组成的个人特征差异是男性农民工的城市融入度低于女性农民工的最主要原因，可以解释城市融入度性别差异的 - 138.88%，其次是心理资本，可以解释城市融入度性别差异的 - 55.56%，而人力资本和社会资本则在一定程度上减少了男女之间的城市融入度差异。

表 9 - 13　男性农民工与女性农民工城市融入差异分解

变量类型	特征差异	百分比（%）	系数差异	百分比（%）
人力资本	0.004	22.22	- 0.018	- 100.00
社会资本	0.009	50.00	0.175	972.22
心理资本	- 0.010	- 55.56	0.021	116.67
迁移特征	- 0.009	- 50.00	0.076	422.22
个人特征	- 0.025	- 138.88	- 0.030	- 166.67
截距项	—	—	- 0.211	- 1172.22
总计	- 0.031	- 172.22	0.013	72.22

从城市融入度的代际差异分解结果来看（见表 9 - 14），老一代农民工的城市融入度低于新生代农民工，两者平均城市融入度（对数）差异为 - 0.083，其中 - 212.04% 的差异归结为老一代农民工和新生代农民工特征差异的影响，112.04% 的差异可以归结为歧视。在特征差异中，首先，最主要的是个人特征，其次是人力资本因素，家庭式迁移一定程度上降低了两代农民工城市融入度的差异，但其贡献率只占 25.30%。总体来看，老一代农民工和新生代农民工的城市融入差异主要是由两代农民工的特征差异所引起的，并非代际歧视。

表9-14　老一代农民工与新生代农民工城市融入差异分解

变量类型	特征差异	百分比（%）	系数差异	百分比（%）
人力资本	-0.079	-95.18	-0.009	-10.84
社会资本	-0.004	-4.82	-0.081	-97.59
心理资本	-0.001	-1.20	-0.030	-36.14
迁移特征	0.021	25.30	0.043	51.81
个人特征	-0.113	-136.14	0.011	13.24
截距项	—	—	0.159	191.56
总计	-0.176	-212.04	0.093	112.04

对农民工城市融入度户籍地差异分解的结果显示（表9-15），本地农民工比外来农民工的平均城市融入度（对数）高出0.191，其中，只有17.27%的差异部分可以归结为特征差异的影响，剩余82.73%的差异部分是由户籍地歧视因素所形成的，说明虽然在户籍性质上本地农民工和外来农民工同属于"农村人"，但是从户籍来源地来看，外来农民工处于"农村人"和"外来人"的双重弱势，许多城市的就业政策和社会保障都更加偏向于具有本地户籍的农民工。相对于本地农民工而言，外来农民工的就业稳定性更差，工作单位通常不愿为其投保，他们获得流入地公共服务的门槛也更高（杨菊华，2011）。王妹（2010）通过对比不同来源地农民工的薪酬待遇发现，苏南地区存在明显的外来农民工边缘化现象。该结果的政策含义是显而易见的：无论从农民工个人福利来看，还是从政府财政支出的角度考虑，就近就地转移都更容易实现农民工的城市融入，农民工市民化的阻力也会更小，可操作性更强。

表9-15　本地农民工与外来农民工城市融入差异分解

变量类型	特征差异	百分比（%）	系数差异	百分比（%）
人力资本	0.023	12.04	0.418	218.85
社会资本	0.007	3.66	0.282	147.65
心理资本	0.001	0.52	-0.037	-19.37
迁移特征	-0.001	-0.52	-0.012	-6.28
个人特征	0.003	1.57	-0.266	-139.27
截距项	—	—	-0.227	-118.85
总计	0.033	17.27	0.158	82.73

第五节 研究小结

本章考察了农民工城市融入的影响因素及其群体差异。研究表明，人力资本、社会资本、心理资本以及迁移特征等因素是影响农民工城市融入的重要因素。从人力资本的影响来看，不同类型的人力资本对农民工各融入维度的影响并不一致，相对于人力资本最主要的形式——教育而言，职业培训和职业证书对农民工城市融入的作用更大，健康是农民工能否由低层次融入向高层次融入转变的重要因素；从社会资本的影响来看，社会网络对农民工城市融入的作用仍然具有一定的局限性，以"三缘关系网络"为纽带的初级社会资本从一定程度上阻碍了农民工的城市融入，而与市民进行异质互动而建立起来的新型社会资本则对农民工的城市融入具有一定的促进作用。心理资本能显著影响农民工的城市融入，对女性农民工来说，心理资本的作用尤为明显。此外，各类变量对农民工城市融入的影响在不同分位数上存在一定差异。对农民工城市融入度群体差异分解发现，城市融入度的性别差异和代际差异主要是由群体内的特征差异所造成的，而城市融入度的户籍地差异则主要归结于户籍地歧视性因素。

第十章　城市融入与农民工健康

第一节　引　言

健康是农民工群体融入城市的基本条件，健康对于保障农民工的劳动力供给、提升生存质量等方面都有特殊的意义。当前学者普遍认同，农民工总体城市融入程度尚处于初级阶段，但具有较强的融入意愿，农民工与城市的联系已经越来越紧密（李培林、田丰，2012）。那么，日益密切的城市关系会对农民工身心健康产生怎样的影响？城市融入能否对农民工的健康起到积极的作用？随着全民健康意识的不断提高，并且，农民工的发展有序迈入了市民化新阶段，探讨农民工的城市融入对其健康的影响显得尤为重要。由此，本章借助中国综合社会调查CGSS（2013）的抽样调查数据，深入了解农民工的身心健康水平，在总结前人的研究基础上，分析农民工城市融入与其健康状况之间的关联性，以期更全面、更精准地改善农民工群体的健康状况。

第二节　文献回顾

随着移民社会融入研究的深入和健康经济学的兴起，社会融入与健康的关系在国外学界引起了广泛讨论。移民的健康研究普遍认同健康移民假说与"三文鱼偏误效应"（Blair & Schneeberg，2013），即移民是通过健康自选机制的群体，且移民的健康是一个多因素驱动的内损耗动态变化过程（Feletcher et al.，2011；

Gimeno-feliu et al.，2013)，健康恶化会降低其劳动力竞争，甚至可能导致迁移者"回流"。为何移民群体的健康优势愈来愈脆弱？既有研究表明性别、年龄、教育、婚姻状况等个体特征是影响迁移群体健康的内在因素；在外在因素上，诸如家庭角色转变、社会经济劣势、语言障碍、医疗资源可及性缺乏、社会网络变化及遭受歧视等都会对移民个人和相关群体的健康状况产生负面影响。在此基础上，学者们又进一步将移民健康问题囊括于社会融入的后果研究并予以了高度关注。总体而言，现有研究大都接受移民的社会融入对其健康具有正向作用这一论断。例如，Doorslaer 和 Koolman (2004) 的研究从经济社会层面表明，更好的经济融入将有助于提升移民群体医疗卫生服务的可及性；在文化层面上，相关文献指出，移民的文化适应程度与健康显著正相关，越能融入当地文化和生活方式者，在生理和心理健康上往往越具有优势 (Salant et al.，2003)。Cohen (2004)认为，社会融入程度越高意味着移民者越能够通过社会关系网络获取物质资源和精神扶持，因此，良好的社会融入将有助于实现健康人力资本的积累。

　　相比于西方发达国家，我国学者对劳动力流动与健康问题的研究起步较晚，从整体来看，关于农民工健康方面的文献可以大致分为两类。第一类文献主要侧重于西方理论的"中国化"实证检验。例如，秦立建等 (2014) 指出，国际移民健康效应和"三文鱼偏误效应"对我国农民工流动的健康选择机制同样有着强有力的解释能力。解垩 (2011) 分析了健康对劳动市场退出的影响，发现该影响机制还存在性别差异与城乡差异。第二类文献集中考察了农民工健康的现状、特点及影响因素。学者大都从生理和精神两个维度对农民工健康状况进行研究，发现农民工面临着职业危害、生殖健康、精神健康等系列健康问题 (罗竖元，2013)。虽然国家经济社会的快速发展给国民带来了更好的健康保障，但从现实情况来看，农民工群体并未充分普惠到这种健康成果。相对较差的工作性质和居住环境、高强度的劳动负荷、权益保障的缺位、生存压力的压迫以及健康意识和防范不足等显性或隐性的健康不平等，对其身心健康的损害是巨大且难以逆转的 (刘传江，2013)。影响农民工健康的外生冲击是多方面的，已有文献主要从制度结构、社会经济地位、生存体验等方面对农民工健康进行广泛的探讨。社会保障缺失、工作生活环境 (俞林伟，2016)、压力和冲突 (何雪松等，2010)、社会网络变化及经济和心理上的相对剥夺感 (胡荣、陈斯诗，2012) 等都会对迁移个人和相关群体的生理和心理健康状况产生一定程度上的负面影响。还有部分文献从城市融入视角对农民工健康展开了探索，例如，聂伟和风笑天 (2013) 利用珠三角地区抽样调查数据，实证检验了农民工的城市融入对精神健康的促进作用；和红和任迪（2014）引入"健康融入"概念，认为应当将其纳入农民工城市融入的衡量指标。

总体来看，国内学者对于农民工健康与其城市融入研究相结合的探索还不够深入，系统地从城市融入视角全面分析农民工健康的相关实证研究数量较少。尽管城市融入对农民工健康的影响研究在全国样本中还十分欠缺，但仍存在较大的研究空间。农民工的健康问题是一种渐进式的叠加效应，是其进城务工继续社会化的成果代价。从上述文献来看，农民工严峻的健康问题与他们较低的城市融入程度有着密切关系。城市融入程度能够折射出农民工群体或个人所享有的社会资源的差异，这种差异会引发出更多的社会不平等，例如，健康行为、营养获取、医疗资源获取等方面的机会与结果不平等，而这些不平等将在一定程度上降低其对健康风险的抵御能力（牛建林，2013）。在我国社会关系主导的文化中，由于城市与农村间户籍制度差异和经济利益不对等的现实，农民工城市融入对其健康的影响研究具有更强的指导意义。那么，当前农民工群体的健康状况如何？城市融入程度的差异是否会影响农民工的健康？具体是如何影响的？这些都是本章所关注的问题。

第三节　数据与变量

一、数据来源

本章以"保有农村户口"以及"从事非农就业"的农民工为研究对象，考虑到健康的自我评价需要受访者具有一定的主观认知能力，本章选取了18岁以上、80岁以下的样本人群。经剔除相关变量的缺失值与异常值后，最终获得的有效随机样本为1638人。对样本特征进一步分析，在性别分布上来看，男性农民工1039人，占样本总数的63.43%，女性农民工599人，占比为36.57%；从婚姻状况来看，受访者以已婚者为主，占样本的83.27%；在民族特征分布中，92.31%的样本对象为汉族，剩余的7.69%群体为少数民族同胞；在政治身份方面，党员的占比为6.29%，即随机有效样本中共有103名中共党员；从代际分布上来看，样本中老一代农民工居多，占样本总数的 69.84%，新生代农民工样本数为 494 个，占总量的 30.16%。

二、变量选取

1. 被解释变量

世界卫生组织（WHO）将健康定义为"肉体、精神和社会生活的完好状态"，本章将从自评健康、生理健康和心理健康三个维度对农民工健康进行全方位考察。自评健康是受访者健康信息的综合反映，是普遍使用的健康测量指标（齐良书，2006），通过询问被访者"您觉得您目前的身体健康如何？"来测量，答案分别为"很不健康""比较不健康""一般""比较健康"与"很健康"，依次赋值为 1 ~ 5，占比分别是 0.98%、5.19%、14.29%、40.05%、39.50%。生理健康和心理健康则是对受访者健康状态的进一步阐述，在 CGSS 2013 中，相关问题分别为"在过去的一个月中，由于健康问题影响到您工作或其他日常活动的频繁程度如何？"和"在过去的一个月中，您感到心情抑郁或沮丧的频繁程度如何？"受访者的回答有五个选项，"总是""经常""有时""很少"与"从不"，同上分别赋值为"1"到"5"。本章研究的因变量均为"1 ~ 5"的有序离散变量，为了更加简单明了展现农民工的健康程度，在建立模型时，将频率程度进行相应的分组并赋值，将自评健康、生理健康与心理健康操作为二分类变量，"0"代表不健康，"1"代表健康，建立 Logit 研究模型。

2. 解释变量

城市融入是城市化建设的核心，强调农民工在城市逐渐确立社会经济地位，接纳并认可城市的生活与文化规范的过程与状态。当前国内学者对于农民工城市融入的具体指标设计上还存在差异，在城市融入的维度划分上也尚未形成统一的标准。周皓（2012）构建了经济融合、社会融入、文化适应、社会适应、结构融合与身份认同五个维度的融入体系；杨菊华（2015）则从经济整合、社会适应、文化习得和心理认同四个层面对流动人口的城市融入进行测量。参考以往研究文献及数据的可得性（卢海阳等，2016），本章所选取的自变量包括经济融入、制度融入、文化融入和心理融入四个方面，每个融入层面包含不同的融入指标。具体来说，经济融入主要通过样本人群的收入和工作地房屋产权两项指标进行测量；制度融入操作化为劳动合同签订情况与工作性质两个测量指标；文化融入主要从文化参与和文化接纳上进行测量，具体操作化为农民工的文化活动参与和普通话水平；心理融入指标包含农民工个体身份认同和对所处环境的公平感知。

3. 控制变量

本章主要引入人口学特征变量，在研究中控制年龄、教育程度、婚姻状况、宗教信仰、政治身份、代际特征等变量。

本章所涉及的变量特征描述见表 10 – 1。

表 10 – 1　变量的定义和统计描述

	变量	变量定义	均值	标准差
健康	自评健康	"比较健康"或"很健康"=1，其余=0	0.795	0.403
	生理健康	"很少"或"从不"=1，其余=0	0.859	0.348
	心理健康	"很少"或"从不"=1，其余=0	0.759	0.428
社会融入	收入水平	年收入（元）	31314.620	31256.500
	工作地房屋产权	自己或配偶有房：是=1，否=0	0.509	0.500
	工作性质	全职工作=1，非全职工作=0	0.868	0.338
	劳动合同	签订=1，未签订=0	0.236	0.425
	文化参与	参加文化活动=1，从不=0	0.426	0.495
	普通话水平	"一般"或"以上"=1，其余=0	0.766	0.424
	身份认同	认为自己是"城里人"=1，反之=0	0.187	0.390
	公平感知	认为所处社会比较公平或完全公平=1，其余=0	0.374	0.484
人口学特征	性别	男性=1，女性=0	0.634	0.482
	年龄	实际年龄（岁）	39.778	11.685
	教育年限	受教育年限（年）	9.300	3.622
	婚姻状况	已婚=1，其他=0	0.833	0.373
	宗教信仰	有宗教信仰=1，无=0	0.104	0.305
	政治身份	中共党员=1，其余=0	0.063	0.243
	代际特征	新生代（1980年后出生）=1，老一代=0	0.302	0.459

第四节 实证分析及结果

一、不同特征群体的健康状况比较分析

表 10 - 2 展示了进城农民工群体与农村从未外出务工人员、返乡农民工和城镇居民等不同特征群体的健康得分值对比情况。考虑到自评健康指标容易受到被访者环境背景与个人认知的影响，我们纳入生理健康与心理健康得分增强解释力度。根据数值对比我们可以发现，城镇居民的生理健康和心理健康得分最高，这可能与城镇居民的健康意识好、医疗卫生服务可及性高及生活压力相对较轻等因素有关。进城农民工群体的整体健康水平要明显好于农村从未外出务工人员，这与转移劳动力的健康自选择机制相一致，同时，农村从未外出务工人员的整体健康得分最低，也表明了当前城乡居民的健康差距十分明显。进城农民工与返乡农民工的健康对比结果显示，返乡农民工的健康存在较大程度的恶化，在一定程度上检验了我国流动劳动力的"三文鱼偏误"效应。

表 10 - 2 不同群体健康水平对比

统计指标	健康水平（均值）				
	自评健康	生理健康	心理健康	最小值	最大值
农村从未外出务工人员	3.27	3.49	3.68	1	5
返乡农民工	3.65	3.93	3.85	1	5
进城农民工	4.11	4.27	4.03	1	5
城镇居民	4.07	4.32	4.10	1	5

相比于进城农民工，返乡农民工在生理健康和心理健康上都显著变差。理论上，城市里完善的公共卫生服务、高质量的医疗资源等对进城农民工健康起到一定的保护作用，然而实际上农民工并不能切实享受到这份健康支持。究其

原因，从生理健康角度来说，首先是农民工群体就业竞争力差，人力资本和社会资本均明显不足，抵御风险的能力较弱，身体劳累与精神疲惫交织的生活状态容易导致农民工身心健康的磨损。大多数农民工在健康预防等方面的观念普遍淡薄，更易于发生酗酒和抽烟等不健康的行为。对农民工群体来说，出于经济考量，他们习惯于"小病拖，大病扛"；再者，他们可利用的社会资源是较为底层的，关注和维护健康的成本也随之提高。其次是心理健康，徘徊在城市与农村的游离状态，加之"我在城市打工，但我的根还在故乡"的现实疼痛，常常会导致农民工群体的心理危机与焦虑。一方面，城乡二元结构导致的制度差异和资源配置不公，以及城乡思想认知上的差距和文化价值上的区隔等现实情境极易使其产生心理剥夺感和悲观情绪；另一方面，来自就业、医疗、教育领域上的政策"歧视"以及城市人的排外会加剧进城务工人员的城市疏离感与孤独自卑感。由此可见，农民工的健康问题实则是多层面的社会化问题，进城农民工与当地居民宏观或微观上的群体差异或许是造成农民工健康恶化的重要方面。

二、城市融入的因子分析

借鉴前人的研究经验，本章采用探索性因子分析法来考察农民工的总体城市融入程度。如表 10-3 所示，农民工的城市融入划分为经济融入、制度融入、文化融入与心理融入四个层面，每个融入层面对应着不同的测量指标。通过对城市融入四个维度的八项指标做因子分析，表 10-3 的因子分析结果显示，KMO 检验值为 0.72，表明所用的样本数据适合运用因子分析法。因子分析提取一个特征值大于 1 的公因子，累计方差贡献率达 72.00%，并将此公因子作为城市融入的总体指标进行回归计算。参考边燕杰等（2000）的转换公式，将所提取出的公因子转换为 1~100 的指数，数值越高，表明其城市融入程度越高。最终得到转换后的城市融入公因子值为 45.62，表明当前农民工的城市融入程度仍处于初级阶段，融入程度总体偏低。

三、城市融入对农民工健康的影响分析

通过 Logit 模型对农民工自评健康、生理健康、心理健康的影响因素进行估计。在进行回归之前，先对模型可能存在的多重共线性检验，得到模型中各个变量的方差膨胀因子 VIF 值均小于 2，表明各模型变量之间均不存在多重共线性问

题。此外，模型的异方差检验结果显示 p 值 > 0.05，即表明不存在严重的异方差。表 10 - 4 是 Logit 模型的估计结果，其中模型 1、模型 3、模型 5 分别为自评健康、生理健康及心理健康三组回归的控制变量简化模型，为了探讨城市融入因素对农民工健康的影响，将城市融入的公因子值分别加入三组的控制变量简化模型中，依次得到模型 2、模型 4 和模型 6。当加入解释变量后，各组回归中控制变量的影响基本维持初水平，变化波动小，表明各模型稳健性较好。

表 10 - 3　城市融入的因子分析

	测量项目	最小值	最大值	均值	标准差	因子载荷
经济融入	年收入取对数值	5.99	12.90	10.02	0.84	0.81
	本人或配偶在工作地有无房产	0.00	1.00	0.51	0.50	0.88
制度融入	是否签订劳动合同	0.00	1.00	0.24	0.42	0.84
	工作性质	0.00	1.00	0.87	0.34	0.85
文化融入	文化活动参与情况	0.00	1.00	0.43	0.49	0.79
	普通话水平	0.00	1.00	0.77	0.42	0.87
心理融入	个体身份认同	0.00	1.00	0.19	0.39	0.75
	对所处环境的公平感知	0.00	1.00	0.37	0.48	0.86
累计方差解释率（%）				72.00		
特征根值				1.95		
KMO 检验值				0.72		
*城市融入公因子值（转换后）		1.00	100.00	45.62	16.23	

1. 城市融入与农民工健康

城市融入对农民工健康的正向影响十分突出，自评健康、生理健康和心理健康三组回归的结果均得到相同的论证。模型 1 与模型 2 的回归数据表明，在控制其他影响因素的情况下，农民工的城市融入对其自评健康具有显著的正向影响，即农民工的城市融入程度越高，其自评健康状况越好；同样的，在生理健康模型中，模型 3 和模型 4 的回归结果显示，城市融入变量通过了 1% 的显著性检验，表明在其他因素不变的前提下，城市融入有助于农民工生理健康的改善；城市融入对农民工心理健康的正向积极影响通过模型 5 和模型 6 得以同理验证。

表 10 - 4　城市融入状况对农民工健康影响的整体回归分析

解释变量	自评健康		生理健康		心理健康	
	模型 1	模型 2	模型 3	模型 4	模型 5	模型 6
年龄	- 0. 034 ***	- 0. 029 ***	- 0. 028 ***	- 0. 022 **	- 0. 005	- 0. 002
	(- 4. 285)	(- 3. 678)	(- 3. 170)	(- 2. 470)	(- 0. 711)	(- 0. 291)
教育年限	0. 040 **	0. 017	0. 050 **	0. 022	0. 013	- 0. 006
	(2. 067)	(0. 803)	(2. 222)	(0. 9)	(0. 729)	(- 0. 284)
宗教信仰	- 0. 405 **	- 0. 399 **	- 0. 438 **	- 0. 432 **	- 0. 263	- 0. 257
	(- 2. 153)	(- 2. 116)	(- 2. 060)	(- 2. 026)	(- 1. 434)	(- 1. 402)
政治身份	- 0. 038	- 0. 063	- 0. 033	- 0. 073	- 0. 224	- 0. 242
	(- 0. 144)	(- 0. 237)	(- 0. 105)	(- 0. 232)	(- 0. 938)	(- 1. 013)
婚姻状况	0. 392 **	0. 406 **	0. 654 ***	0. 671 ***	0. 695 ***	0. 708 ***
	(2. 098)	(2. 162)	(3. 03)	(3. 092)	(4. 207)	(4. 273)
代际特征	- 0. 06	- 0. 023	0. 473 *	0. 523 *	0. 241	0. 27
	(- 0. 270)	(- 0. 105)	(1. 747)	(1. 92)	(1. 189)	(1. 328)
城市融入		0. 013 ***		0. 017 ***		0. 010 **
		(2. 843)		(3. 038)		(2. 371)
常数项	2. 112 ***	1. 537 ***	1. 915 ***	1. 170 **	0. 651	0. 22
	(4. 426)	(2. 966)	(3. 533)	(1. 968)	(1. 45)	(0. 454)
观测值	1638	1638	1638	1638	1638	1638

注: *** 、 ** 和 * 分别表示各群组的均值差异在 1% 、5% 和 10% 的水平上显著,括号内为稳健标准差。

　　我们可以从城市融入的各层面对农民工健康作进一步讨论。在经济层面上,城乡二元结构的差异和流动的劳动力体制致使农村转移劳动力难以全面地融入城市,深入影响农民工的身心健康。基于城乡户籍制度的体制性障碍使农民工群体在就业处于较大的劣势,大多数农民工集中在非主流的次级劳动力市场,经济融入程度较低。农民工的健康受损和其较低的经济融入程度有直接的联系,职业侵害与低收入导致的医疗保健能力不足使其经济上的弱势群体地位部分转化为健康弱势(袁迎春,2016),即便是一些近年来农民工"高工资"的论调,在很大程度上都是用不可逆的健康损害换来的"赔本买卖"。在制度层面上,结构失衡和制度制约是影响农民工健康状况深层次的原因。目前我国城镇建立了覆盖医疗、养老、工伤、失业和生育保险等社会保险体系以及失业救济和低保救助体系保障城市弱势群体。尽管当前社会保障的覆盖范围从城市不断辐射至农村，但目前的社会保障体系对于农民工群体仍存在诸多弊端，农民工群体的"边缘化"身份使其难以享受均等的保障福利。此外，劳动权益普遍被侵犯的社会现实容易催生农民工的心理健康问题。在文化层面上，文化参与和文化接纳是有效磨合文化价值差异的重要途径。农民工的文化活动参与有助于新的社会交往群体的建立，来自亲朋好友的社会支持能够对农民工的精神健康提供良好的保障，群体性交往对农民工的身心健康发挥积极效应（郭星华、才凤伟，2012）。文化层面的进一步融入，就越可能融入本地人的生活圈子，面临的歧视和排斥会逐渐减弱，在很大程度上缓和了农民工心理层面的压力和排斥感。心理健康的前提是心理适应，农民工群体的心理融入能够加快其城市适应，逐步缩短与城市的心理距离，建立社会信任。通过农民工的自我认知与自我调适，从而减轻抑郁、焦虑、敌对、自卑、悲观等不良情绪对心理健康造成的损害。

从某种程度上来说，较高层次的城市融入是保障农民工身心健康的重要基础。显然，城市融入能够整合经济、制度、文化与心理层面的健康存量，进而保障农民工群体的健康。鉴于当前农民工城市融入处于较低层次的社会现实，他们所能利用的维护健康的经济支撑、医疗服务的可及性、社会关系及自我心理调适相对有限。所以，加快推进农民工的城市融入是从根本上改进农民工健康的重要举措。

2. 控制变量与农民工健康

总体来看，控制变量对农民工健康的影响与预期相符。从模型1与模型3的回归结果可知，年龄就"自评健康"与"生理健康"回归所得系数为负数，且均通过了1%的显著性检验，同时对心理健康有着不显著的负向影响。这表明随着年龄的递增，农民工的健康水平呈现显著下降的趋势，这与现实情况相一致。在受教育程度方面，受教育程度的系数为正且在5%的水平上显著，表明农民工的受教育程度越高，其自评健康与生理健康水平相对更好。一方面，较高的教育水平在很大程度上意味着拥有相对较好的工作环境，进而降低由于工作环境恶劣、劳动强度大等因素对农民工健康造成的直接损害；另一方面，受教育程度的提高有助于农民工健康行为与健康意识的养成，掌握更多的医疗保健资讯，这在一定程度上能够减缓其他因素对其健康造成的负面冲击。黄乾（2010）对农民工健康状况研究的经验证据有效地支撑了上述假设，教育能够通过职业途径对城市农民工的健康产生积极的正向影响。其中，就业于非技术岗位的农民工健康水平最低，就业于管理岗位的农民工健康水平最高。宗教信仰对农民工自评健康与生理健康均呈现显著负向的效应，这可能是由于健康较差的农民工更愿意积极参与宗教，寻求保护与庇佑。从婚姻状况来看，婚姻状况对农民工的自评健康、生理健康及心理健康均有显著的积极效应，已婚农民工的健康状况要明显优于因未婚、离异或丧偶导致的单身农民工的健康状况。进一步比较系数可知，婚姻状况对健康的正向作用最显著表现在心理健康层面，家庭的亲情关怀和支持陪伴能够减少农民工在城市打拼过程中的心理压力与焦虑，改善其心理健康。因此，家庭式迁移的城市融入对农民工健康具有强解释力的保护作用。从代际分布的回归结果来看，该变量对农民工健康的积极影响主要反映在生理健康层面。代际特征对农民工的生理健康系数为正，并具有 10% 的统计显著性。表明新生代农民工的生理健康水平优于老一代农民工，这与年龄的回归结果相一致。

第五节 研究小结

农民工在城市就业和生活的过程中必须面对结构制度制约和生活文化差异，他们的生理健康与心理健康也会随之发生变化。本章利用 2013 年全国综合社会调查数据，对进城农民工、农村从未外出务工人员、返乡农民工以及城镇居民等不同群体的健康状况进行比较，并从经济、制度、文化和心理四个层面提取农民工城市融入的主要因子，着重分析城市融入对农民工健康的影响。研究结果表明：农民工群体有着令人担忧的健康脆弱性，健康受损是农民工返乡的重要原因；城市融入对农民工的健康有明显的提升作用，全方位推动农民工的城市融入是抵御健康冲击的有效途径。从人口学特征来看，年龄、代际特征对农民工的生理健康呈负向相关；受教育程度能够显著改善农民工的身心健康状况；家庭式融入对农民工生理与心理健康皆有积极影响，其中，心理健康的正向效应更为显著。

第十一章 农民工城市融入的
劳动供给效应

第一节 引 言

  农村剩余劳动力流入城市为中国经济的持续高速增长提供了重要动力。多数研究表明，我国已经越过了刘易斯拐点，意味着劳动力将逐渐成为稀缺的生产要素，人口红利逐渐消失，伴随而来的是经济增长速度的减缓。劳动力短缺和老龄化很可能成为未来长期存在的问题（Zhang et al., 2011；蔡昉，2011；孟令国，2011；彭希哲、胡湛，2011；唐代盛、邓力源，2012），这必然为今后中国经济的发展带来空前的挑战。

  在未富先老的国情背景下，蔡昉（2010）提出，将1.6亿进城农民工转变为市民对稳定农民工的预期，降低其城镇就业的波动性，从而提高城镇劳动参与率至关重要。以农民工市民化为内涵的深度城镇化是未来提高劳动参与率的最大潜力，将成为未来经济增长的新引擎。有研究表明，2011~2020年，如果城镇劳动参与率每年提高1%，潜在增长率能相应提高0.88%（Cai & Lu, 2013）。因此，如何有效增加农民工劳动供给进而提高潜在增长率，已成为当前亟须解决的重要课题。

  劳动供给是劳动经济学和发展经济学研究的主题之一。根据劳动经济理论，劳动供给主要分为劳动参与（广度）和劳动时间（深度）两个层面，因而劳动供给行为通常分为劳动参与行为和劳动时间选择行为（Heckman, 1993）。针对农民工劳动供给问题，已有文献主要是从农民工就业稳定性角度展开的。学者普遍认为，在缺乏城镇户籍的情况下，多数进城农民工难以享受完全的社会保障和公共服务，所以他们的就业并不稳定，当经济不景气时，他们就会选择返乡（蔡昉，2013）。封进和张涛（2012）的研究表明，影响农民工就业最主要的因素是收入。尽管工资水平的提高增加了农民工的非农就业的可能性，但并未对就业的持续时间产生显著的影响。文化程度较低，缺乏必要的职业技能亦是农民工就业流动性大的重要原因。在职培训有利于促进农民工的工作满意度，进而降低其工作流动意愿，但不同类别的教育和培训的影响存在较大差异（刘万霞，2013）。此外，由于正规就业渠道的缺失以及农民工在劳动力市场上所处地位的弱势性，社会资本也是农民工获得就业或流动的不可或缺的途径（宗成峰，2012）。作为非正式制度的社会资本，具有正式制度中"工会"的作用，能够增强农民工的"集体用脚投票权"，进而提升其劳动力市场的博弈能力（张智勇，2007）。不过也有学者指出，虽然社会资本有助于农民工实现就业，但并不会为其带来较高的工资水平（谢勇，2009）。

上述从收入、人力资本、社会资本等视角剖析农民工劳动供给影响因素的研究奠定了本章的研究基础，但这些研究尚未探讨社会心理学因素如城市融入对农民工劳动供给的影响。城市融入体现着农民工个人及家庭从农村人向城市人转变的过程，这个过程理应蕴含着个人经济行为的变化。农民工的劳动供给是否会随着城市融入而趋于稳定？这种"稳定"的效果在不同类型的农民工中是否存在差异？这些都是有待进行验证的问题。本章将身份经济学（Identity Economics）理论引入农民工劳动供给的分析框架，采用倾向值匹配（Propensity Score Matching，PSM）方法，实证检验身份融入对农民工劳动供给的影响及其群体差异。与以往的研究相比，本章的特点在于：第一，将社会心理学中"身份"的概念引入劳动供给模型，利用一手调查数据验证理论假说，并希望借此为稳定农民工劳动供给提供一条新的思路。第二，充分考虑农民工群体的异质性。不同类型的农民工可能具有不同程度的城市融入效应，有效的政策应该明晰不同群体的政策效果差异性（Stern，1986）。因此，本章对农民工按代际、性别、户籍地进行分组，深入考察农民工城市融入对劳动供给影响的群体差异性。第三，采用倾向值匹配法，处理样本的选择性偏差，以期得到更为可靠的结论。已有的相关文献大多采用截面数据进行实证研究，往往因为找不到合适的工具变量而忽略了内生性问题，导致结果存在选择性偏差（Selection Bias），影响研究结论的可靠性。就本章而言，农民工是否融入城市本身可能就与其劳动供给相关，劳动参与率高、就业流动性低的农民工可能更易于融入城市。因此，如果不能有效控制由于内生

性、双向因果等原因带来的选择性偏差，那么，关于城市融入对农民工劳动供给
影响的结论就可能存在偏误。

第二节　理论框架与研究假说

一、身份经济学理论框架

"身份""认同""身份定位""身份认同"是重要的心理学、社会学概念，
在英文中均译为"Identity"。心理学中常用"认同"一词，表示个人与他人或群
体之间在心理上和感情上趋同的过程，在这个过程中，随着个人的情感体验和行
为模式的整合（张淑华等，2012）。社会学中则常用"身份认同"一词，界定为
个体对自己归属于哪个群体的认知，偏重于群体间的归属和关系问题（郭星华、
李飞，2009），即主要包含两个问题："我是谁?""我属于哪一类群体或组织?"。
在社会融入理论视角下，身份认同常被用来表征迁移人口的身份维度的融入状况
（Identity Integration），与之相对应的还有经济、社会、文化等维度的融入。在一
些心理学的研究中，也将 Identity Integration 翻译为"认同整合"，常用于测量同
时具有两（多）重身份的人如何看待他们的两（多）重身份之间的关系的个体
差异（曹慧、张妙清，2010），较具代表性的是 Benet Martínez 和 Haritatos
（2005）提出的"双文化认同整合"理论（Bicultural Identity Integration，BII）。
尽管有的文献将身份融入归为心理融入的一个部分（李树苗、悦中山，2012），
有的研究又将其归为一个独立的融入维度（李培林、田丰，2012），但这些研究
都有一个共识：城市融入是一个动态的、渐进的、多层次的、互动的过程，身份
融入是城市融入的最高目标（Gordon，1964；杨菊华，2009；周皓，2012）。因
此，为了便于后文的分析与建模，本章以身份融入作为农民工城市融入的代理
变量。

身份认同的方向性也是一个必须进行界定的问题，该问题在国内外学术界存
在较大的争议。从国外研究来看，以 Gordon（1964）为代表的"单向"模型支
持者认为，国际移民通常具有两种身份认同，即"族群认同"（Ethnic Identity）
和"国家认同"（National Identity）。"族群认同"是指个体对自己所属族群的认

知及情感依附，而"国家认同"则表示移民对自己归属于哪个国家的认知及对这个国家经济、文化、政治等要素的评价。由于两种认同具有排斥性，移民的社会融入则意味着放弃其原有身份，并逐渐地接受迁入地的身份。以 Berry 和 Sam（1997）为代表的"双向"模型支持者则认为，移民的两种身份认同是相互独立的，不一定会相互冲突，一种认同的形成也并不会必然导致另一种认同的退化。国内研究也存在类似的争议，主要体现在农民工"融入"与"融合"的理论之辨。李树苗和悦中山（2012）的研究表明，农民工在文化、心理维度的融合具有双向性，过度侧重于农民工的城市"融入"指标而忽略其对家乡文化的保持及对农村身份的认同将不利于改善农民工的个人福利。他们以"老乡会"的作用为例指出，在"融入"理论视角下，类似于"老乡会"的非正式组织的存在将不利于农民工对城市生活方式的适应和对城市文化的接纳，从而阻碍农民工融入城市社会，相应的政策启示也往往只会关注到这类组织的负面作用，而在"融合"的理论视角下，则会看到这类组织正负两面的影响。本章更倾向于杨菊华（2009）的观点，"融入"暗示着流入地的文化占据优势，流出地的文化居于弱势，"融合"反映的则是一种平等的关系。在城乡二元结构背景下，"融入"比"融合"更能恰当揭示农民工进城的原因、在城市融入的过程及其对城市社会的影响。因此，在下文的研究中，假设农民工的"农村人"身份认同和"城里人"身份认同并不会同时存在，农民工的身份融入意味着"农村人"认同向"城里人"认同的转变。

身份经济学理论是近十年来逐渐发展起来的一种经济学理论，主要研究身份和社会规范为何以及如何影响个体的经济行为。诺贝尔经济学奖得主乔治·阿克尔洛夫（George A. Akerlof）最早将社会身份和与身份密切相关的行为规范引入个人效用函数，从而扩展了传统的微观决策模型（Akerlof & Kranton，2000）。该理论假设，一个社会由不同的群体 C 构成，每个人的特征 ε_i 及行为 a_i 决定其属于某一个群体 c_i，并形成相应的身份认同 I_i。每个群体都存在最优行为准则 P，如果一个人的实际行为与其所属群体的最优行为准则相违背，这个人就会产生焦虑和不愉快的感觉，效用相应降低。同时，在身份外部性（Identity Externalities）的作用下，群体内其他个体的效用也会随之降低，于是其他个体可能做出相应的负反馈，从而可能引起一系列的行为博弈。所以，一个人的效用则不仅取决于自己的行为 a_i，还受到群体内其他人的行为 a_{-i} 以及个人的身份认同 I_i 的影响，可以表示为下式：

$$U_i = U_i(a_i, \ a_{-i}, \ I_i) \tag{11-1}$$

而 I_i 则受到自己的行为 a_i、他人的行为 a_{-i}、所属群体类型 c_i、个人的特征 ε_i 以及最优行为准则 P 的影响，由下式表示：

$$I_i = I_i(a_i, \ a_{-i}, \ c_i, \ \varepsilon_i, \ P) \tag{11-2}$$

其中 I_i 对 U_i 的影响被称作身份认同损益（Gains or Losses in Identity）。当给定 c_i、ε_i、P 时，个人可以通过调整自己的行为 a_i 达到效用最大化。Akerlof 和 Kranton（2000）进一步构建博弈模型分析身份认同对个体行为的作用机制指出，由于身份外部性、负反馈机制等因素的存在，群体内的博弈行为可能会促使个人采取与最优行为准则 P 相匹配的行为。我们沿用 Akerlof 和 Kranton（2000）定义的效用函数分析融入差异导致的偏好选择，建立了一个针对农民工劳动供给行为的身份定位模型。

首先假设，在劳动力市场上的农民工都是同质的，唯一的差异是他们的城市融入程度不同。假设一个农民工群体 A 由 H_1 和 H_2 两个人组成，相对于 H_1 而言，H_2 的融入程度较高，H_1 和 H_2 将处于一个完全信息动态博弈之中。H_1 的策略集为 $\{\phi, \eta\}$，其中，ϕ 表示与融入身份相悖的劳动供给行为，例如，从事流动性大、稳定性较差的工作；η 则表示与融入身份相符的、更为积极的劳动供给行为，可以导致更高的生产率。由于 H_2 的融入程度更高，相对于 H_1 而言，H_2 会偏好更为积极的劳动供给行为 η，则他的策略集则是 {进行负反馈，不进行负反馈}。博弈的过程如下：首先，农民工 H_1 进入劳动力市场并选择劳动行为 ϕ 或 η，如果 H_1 选择的行为与 H_2 的偏好一致，即选择行为 η，则博弈结束；反之，若 H_1 选择行为 ϕ，则 H_2 可选择是否对 H_1 进行负反馈。具体来说，如果农民工 H_1 选择的行为与 H_2 的偏好不一致，那么，根据上文假定的效用函数，H_1 的行为会在一定程度上降低 H_2 的身份认同，从而损害 H_2 的效用，而 H_2 也可以通过负反馈来影响农民工 H_1 的效用，由此形成一个动态博弈。关于这种负反馈一个简单直观的例子是，当一个农民工的朋友圈在工作上都比较积极进取，而自己却不思进取，其朋友圈会觉得他的行为与圈内的积极氛围格格不入，从而让他们产生不愉快的感觉，最终可能表现为对该农民工的抱怨、疏远甚至排斥。我们假设负反馈行为可以使农民工 H_2 重新获得身份认同，即获得重构身份定位的效用，但是，采取负反馈行为对农民工 H_2 来说也会产生相应的心理成本。

在定义了农民工 H_1 和 H_2 的策略集和博弈过程后，下面讨论农民工 H_1 和 H_2

在博弈中的支付矩阵。首先，讨论农民工 H_2 的收益情况。假设农民工 H_1 采取积极的劳动供给行为 η 时 H_2 的效用为 U，而当 H_1 采取与融入行为相悖的劳动供给行为 φ 时，H_2 的效用会受损 E，此时 H_2 获得的效用为 $U-E$。这时，如果 H_2 对 H_1 采取相应的负反馈，需要付出的心理成本为 C，从而免受损失 E，则 H_2 的总效用为 $U-C$。再来看农民工 H_1 的收益情况。在 H_2 不采取负反馈的前提下，农民工 H_1 采取行为 η 和 φ 的效用分别为 u_η 和 u_ϕ，显然作为理性的经济人，对农民工 H_1 来说，$u_\eta > u_\phi$。若农民工 H_2 进行负反馈，将会对 H_1 造成效用损失 C，双方的博弈决策树如图 11-1 所示。

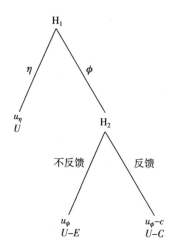

图 11-1　农民工的博弈决策树

当 $E>C$，即农民工 H_2 的负反馈威胁是可置信时候，有两种可能的子博弈精练均衡：

（1）若 $u_\eta > u_\phi - C$，则农民工 H_1 会采取与 H_2 匹配的积极的劳动供给行为 η；

（2）若 $u_\eta > u_\phi - C$，则农民工 H_1 会采取行为 φ，并接受农民工 H_2 的一个负反馈

当 $E<C$，即当农民工 H_2 的负反馈威胁不可置信时，存在唯一的子博弈精练均衡：

（3）农民工 H_1 会采取行为与融入身份相悖的劳动供给行为 φ，而且 H_2 不会

采取负反馈。

通过上文的分析，我们用一个简单博弈模型描述了农民工的身份认同可能对其劳动供给行为的影响，可以得到的初步结论是，由于身份外部性、负反馈等机制的存在，农民工有可能会采取与其融入身份相匹配的积极的劳动供给行为，但是否采取匹配行为取决于模型内博弈各方的策略集、博弈规则和损益等参数的设置。

二、研究假说

在身份经济学理论被提出以后，国外一些研究开始关注移民身份认同对劳动供给的影响。Blackaby 等（1999）对比不同种族的就业前景时发现，不同的种族在孤立偏好（Taste for Isolation）上有明显差异，相对于非穆斯林群体，穆斯林群体表现出更强的孤立偏好，这往往限制他们的就业选择集，从而表现为较高的失业率。Nekby 和 Rödin（2010）基于瑞士调查数据的研究表明，维持对流出地身份的认同不会对移民的就业产生不利影响，但加强对流入地身份的认同却能有效促进移民的就业。基于以上分析，本章提出第一个假说：

假说1：城市融入对农民工劳动供给的稳定具有积极影响作用，体现在提高劳动参与率、劳动时间和就业率，并降低就业流动性。

一些学者认为，农民工群体的异质性是新时期一个不容忽视的人口特征，应该将其纳入农民工劳动供给的分析框架中。从国际经验来看，移民的城市融入对劳动供给的影响的确存在群体差异。基于德国的长面板统计数据，Casey 和 Dustmann（2010）研究发现，对德国国民身份的认同有利于男性就业，而对迁出国身份的认同则具有明显的消极作用。对于女性，两种身份认同的影响都不显著。此外，身份认同还具有一定的代际传递效应，父母的身份认同也可能同时会影响到子女未来的就业。Bisin 等（2011）对欧洲移民种族身份认同的实证研究发现，虽然第二代移民的种族认同远低于第一代移民，但种族认同对第二代移民就业的负面影响却远大于对其父辈们的影响。

然而，由于制度环境的不同，已有的国外研究并不足以帮助我们判断农民工城市融入对劳动供给影响的群体差异。正如上文所述，个体是否采取与身份相匹配的行为取决于博弈模型的参数设置。在现实中，我们无法观察到农民工群体间博弈过程的差异，也不能打开博弈的"黑箱"去获得不同群体的模型参数。但是本章认为，可以从两个方面判断农民工是否采取与"融入"身份相匹配的行为：农民工行为动机的强弱和行为能力的高低。前者反映农民工"是否愿意"采取特定的行为，后者反映农民工"是否能够"采取特定的行为。在农民工市民化的过程中，这两个方面可以体现在农民工的市民化意愿和市民化能力上。市民化意愿是农民工留城发展或定居的意愿，农民工的市民化意愿越强，则其采取与"融入"身份相匹配的劳动力市场行为的动机也就越强。市民化能力则是农民工在城市稳定就业和维持城市生活开支的能力，取决于农民工个人与身份转化相关的发展能力、与就业相关的学习能力、信息获取能力等方面（周蕾等，2012），市民化能力越强，意味着农民工采取积极劳动力市场行为的能力越强。"融入"与"市民化"孰先孰后是一个值得指出的问题，在西方关于人口迁移的研究中，国际移民的迁移和身份的转换是一个同步的过程，移民的身份转换却并不意味着能融入当地社会，例如，很多在美国生活了多年的外来移民，虽然获得了美国国籍，但难以融入美国的主流文化，所以，身份转换往往先于社会融入。然而，对我国的农民工迁移群体而言，由于户籍制度的存在，迁移和身份转换往往是两个不同的过程，不少农民工在城市生活了数十年，在经济、文化、心理等方面都融入了城市社会，却仍然难以获得相应的市民身份。对他们来说，社会融入要先于身份转换。这也表明，中国的城镇化、市民化将是一个逐步推进、有序的过程，在政府财力有限的前提下，优先将融入城市社会的农民工转变为市民将是未来的政策导向。

关于农民工群体异质性的研究主要从代际、性别及户籍地的差异展开。因此，从代际差异来看，新生代农民工对农村的认同远不如对城市的认同（杨菊华等，2013），他们拥有较高的文化水平，消费观念和行为特征都更接近于市民，他们比其父辈更渴望融入城市社会并最终成为市民。所以，新生代农民工具有更强的动力和能力去实现角色的转换。从性别差异来看，男性农民工和女性农民工在性格、生理、心理等方面的差异必然导致其行为动机的差异。由于社会角色的分工，在非农就业决策上，具有显著的"男性主导—女性依附"的特征，男性农民工依然是家庭"养家糊口"的主要承担者，而农村女性的城乡流动存在明显的家庭"跟随"效应（韩洪云等，2013），这在一定程度上也说明男性可能具有更强的行为动机。此外，社会角色在性别间的不平等分配也使女性所拥有的社会资源与权力少于男性，并更可能遭遇各种社会紧张（李卫东等，2013），由此也导致其相对较低的行为能力。从户籍地差异来看，很难直观判断本地农民工和外来农民工在行为动机上的差异。但是，本地农民工对当地的方言、文化更加了解，他们可能更容易利用当地的社会关系帮助其获得好的就业。不仅如此，他们也可能更熟悉当地劳动力市场，所接受的教育和所积累的工作经验更适用于本地劳动力市场（钱文荣、卢海阳，2012），因而意味着本地农民工可能具有更高的行为能力。基于以上分析，我们提出以下假设：

假说2：相对于老一代农民工群体，城市融入对新生代农民工劳动供给的影响更大。

假说3：相对于女性农民工群体，城市融入对男性农民工劳动供给的影响更大。

假说4：相对于外来农民工群体，城市融入对本地农民工劳动供给的影响更大。

第三节　计量模型选择与变量设定

一、因果推断与倾向值匹配模型

在其他条件相同的情况下，城市融入对农民工劳动供给到底有何影响？以往的研究是直接比较"融入"的个体和"未融入"的个体在劳动供给水平上的差异（Casey & Dustmann，2010；Nekby & Rödin，2010；Bisin et al.，2011）。这些研究的缺陷在于忽略了一些可观测到的混淆变量（Confounding Variables）对自变量与因变量之间关系的干扰，使我们难以直接探索两者间的"净效应"，这些混淆变量的影响常被称作选择性偏差（胡安宁，2012）。具体来说，农民工的城市融入本身可能受到农民工的收入、迁移状况、家庭规模等特征的影响，而这些特征同时也会影响农民工的劳动供给，这就会导致农民工的城市融入不仅与这些特征相关，而且也与其劳动供给相关。劳动供给稳定的农民工因为具有某种特征而实现"稳定"，而该特征及劳动供给结果同时也会改变该农民工城市融入的概率，在这样的情况下，农民工的城市融入就有可能不是稳定的劳动供给的"因"，而是稳定的劳动供给的"果"，亦可能与稳定的劳动供给同样是由某些特征决定的结果，这就使在计量模型的选取上应考虑到因果推断问题，如果用一般的线性回归模型来估计城市融入对劳动供给的影响会导致估计结果的有偏和不一致。事实上，Akerlof 和 Kranton（2000）也充分肯定了身份对个人行为的作用，但也强调了可能存在的反向因果关系。他们将其描述为"由于身份认同对个人行为有着关键性（Fundamental）的影响，因而身份认同本身就称得上是一个人最重要的经济决策，这或许也意味着影响个人身份认同的因素会对其经济行为乃至福利有着决定性的作用，这也使身份认同和经济行为之间因果关系的方向性变得难以确定"。因此，解决模型的选择性偏差就显得尤为重要。

因果推断的核心问题在于如何有效解决模型的选择性偏差。就本章研究而言，准确估计农民工劳动供给的城市融入效应的方法是比较同一个农民工在实现城市融入前后的劳动供给状况，而不是将已实现城市融入的农民工与未实现城市融入的农民工进行比较。但是问题在于，对于已经实现城市融入的农民工，只能观察到融入以后的劳动供给状况（即事实），而不能观测到融入之前的劳动供给状况（即反事实）。Rosenbaum 和 Rubin（1983）提出的倾向值匹配法（PSM）为解决这一问题提供了有效的思路：通过引入反事实框架（Counterfactual Framework）构造无法被观察的反事实结果，来计算同一个农民工劳动供给的事实与反事实的净差异，这种净差异则是城市融入导致劳动供给变化的因果效应。具体步骤有以下几步：首先，根据一些可以观测到的混淆变量，运用 Logit 模型预测农民工实现城市融入的概率，即样本的倾向得分（Propensity Score），由下式表示：

$$p(X_i) = \Pr(D_i = 1 \mid X_i) = \frac{\exp(\beta X_i)}{1 + \exp(\beta X_i)} \qquad (11-3)$$

在式（11-3）中的二元虚拟变量 D_i 表示农民工的城市融入，X_i 表示农民工城市融入的影响因素，β 为模型系数。其次，通过使用最近邻匹配（Nearest Neighbor Matching）、半径匹配（Radius Matching）、核匹配（Kernel Matching）等匹配方法，根据倾向得分对干预组（实现城市融入的农民工）和控制组（未实现城市融入的农民工）进行匹配。这样就能有效消除样本的选择性偏差，起到近似于随机试验的作用。最后，基于匹配样本，比较干预组和控制组农民工劳动供给的平均差异，得到农民工城市融入对劳动供给的因果关系系数，该系数在模型中通常被称作平均处理效应（Average Treatment Effect on Treated，ATET），由下式表示：

$$
\begin{aligned}
ATT &= E[Y_{1i} - Y_{0i}) \mid D_i = 1] \\
&= E\{E[Y_{1i} - Y_{0i} \mid D_i = 1,\ p(X_i)]\} \\
&= E\{E[Y_{1i} \mid D_i = 1,\ p(X_i)] - E[Y_{0i} \mid D = 0,\ p(X_i)] \mid D_i = 1\} \quad (11-4)
\end{aligned}
$$

上式中的 Y_{1i} 和 Y_{0i} 分别表示干预组和控制组的结果。

二、变量选择与描述性分析

1. 关键变量：城市融入

农民工城市融入中最关键、最高层次的融入是身份的融入（李培林、田丰，2012）。为了方便分析，本章使用身份融入来作为农民工城市融入的代理变量。总体来看，目前实现身份融入的农民工比例仍然较低（见表 11 - 1），只有 18% 的农民工认同自己是城里人。尽管农民工的身份融入并不存在显著的性别差异和户籍地差异，但是存在显著的代际差异，认同自己是城里人的新生代及老一代农民工的比例分别为 20% 和 13%，两者差异在 1% 的水平上显著。

表 11 - 1 农民工身份融入的描述性统计分析

	身份认同		
	平均值	标准差	Pr > | t |
男性农民工	0.18	0.28	0.98
女性农民工	0.18	0.25	
老一代农民工	0.13	0.37	0.01
新生代农民工	0.20	0.31	
本地农民工	0.18	0.29	0.48
外来农民工	0.16	0.32	
总体	0.18	0.34	

2. 被解释变量

劳动供给。劳动供给是本章的被解释变量，参考 Mullahy 和 Sindelar（1991）、Balsa 和 French（2010）等研究，本章选取劳动参与率、劳动时间对数值、就业率、就业流动性等四个指标来表征农民工的劳动供给。从表 11 - 2 的描述性分析可看出，农民工的劳动参与率和就业率都较高，分别为 96% 和 90%，其中男性农民工的劳动参与率显著高于女性农民工。从代际差异来看，新生代农民工就业流动性显著低于老一代农民工。从户籍地差异来看，本地农民工的劳动时间和就业率都显著高于外来农民工。

表 11 - 2　农民工劳动供给的描述性统计分析

被解释变量	全部样本	男性	女性	老一代	新生代	本地	外来
劳动参与率（有工作或在寻找工作 =1，其他 =0）	0.96	0.98 *	0.96	0.97	0.96	0.97	0.97
劳动时间（小时/年）对数值	7.49	7.66	7.71	7.72	7.68	7.72 *	7.66
就业率（有工作 =1，其他 =0）	0.90	0.91	0.90	0.91	0.90	0.93 **	0.88
就业流动性（次数）	1.03	1.03	1.04	0.91 **	1.10	1.03	1.04

注：表内数据表示被解释变量的均值，由于篇幅限制，表内并未列出标准差。* 、 * * 分别表示各群组的差异在10%、5%的水平上显著。

3. 匹配变量：混淆变量

根据前文的分析，实现匹配的前提是获得样本的倾向得分，即引入影响农民工身份融入的混淆变量，通过 Logit 模型预测农民工身份融入的概率。参考 Bisin 等（2011）、Wang 和 Fan（2012）等的研究，本章选取的混淆变量分为个人特征变量、人力资本变量、社会资本变量以及其他控制变量。其中，个人特征变量包括年龄、性别、婚姻状况；人力资本主要体现为人的知识、技能、培训经历健康等（Becker，1962），本章以受教育年限、培训经历、工作年限、自评健康状况来表征农民工的人力资本；社会资本主要有结构（Structural Dimension）、关系（Relational Dimension）和认知（Cognitive Dimension）三个维度（Tsai & Ghoshal，1998），本章以个人社会身份、朋友社会身份、城市社交、交往程度、受歧视经历、信任感来表征农民工的社会资本；其他控制变量包括城镇医疗保险、户籍地、迁移模式、工资对数值、行业等。混淆变量的具体定义及描述性统计结果详见表 11 -3。

表 11 - 3　混淆变量的定义及描述性统计分析

变量名称	变量定义及赋值	均值	标准差
年龄	岁	31.42	8.68
性别	虚拟变量：男 = 1，女 = 0	0.63	0.47
婚姻状况	虚拟变量：已婚 = 1，其他 = 0	0.61	0.36
受教育年限	年	10.70	1.47
培训经历	虚拟变量：接受过企业培训 = 1，其他 = 0	0.64	0.21
工作年限	年	7.82	6.21
自评健康状况	虚拟变量：很健康或健康 = 1，其他 = 0	0.78	0.42
个人社会身份	虚拟变量：党员 = 1，其他 = 0	0.21	0.22
朋友社会身份	虚拟变量：有当村干部的朋友 = 1，其他 = 0	0.43	0.30
城市社交	虚拟变量：有当地市民朋友 = 1，其他 = 0	0.72	0.41
交往程度	虚拟变量：与市民关系很好 = 1，其他 = 0	0.68	0.23
受歧视经历	虚拟变量：曾经受到市民歧视 = 1，其他 = 0	0.43	0.50
信任感	虚拟变量：信任周围的人 = 1，其他 = 0	0.72	0.32
城镇医疗保险	虚拟变量：有 = 1，其他 = 0	0.38	0.48
户籍地	虚拟变量：拥有务工所在地级市户口 = 1，其他 = 0	0.47	0.54
迁移模式	虚拟变量：家庭式迁移 = 1，其他 = 0	0.39	0.32
工资对数值	月工资（原单位：元）的对数	10.02	1.12
行业	分类变量：建筑业 = 1，制造业 = 2，服务业 = 3，其他 = 4（作为参照）	2.62	1.08

第四节　实证结果及稳健性检验

一、倾向得分估计及匹配检验

在对农民工样本进行匹配前，需要通过 Logit 模型对农民工身份融入的概率进行估计，从而获得倾向得分。表 11 - 4 是 Logit 模型的估计结果。其中模型 1 是简化模型，只包括个人特征变量；模型 2 和模型 3 分别逐步加入人力资本变量和社会资本变量；模型 4 在模型 3 的基础上又引入其他控制变量；模型 5 是通过逐步回归法（Stepwise Regression）得到的估计结果，仅包括显著变量。

表 11 - 4　Logit 模型回归结果

变量	模型 1	模型 2	模型 3	模型 4	模型 5
年龄	- 0.016 (0.012)	- 0.006 (0.015)	- 0.008 (0.017)	- 0.003 (0.018)	—
性别	0.097 (0.201)	0.048 (0.206)	0.179 (0.226)	0.044 (0.238)	—
婚姻状况	- 0.012 (0.230)	- 0.072 (0.236)	0.153 (0.258)	- 0.211 (0.313)	—
受教育年限	—	0.030 (0.035)	- 0.016 (0.037)	- 0.027 (0.039)	—
培训经历	—	0.643 ** (0.276)	0.508 * (0.294)	0.593 * (0.314)	0.638 ** (0.307)
工作年限	—	0.008 (0.018)	- 0.006 (0.021)	- 0.012 (0.022)	—
自评健康状况	—	0.305 ** (0.135)	0.325 ** (0.150)	0.275 * (0.156)	0.292 * (0.149)
个人社会身份	—	—	0.512 ** (0.238)	0.526 ** (0.243)	0.593 *** (0.221)
朋友社会身份	—	—	- 0.006 (0.201)	- 0.017 (0.207)	—
城市社交	—	—	0.652 * (0.335)	0.444 (0.356)	—
交往程度	—	—	0.618 * (0.343)	0.433 (0.343)	—
受歧视经历	—	—	- 0.586 *** (0.223)	- 0.622 *** (0.231)	- 0.684 *** (0.221)

续表

变量	模型1	模型2	模型3	模型4	模型5
信任感	—	—	0.230 (0.256)	0.170 (0.261)	—
城镇医疗保险	—	—	—	0.533 ** (0.215)	0.592 *** (0.204)
户籍地	—	—	—	0.016 (0.210)	—
迁移模式	—	—	—	0.261 (0.274)	—
工资对数	—	—	—	0.313 ** (0.133)	0.361 *** (0.125)
行业	No	No	No	Yes	Yes
常数项	-1.403 *** (0.434)	-3.724 *** (0.910)	-4.455 *** (1.081)	-7.039 *** (1.639)	-7.310 *** (1.456)
Pseudo R^2	0.007	0.082	0.104	0.189	0.169

注：**、*** 分别为在5%、10%的水平上显著。括号中的数字为稳健标准差。

从表11-4可以看出，培训经历、自评健康状况、个人社会身份、城镇医疗保险以及工资对数等变量显著地正向影响农民工身份融入，而受歧视经历对农民工身份融入的影响则显著为负。该结果与 Wang 和 Fan（2012）、李培林和田丰（2012）等的研究比较一致。

由于 Logit 模型中的变量选择直接会影响回归结果的拟合值，即农民工身份融入的概率，而这一概率将被作为倾向得分，又影响着样本匹配的效果。因此，在估计倾向得分之前，需要对模型选择的变量进行平衡性检验，如果匹配后的干预组和控制组农民工的各个匹配变量（混淆变量）没有显著差异，则表示匹配结果满足平衡性能条件（Balancing Property Condition），即通过匹配消除了样本的选择性偏差。表11-5显示，通过对模型5中的显著变量进行双样本T检验发现：在匹配前，干预组和控制组的6个变量均存在显著的差异，而在匹配后，各个变量的双样本T检验P值均不能拒绝原假设，即干预组和控制组的各个匹配变量之间不再存在显著差异，说明以模型 5 中的变量对农民工样本进行匹配能有效地满足倾向值匹配法的平衡性能条件。

表 11 - 5　平衡性检验

匹配变量		干预组	控制组	P 值
培训经历	匹配前	0.8855	0.7840	0.01
	匹配后	0.8855	0.8779	0.85
自评健康状况	匹配前	4.1832	3.9943	0.01
	匹配后	4.1832	4.1908	0.93
个人社会身份	匹配前	0.3282	0.2173	0.01
	匹配后	0.3282	0.3053	0.69
受歧视经历	匹配前	0.2824	0.4602	0.00
	匹配后	0.2824	0.2816	0.97
城镇医疗保险	匹配前	0.5191	0.3509	0.00
	匹配后	0.5191	0.4580	0.33
工资对数	匹配前	10.4420	10.1161	0.01
	匹配后	10.4420	10.5792	0.16

图 11 - 2 和图 11 - 3 给出了基于最近邻匹配法得到的匹配前后干预组和控制组农民工倾向值得分的核密度函数分布。可以看出，在匹配之前，干预组和控制组的倾向得分分布存在明显差异；而在匹配之后，两者的倾向得分分布几乎重合，表明实现身份融入的农民工和未实现身份融入的农民工各方面特征已非常接近，匹配效果十分理想。需要说明的是，基于半径匹配和核匹配得到的核密度函数分布与最近邻匹配法下得到的核密度函数分布较为接近，因此，不逐一展示匹配结果。

二、农民工劳动供给的城市融入效应

表 11 - 6 给出了三种匹配方法下农民工劳动供给的城市融入效应的估计结果。

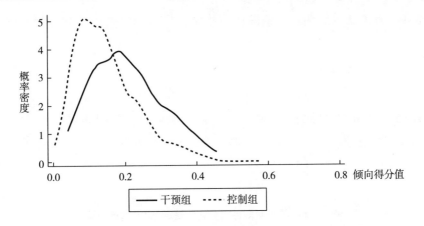

图 11-2　匹配前干预组和控制组倾向得分的核密度函数分布

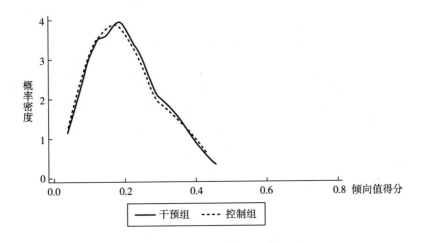

图 11-3　匹配后干预组和控制组倾向得分的核密度函数分布

总的来看，使用三种匹配法得到的 ATT（平均处理效应）比较接近，说明分析结果的稳健性较强。其中，劳动参与的 ATT 约为 0.02，在 10% 的水平显著；就业率的 ATT 约为 0.06，在 1% 的水平显著；就业流动的 ATT 约为 0.32，在 1% 的水平显著；劳动时间对数值的 ATT 不显著。值得注意的是，虽然匹配前后身份融入对农民工劳动供给影响的显著性并未发生明显变化，但匹配后的身份融入效应低于匹配前。这说明，以往一些研究基于线性回归得到的结果在一定程度上会高估城市融入对农民工劳动供给的影响。

表 11 - 6 的结果表明：在消除由干扰组（实现身份融入）和控制组（未实现身份融入）农民工的可观察混淆变量所引起的选择性偏差后，身份融入能显著提高农民工劳动参与率和就业率，并显著降低了农民工的就业流动性。虽然身份融入对农民工劳动时间的影响并不显著，但根据国际经验，劳动供给的变化主要源于劳动参与弹性的变化而非劳动时间弹性的变化（Blundell & MaCurdy，1999）。因此，我们仍然可以认为，城市融入有助于稳定农民工的劳动供给，该实证结果支持了研究假说 1。

表 11 - 6 基于倾向性得分匹配法的 ATT 估计结果

劳动供给变量	样本	匹配方法				
		最近邻匹配	半径匹配			核匹配
			r = 0.04	r = 0.02	r = 0.01	
劳动参与率	匹配前	0.024 * (0.016)	0.024 * (0.016)	0.024 * (0.016)	0.024 * (0.016)	0.023 * (0.015)
	匹配后	0.018 * (0.011)	0.020 * (0.011)	0.020 * (0.011)	0.021 * (0.012)	0.019 * (0.011)
劳动时间对数值	匹配前	0.001 (0.048)	0.001 (0.048)	0.001 (0.048)	0.001 (0.048)	0.001 (0.048)
	匹配后	0.004 (0.062)	- 0.007 (0.053)	0.002 (0.054)	0.002 (0.054)	- 0.004 (0.053)
就业率	匹配前	0.083 *** (0.028)	0.083 *** (0.028)	0.083 *** (0.028)	0.083 *** (0.028)	0.083 *** (0.028)
	匹配后	0.064 ** (0.025)	0.061 *** (0.020)	0.063 *** (0.020)	0.062 *** (0.020)	0.061 *** (0.019)
就业流动	匹配前	- 0.390 *** (0.121)	- 0.390 *** (0.121)	- 0.391 *** (0.121)	- 0.390 *** (0.121)	- 0.390 *** (0.121)
	匹配后	- 0.320 *** (0.133)	- 0.322 *** (0.111)	- 0.314 *** (0.113)	- 0.339 *** (0.115)	- 0.329 *** (0.111)

注：***、**、*分别在1%、5%、10%的水平上显著。括号中的数字为标准差，通过 Bootstrap 方法迭代 500 次得到。

三、基于代际差异的城市融入效应

由于新生代农民工和老一代农民工在生活阅历、发展取向、个人偏好等方面有着明显的差异，因此，在分析农民工劳动供给时，不能忽视农民工群体的代际差异（刘传江、徐建玲，2006）。

表 11 - 7 给出了新生代农民工和老一代农民工劳动供给的身份融入效应估计结果，可以看出，新老两代农民工的劳动参与率、就业率及就业流动具有显著的身份融入效应。但是，从系数估计值和显著程度来看，身份融入对新生代农民工劳动供给的影响都要大于对老一代农民工的影响，由此，假说 2 得到验证。

表 11 - 7　基于代际差异的身份融入效应估计结果

劳动供给变量	新生代			老一代		
	最近邻匹配	半径匹配 （r = 0.01）	核匹配	最近邻匹配	半径匹配 （r = 0.01）	核匹配
劳动参与	0.015 * (0.010)	0.021 * (0.016)	0.022 * (0.014)	0.014 (0.019)	0.016 (0.015)	0.016 * (0.015)
劳动时间 对数值	0.011 (0.076)	- 0.031 (0.092)	0.006 (0.064)	- 0.029 (0.106)	0.038 (0.067)	- 0.031 (0.092)
就业率	0.073 ** (0.037)	0.075 ** (0.027)	0.075 ** (0.021)	0.052 * (0.035)	0.052 ** (0.026)	0.055 ** (0.027)
就业流动	- 0.368 ** (0.166)	- 0.298 ** (0.116)	- 0.376 *** (0.193)	- 0.308 * (0.227)	- 0.283 ** (0.139)	- 0.310 ** (0.132)

注：*** 、** 、* 分别在 1% 、5% 、10% 的水平上显著。括号中的数字为标准差，通过 Bootstrap 方法迭代 500 次得到。

四、基于性别差异的城市融入效应

家庭分工的不同使得男性农民工和女性农民工在劳动供给的影响因素上存在较大的差异。已有研究表明，相对于男性农民工，婚姻状况、务工经历（石智雷、杨云彦，2011）、子女或老人的随迁状况（卢海阳等，2013）、家庭规模（张世伟等，2011）等因素对女性的劳动供给影响更大，这种差异在家庭式迁移的女性农民工身上体现得尤为突出（李强，2012）。表 11 - 8 的估计结果表明，农民工劳动供给的身份融入效应具有显著的性别差异。其中，男性农民工的劳动参与率和就业率受到身份融入的正向影响，且在 5% 的水平显著，就业流动则受到身份融入的负向影响，在 1% 的水平显著。而对于女性农民工，身份融入的影响都不显著。由此，假说 3 得到验证。

表 11 - 8　基于性别差异的身份融入效应估计结果

劳动供给变量	男性			女性		
	最近邻匹配	半径匹配 (r = 0.01)	核匹配	最近邻匹配	半径匹配 (r = 0.01)	核匹配
劳动参与	0.022 **	0.021 **	0.019 **	- 0.013	- 0.008	- 0.005
	(0.015)	(0.010)	(0.009)	(0.034)	(0.036)	(0.032)
劳动时间 对数值	0.049	- 0.023	- 0.019	0.026	- 0.037	- 0.002
	(0.086)	(0.069)	(0.067)	(0.124)	(0.105)	(0.090)
就业率	0.078 **	0.056 ***	0.062 ***	- 0.013	0.010	0.027
	(0.035)	(0.022)	(0.021)	(0.052)	(0.054)	(0.047)
就业流动	- 0.611 ***	- 0.478 ***	- 0.427 ***	0.102	- 0.037	- 0.089
	(0.221)	(0.153)	(0.133)	(0.229)	(0.250)	(0.217)

注：*** 、** 分别在 1% 、5% 的水平上显著。括号中的数字为标准差，通过 Bootstrap 方法迭代 500 次得到。

五、基于户籍地差异的城市融入效应

从已有文献来看，农民工户籍地差异的研究是一个容易被忽视的问题（钱文荣、卢海阳，2012）。杨菊华（2011）指出，农村转移劳动力处于农村人和外来人的双重弱势，在以农民工作为研究对象时，不仅要考虑城乡之分，也要重视内外之别，本地农民工和外来农民工在个人、家庭及制度等方面的禀赋异同也会导致其经济行为的差异。从表 11 - 9 来看，相对于外来农民工而言，身份融入对本地农民工劳动供给的影响更大。其中，身份融入显著地正向影响本地农民工的劳动参与率及就业率，而对外来农民工的影响并不显著。此外，身份融入在不同显著水平上负向影响本地和外来农民工的就业流动性，但对本地农民工的影响更大。由此，假说 4 得以验证。

表11-9 基于户籍地差异的身份融入效应估计结果

劳动供给变量	本地			外来		
	最近邻匹配	半径匹配 （r=0.01）	核匹配	最近邻匹配	半径匹配 （r=0.01）	核匹配
劳动参与	0.045* （0.025）	0.028** （0.013）	0.032** （0.013）	0.008 （0.018）	0.001 （0.020）	0.001 （0.019）
劳动时间 对数值	0.064 （0.086）	0.034 （0.072）	0.043 （0.068）	-0.020 （0.088）	-0.040 （0.087）	-0.052 （0.082）
就业率	0.136*** （0.044）	0.095*** （0.024）	0.105*** （0.024）	0.008 （0.037）	0.002 （0.034）	0.007 （0.032）
就业流动	-0.364** （0.210）	-0.447*** （0.167）	-0.410*** （0.157）	-0.312* （0.190）	-0.278** （0.172）	-0.294** （0.160）

注：***、**、*分别在1%、5%、10%的水平上显著。括号中的数字为标准差，通过Bootstrap方法迭代500次得到。

六、稳健性检验

为了保证研究结论的可靠性，本章借鉴 Lin 和 Ye（2009）的做法，进行稳健性检验。具体做法是，分别以上文中四个劳动供给变量为因变量，以身份融入、倾向得分值以及身份融入与不同群体的交互项为自变量，构建线性回归模型。以就业流动性为例，表11-10中第一列的结果表明，身份融入能够显著降低农民工的就业流动性。从第二列可知，引入的倾向得分值系数显著，说明模型中存在选择性偏差。在第三列中，身份融入和性别的交互项系数为负，在5%的水平上显著，说明就业流动性的身份融入效应存在显著的性别差异，男性的就业流动性受到身份融入的影响更大。类似地，第四列表明，虽然新生代农民工就业流动的身份融入效应更大，但并不存在显著的代际差异。第五列表明，尽管身份融入对本地农民工的就业流动性影响更大，但也不存在显著的户籍地差异。结果均显示，本章的结论具有较好的稳健性。

表 11 - 10　变换估计方法的稳健性检验

	（1）	（2）	（3）	（4）	（5）
身份融入	-0. 393 ***	-0. 329 ***	-0. 110	-0. 472 ***	-0. 353 **
	（0. 099）	（0. 108）	（0. 198）	（0. 173）	（0. 151）
倾向得分值	—	-0. 998 **	-0. 956 **	-1. 272 ***	-0. 990 **
		（0. 455）	（0. 459）	（0. 456）	（0. 453）
男性	—	—	0. 106	—	—
			（0. 099）		
身份融入 * 男性	—	—	-0. 311 **	—	—
			（0. 181）		
新生代	—	—	—	0. 248 **	—
				（0. 104）	
身份融入 * 新生代	—	—	—	-0. 180	—
				（0. 212）	
本地	—	—	—	—	-0. 019
					（0. 098）
身份融入 * 本地	—	—	—	—	-0. 049
					（0. 021）

注：***、**、*分别在1%、5%、10%的水平上显著。括号中的数字为标准差，通过 Bootstrap 方法迭代 500 次得到。

根据计量经济学理论，稳健性检验的一个重要目的是确保实证结果不会随着参数设定或代理变量的微小改变而发生变化，如果在对因变量进行适度的调整以后，结果发现符号和显著性发生了改变，就说明模型稳健性较差。为了进一步确保本章结论的可靠性。本章还对因变量进行适当的替换，用农民工的工作转换意愿作为就业流动的代理变量对身份融入进行 Logit 模型回归。在问卷中主要设问为"您是否考虑过离开现在的单位到一个更好的单位"。从表 11 - 11 的回归结果来看，身份融入能显著降低农民工的工作转换意愿，说明因变量的替换为其相近的指标并不至于对实证结论产生较大的影响，再次表明本章的研究结论具有较强的稳健性。

表 11 - 11 以就业流动意愿为因变量的稳健性检验

	(1)	(2)	(3)	(4)	(5)	(6)
身份融入	- 0.558***	- 0.633***	- 0.596***	- 0.420**	- 0.384*	- 0.418*
	(0.187)	(0.192)	(0.195)	(0.212)	(0.219)	(0.215)
年龄	—	- 0.021**	- 0.018	- 0.017	- 0.021	- 0.021**
		(0.009)	(0.012)	(0.013)	(0.013)	(0.010)
性别	—	0.079	0.117	0.013	- 0.094	—
		(0.159)	(0.162)	(0.175)	(0.188)	
婚姻状况	—	- 0.504***	- 0.463**	- 0.588***	- 0.477*	- 0.465**
		(0.192)	(0.194)	(0.209)	(0.245)	(0.206)
受教育程度	—		0.038	0.047	0.048	—
			(0.028)	(0.031)	(0.031)	
培训经历	—	—	- 0.215	- 0.152	- 0.131	—
			(0.195)	(0.209)	(0.213)	
工作年限	—	—	- 0.004	0.003	0.003	—
			(0.013)	(0.015)	(0.015)	
自评健康状况	—	—	- 0.055	- 0.006	0.047	—
			(0.103)	(0.112)	(0.115)	
个人社会身份	—	—	—	- 0.224	- 0.256	—
				(0.207)	(0.211)	
朋友社会身份	—	—	—	- 0.054	- 0.062	—
				(0.161)	(0.164)	
城市社交	—	—	—	- 0.273	- 0.241	—
				(0.227)	(0.211)	
交往程度	—	—	—	- 0.424*	- 0.391*	- 0.407*
				(0.225)	(0.236)	(0.225)
受歧视经历	—	—	—	0.728***	0.774***	0.763***
				(0.173)	(0.178)	(0.167)
信任感	—	—	—	0.043	0.001	—
				(0.190)	(0.194)	

续表

	(1)	(2)	(3)	(4)	(5)	(6)
城镇医疗保险	—	—	—	—	-0.036	—
					(0.177)	
户籍地	—	—	—	—	0.201	—
					(0.166)	
迁移模式	—	—	—	—	-0.045	—
					(0.203)	
工资对数	—	—	—	—	-0.163	-0.188 *
					(0.117)	(0.112)
行业	Yes	Yes	Yes	Yes	Yes	Yes
常数项	0.743 ***	1.710 ***	1.589 **	1.595 **	3.472 **	4.007 ***
	(0.079)	(0.272)	(0.675)	(0.775)	(1.356)	(1.165)
Pseudo R^2	0.008	0.033	0.061	0.101	0.112	0.097

注：***、**、*分别在1%、5%、10%的水平上显著。括号中的数字为标准差，通过Bootstrap方法迭代500次得到。

第五节　研究小结

在人口红利逐渐消失的背景下，农民工的劳动供给是否稳定是影响未来中国经济持续增长的重要因素；现有研究尚未深入探讨身份对农民工劳动供给的影响。本章基于身份经济学理论，采用倾向值匹配法校正样本选择性偏差，并实证检验城市融入对农民工劳动供给的影响及其群体差异。结果表明：城市融入有助于提高农民工的劳动参与率、就业率，并降低其就业流动性，但并未显著影响其劳动时间。相对于老一代农民工、女性农民工或外来农民工，城市融入对新生代农民工、男性农民工或本地农民工劳动供给的影响更大。本章的重要政策启示在于，稳定农民工的劳动供给，不仅要考虑经济层面的政策措施，也要注重社会心理层面的激励手段，充分挖掘农民工劳动供给的城市融入效应。

第十二章　农民工城市融入的
消费效应

第一节　引言

消费对我国未来经济增长起着重要作用，如何有效扩大国内的消费需求一直是学术界关注的热点话题。现有研究分别从收入分配差距（Sicular et al.，2007）、财政政策（胡书东，2002）、消费信贷（蔡浩仪、徐忠，2005）、产业结构变动（詹新宇、甘凌，2013）等方面探讨了消费需求不足的原因和对策。从研究对象上来看，涉及消费的文献主要以城镇居民和农村居民为主，以农民工为对象的消费研究较少，主要是由于农民工居住分散、流动性强、收入水平低、消费水平更低，而且数据收集困难，加上现阶段我国的统计水平不高，可以直接使用的农民工统计数据较少，这在一定程度上为开展研究增加了难度，从而阻碍了农民工消费研究的开展。然而，一个不可忽视的事实是，农民工群体已形成一个庞大的人口规模，随着新型城镇化、农民工市民化的进一步推进，农业剩余劳动力转移还将持续进行，这无疑表明，农民工巨大的消费潜力已使其成为城镇居民和农村居民之外的消费"第三元"（蔡昉，2011），准确把握农民工的消费特征及影响因素具有重要的理论价值和现实意义。

在基于农民工数据的经验研究中，对农民工消费的研究主要关注的是收入状况、社会保险、家庭特征、地域环境等因素对消费的影响。董昕和张翼（2012）基于全国 106 个城市的调查数据，研究了农民工城市住房消费的影响因素。他们发现，虽然农民工在务工地的打工收入对其住房消费具有显著的正向影响，但农民工在老家的收入对其住房消费的影响并不显著，他们将原因归结为农民工收入由城市向农村流动的单向性。王梦怡和姚兆余（2014）采用南京市的新生代农民工调查数据，发现收入状况对新生代农民工的消费能力和消费水平有决定性作用。婚姻状况、年龄、教育状况等个人特征因素也对其消费有不同程度的影响（孔祥利、粟娟，2013）。卢海阳（2014）利用2013年的农民工问卷调查数据，从不确定性的视角探讨了农村社会保险和城市社会保险对农民工家庭消费的影响，发现城镇社会保险对农民工家庭消费的影响在不同收入、代际、来源地及发展取向的群体间存在差异，农村社会保险对农民工总体样本的家庭消费影响不显著，但对中等收入组农民工家庭的消费有显著的负向影响。

首先，虽然现有文献已经开始关注农民工消费的影响因素问题，但相关分析往往以农民工的消费总量或某一类特定消费为切入点，缺少对消费结构的关注，导致对农民工消费总量进行分析时产生的"加总谬误"（Aggregation Bias）问题（茅锐、徐建炜，2014）。例如，大多数研究只以农民工整个群体或某一特定群体（如新生代农民工）为研究对象，从而掩盖了每一类人群内部个体间消费结构的差异，产生代际、性别等层面的"加总谬误"，所观察到的农民工消费状况只是不同群体消费此消彼长后的加总结果。其次，已有研究忽视了农民工城市融入对其消费行为的影响。从社会融合理论的内涵来看，农民工的城市融入体现了农民工内部群体之间、农民工与市民群体之间以及农村的乡土文化与城市的现代文化之间的互相配合、互相适应，在这个过程中，农民工的消费观念和消费行为都会受到城市消费文化的影响。那么，在这个过程中农民工城市消费呈现一种什么样的状况？农民工消费结构在不同群体间有何差异？随着城市融入度的提高，农民工的消费行为有什么样的变化？对这些问题进行深入调查和思考，可能会为扩大内需战略的进一步制定提供有用的经验依据。基于此，本章将城市融入度纳入农民工家庭消费影响因素的分析框架，构建计量经济学模型，实证考察城市融入、家庭收入、家庭迁移方式等因素对农民工家庭消费的影响，通过将样本区分为不同代际、不同性别和不同户籍地的群体，探索城市融入对不同群体家庭消费影响的差异。

第二节　理论框架

文化适应（Acculturation）理论认为，移民在不同国家之间的迁移会受到至少两种以上不同文化的影响：东道国的主流文化（Majority Culture）以及不同种族的少数民族文化（Minority Culture）。在不同文化群体持续不断的接触过程中，人们的观念、行为、价值观以及文化认同等方面会产生变化，并导致一方或双方原有文化类型的变化（Sam & Berry，2010）。对移民而言，文化适应意味着对迁入地的文化思想、价值准则、感情系统以及交际系统的理解和接受，必然会对其消费行为产生重要的影响（Cleveland et al.，2009）。Henry（1976）认为，文化中所隐含的价值观念决定着个体的需求偏好和选择标准，从而也会影响到个体的消费动机和消费行为，所以社会价值观念的演进也会伴随整个社会消费结构的变化。从消费社会学的视角来看，消费本身就是文化的一个重要方面，而消费者文化适应（Consumer Acculturation）不过是文化适应和社会化的一个子集，体现移民对异国的消费文化、消费观念及消费行为逐步接受的社会化过程（Verbeke & López，2005）。由于文化是个人偏好形成与决定的重要因素（Coşgel & Minkler，2004），这也在很大程度上解释了东西方国家的消费差异。叶德珠等（2012）认为，消费文化的差异是造成儒家思想影响下的东亚国家消费不足而欧美国家消费过度的重要原因，消费文化主要通过影响个人的自我控制力来影响消费，自我控制力越强，消费率越低。文化对消费的影响还体现在消费的符号功能，由于消费文化和社会群体的身份认同有着紧密联系（余晓敏、潘毅，2008），特定的消费方式是体现个人社会地位的重要渠道，人们为了建立社会联系或体现社会区别会以不同的方式去消费商品（靳代平等，2014）。

对进城务工的农民工来说，在城市打工和生活必须面对"乡村文化"和"城市文化"相互碰撞与融合，而价值观念的转变和对城市文化的认同是体现其城市融入的核心因素。因此，在消费方面，随着农民工城市融入度的不断提高，他们原有的消费观念会随之改变并与城市的消费观念表现出一定的趋同。也有研究注意到了乡村文化习惯对农民工消费需求的制约作用，认为农村普遍存在的节俭观念在很大程度上限制了农民工在休闲娱乐方面的消费（刘建平、陈姣凤，

2007)。谢培熙和朱艳（2011）通过比较老一代农民工和新生代农民工在城市的消费认为，相比于老一代农民工，新生代农民工的消费内容和结构更加复杂和多元化。在消费策略的选择上，新生代农民工存在明显的"双重性选择"，由于受农村传统思维的影响，他们在基本生活消费方面比较节俭，并将储蓄寄回农村老家；同时为了实现身份认同并融入城市，他们又倾向于通过消费方式的转型来消除"农村人"的痕迹，体现在"四个转向"：消费结构由简单转向复杂、消费心理由落后转向前卫、消费工具由传统转向现代、消费行为由保守转向开放（严翅君，2007）。

第三节　农民工消费状况的描述性分析

一、农民工的消费水平

基于2013年的问卷调查数据，表12-1给出了农民工家庭消费分布状况。可以看出，本次参与调查的农民工家庭平均消费为23383元，其中61.75%的农民工家庭消费低于平均消费水平。根据臧文斌等（2012）的研究，早在2007年，城镇居民家庭的平均消费水平就已经达到24760元，说明农民工家庭的消费水平远低于城镇居民家庭。从消费分布的个人特征差异来看，男性农民工和女性农民工的消费分布差异并不明显。在代际差异方面，相对于新生代农民工来说，老一代农民工家庭消费水平更高，家庭消费在24000元以上的"新生代"农民工和"老一代"农民工比例分别为36.47%和42.25%，出现这种差异的原因在于老一代农民工进城打工时间较长，有更多的收入积累，并且老一代农民工家庭迁移的比例较高，从而比以个人迁移为主的新生代农民工具有更高的生活成本，这点也可以从不同迁移方式的农民工家庭消费分布看出："家庭迁移"的农民工家庭平均消费达到28585元，远高于"个人迁移"农民工家庭的18886元。从行业分布来看，首先是从业于"服务业"的农民工家庭消费最高，平均消费达到24216元，其次是"建筑业"，为24001元。从教育程度来看，农民工的家庭消费随其文化程度的提高明显增加，家庭消费在24000元以上的比例从"小学及以下"文化程度的35.11%一直提高到"大专及以上"文化水平的45.10%，说明作为人力资本的主要形式，教育程度有助于提高农民工的工资水平，从而影响其家庭消费。值得注意的是，农民工的家庭消费明显受其发展意向的影响，对于打算"定居城市"的农民工，平均消费水平为28566元，有50.74%的农民工家庭消费高于24000元，而对于有"其他"打算的农民工，平均消费仅为20806元，只有31.31%的农民工家庭消费在24000元以上。

表 12 - 1　农民工家庭消费分布

群体类型		农民工家庭总消费（%）				年均消费（元）
		12000元以下	12001～24000元	24001～36000元	36000元以上	
性别	男性	32.02	29.68	19.24	19.06	23166.00
	女性	31.42	28.74	19.16	20.68	24054.00
代际	新生代	31.67	37.86	18.81	17.66	23114.00
	老一代	32.01	25.74	19.81	22.44	23847.00
来源地	本地	34.37	28.94	17.31	19.38	22822.00
	外来	29.52	30.21	20.82	19.45	23886.00
行业	建筑业	32.22	25.00	21.67	21.11	24001.00
	制造业	27.85	33.54	21.52	17.09	22919.00
	服务业	31.73	30.26	16.97	21.04	24216.00
	其他	35.24	29.52	17.62	17.62	22124.00
受教育程度	小学及以下	37.23	27.66	19.15	15.96	20773.00
	初中	35.26	31.13	17.91	15.70	21471.00
	高中或中专	27.55	28.30	21.51	22.64	25467.00
	大专及以上	25.49	29.41	17.65	27.45	27210.00
迁移方式	家庭迁移	20.16	27.85	24.40	27.59	28585.00
	个人迁移	42.66	31.88	15.14	10.32	18886.00
发展意向	定居城市	22.96	26.30	22.96	27.78	28566.00
	其他	36.83	31.86	17.68	13.63	20806.00
总体		32.23	30.01	19.43	18.33	23383.00

二、农民工的消费结构

从调查来看（表 12 – 2），首先排在农民工家庭消费第一位的是"食品消费"，平均约为 9752 元，其次是"居住消费"，约为 4611 元，而"娱乐消费"最低，仅达到 361 元。从各项消费的代际差异来看，新生代农民工和老一代农民工的家庭消费差异主要体现在"医疗消费"和"娱乐消费"上，新生代农民工的"娱乐消费"达到 455 元，显著高于老一代农民工的 199 元，而老一代农民工的"医疗消费"则显著高于新生代农民工，分别为 1405 元和 871 元。男性农民工和女性农民工的消费差异并不明显，但是在社会保险的消费上，女性的消费显著高于男性。一方面，这是因为女性从业于服务业的比例高于男性，相对于建筑业、制造业等行业，在服务业就业所得到的社会福利较好；另一方面，也可能表明女性的参保意识更强，上文的研究表明，除了工伤保险以外，女性农民工参加各类城镇社会保险的比例要高于男性。从农民工的来源地来看，本地农民工在衣着、社保、家电以及娱乐等方面的消费显著高于外来农民工。从迁移方式来看，除了娱乐消费以外，家庭式迁移的农民工的各项消费都显著高于个人迁移的农民工。从发展意向来看，打算定居城市的农民工家庭总消费显著高于有其他打算的农民工。在分项消费中，这种显著差异主要体现在食品、衣着、居住、通信、社保和娱乐等方面。

表 12 –2　农民工家庭消费结构的群体差异　　　　单位:%

	代际		性别		来源地		迁移方式		发展意向		平均
	新生代	老一代	男性	女性	本地	外来	家庭	个人	定居城市	其他	
总消费	23114	23847	23166	24054	22822	23886	28585 ***	18886	28566 ***	20806	
食品消费	9932	9432	9896	9537	9431	10116	11770 ***	8024	11745 ***	8747	9752
衣着消费	1556	1416	1424	1692	1734 **	1301	1660 **	1376	1782 **	1369	
居住消费	4969	3982	4727	4424	4587	4633	6452 **	3012	6334 **	3714	4611
通信消费	1506	1602	1562	1488	1507	1567	1833 ***	1285	1735 *	1440	
交通消费	1333	1222	1174	1534	1229	1349	1675 ***	971	1305	1286	
医疗消费	871 ***	1405	1107	998	1107	1033	1176 *	971	1138	1030	
社保消费	1197	1222	1062 **	1467	1396 **	1032	1385 **	1049	1595 ***	1000	

续表

	代际		性别		来源地		迁移方式		发展意向		平均
	新生代	老一代	男性	女性	本地	外来	家庭	个人	定居城市	其他	
应酬消费	2115	2184	2156	2120	2276	2019	2439**	1873	2477*	1964	
家电消费	1408	1607	1415	1572	1623*	1355	1883***	1129	1547	1450	
娱乐消费	455***	199	377	327	414*	314	336	384	454**	312	361

注：表内数据表示农民工家庭年消费的均值，由于篇幅限制，表内并未列出标准差。***、**、*分别表示各群组消费差异在1%、5%、10%的水平上显著。

三、农民工的消费方式

消费方式是指人们消费产品的方法和形式，农民工的消费方式是其消费能力的重要体现（严翅君，2007）。纪江明等（2013）认为，在经济和社会因素的影响下，农民工的消费方式呈现农村与城市特征并存的"二元化"状态，这种情况抑制了他们对城市的认同。从本次调查来看（如表12-3所示），虽然大部分农民工的消费观念较为保守，不会以向银行贷款、向朋友借钱等方式进行透支性消费，但同时也表现出了较强的消费能力。当被问及"当你无力购买渴望得到的商品时，你会如何选择？"时，44.54%的农民工表示"等有钱后购买"，16.37%的农民工选择"打折时买"，4.34%的农民工选择"借钱购买"，还有2.23%的农民工回答"买仿制品"，明确表示"打消购买念头"的比例为32.52%。值得指出的是，新生代农民工的消费能力明显强于老一代农民工，两者选择"打消购买念头"的比例分别为29.16%和38.31%。相对于外来农民工来说，本地农民工的消费能力更强，71.73%的本地农民工会采取各种方式购买心仪的商品，比外来农民工高出8.04%。

表12-3　农民工的消费方式　　　　　　　　　　　　　　单位:%

群体类型		借钱购买	等有钱后购买	打折时买	买仿制品	打消购买念头
性别	男性	5.17	46.13	14.02	2.58	32.10
	女性	2.33	40.47	21.79	1.56	33.85

续表

群体类型		借钱购买	等有钱后购买	打折时买	买仿制品	打消购买念头
代际	新生代	4.31	46.76	17.23	2.54	29.16
	老一代	4.41	40.68	14.92	1.68	38.31
来源地	本地	5.24	47.64	16.23	2.62	28.27
	外来	3.54	41.75	16.51	1.89	36.31
受教育程度	小学及以下	6.59	38.46	13.19	—	41.76
	初中	4.23	41.97	15.77	2.82	35.21
	高中或中专	4.56	48.67	17.49	1.14	28.14
	大专及以上	2.06	48.45	18.56	5.15	25.78
迁移方式	家庭迁移	3.21	43.05	19.79	1.07	32.88
	个人迁移	5.32	45.83	13.43	3.24	32.18
发展意向	定居城市	2.99	45.89	18.66	1.49	30.97
	其他	5.02	43.87	15.25	2.60	33.26
总体		4.34	44.54	16.37	2.23	32.52

消费偏好是农民工消费方式的重要方面（见表12-4），在调查中我们问受访农民工"在衣着的消费上你会首先考虑哪个方面?"，首先选择"质量和款式"的占40.52%，其次是"价格"，占39.65%，选择"是否流行"和"品牌知名度"的比例最低，仅占6.98%。说明农民工在考虑衣着消费时，总是从实惠着眼，不会一味追求品牌和时尚。从群体差异来看，不同群体在衣着消费上存在明显的差异，不同代际之间和不同受教育程度之间的差异尤为突出。具体来说，首先，"价格"是老一代农民工衣着消费所考虑的首要因素，占47.78%；其次，"质量和款式"，占35.49%，只有3.75%的人会考虑"服饰的流行度"和"品牌知名度"。新生代农民工则更关注服饰的质量和款式，价格只是次要因素，有8.84%的人已经开始追求衣着的品牌和时尚。说明相对于老一代农民工来说，新生代农民工对符号消费有更强烈的渴望。受教育程度也是影响农民工衣着消费偏好的一个重要因素，随着农民工受教育程度的提升，对品牌和时尚的追求也呈现明显的上升趋势。

表 12-4 农民工的衣着消费偏好 　　　　　　　单位:%

群体类型		质量和款式	价格	是否流行	品牌知名度	没有具体考虑
性别	男性	39.00	39.93	2.96	3.88	14.23
	女性	44.09	38.58	5.51	1.97	9.85
代际	新生代	43.42	34.97	5.30	3.54	12.77
	老一代	35.49	47.78	1.02	2.73	12.98
来源地	本地	42.78	36.22	4.46	3.15	13.39
	外来	38.48	42.76	3.09	3.33	12.34
受教育程度	小学及以下	28.26	58.70	1.09	—	11.95
	初中	35.41	41.36	4.53	3.40	15.30
	高中或中专	50.00	32.69	3.46	3.08	10.77
	大专及以上	45.36	34.02	4.12	6.19	10.31
迁移方式	家庭迁移	37.57	43.24	2.16	2.97	14.06
	个人迁移	43.06	36.57	5.09	3.47	11.81
发展意向	定居城市	49.62	34.85	4.17	4.55	6.81
	其他	36.06	42.01	3.53	2.60	15.80
总体		40.52	39.65	3.74	3.24	12.85

从实际购买方式上来看（见表 12-5），首先，多数农民工会选择去"小型服饰店"购买衣着，占 37.05%；其次，去"百货商场"，占 26.41%。老一代农民工主要选择价格实惠的小型服饰店和批发市场，新生代农民工更倾向于在质量和款式上更有保障的百货商场和专卖店。需要指出的是，随着网上银行、信贷消费等现代消费手段的不断涌现，新生代农民工消费方式的现代化倾向也非常明显，在衣着消费上，9.84% 的新生代农民工选择"网上购买"，而对老一代农民工来说，这一比例仅为 3.44%。在调查中还了解到，受访的新生代农民工中有19.96% 使用过信用卡透支消费，比老一代农民工高出 7.89 个百分点；有14.26% 使用过分期付款来购买物品，比老一代农民工高出 4.36 个百分点。

表 12-5 农民工的衣着购买方式   单位:%

群体类型		小型服饰店	百货商场	网上购买	专卖店	批发市场
性别	男性	35.94	27.37	6.33	13.59	16.77
	女性	40.00	23.53	9.80	7.45	19.22
代际	新生代	34.85	26.77	9.84	14.76	13.78
	老一代	40.89	25.77	3.44	6.19	23.71
来源地	本地	39.79	26.53	6.90	12.73	14.05
	外来	34.60	26.30	8.06	10.66	20.38
受教育程度	小学及以下	47.25	18.68	2.20	7.69	24.18
	初中	39.49	25.57	5.40	10.51	19.03
	高中或中专	35.00	30.00	6.92	12.31	15.77
	大专及以上	23.96	27.08	21.88	17.71	9.37
迁移方式	家庭迁移	38.38	27.57	6.76	9.19	18.10
	个人迁移	35.90	25.41	8.16	13.75	16.78
发展意向	定居城市	38.06	29.85	7.84	11.19	13.06
	其他	36.53	24.67	7.34	11.86	19.60
总体		37.05	26.41	7.51	11.64	17.39

四、农民工的消费习惯

Duesenberry（1952）认为，消费者的消费支出不仅受到现期收入的影响，也受到自己以前的消费水平以及周围人消费水平的影响，从而产生消费的"棘轮效应"和"示范效应"。农民工的收入状况在进城务工前后有明显变化，消费环境也随之改变，周围人群的消费方式势必会对农民工的家庭消费产生一定程度上的影响。我们的调查也证实了这一点，有近一半的农民工表示在选择消费时会受到他人的影响（见表 12-6），其中女性农民工、新生代农民工、本地农民工、文化程度较高的农民工、个人迁移的农民工以及打算定居城市的农民工更容易受他人消费的影响。当问及"在消费上你会以哪一类人群作为参照或与他们进行比较"时，62.64%表示自己的消费行为会受到"身边的朋友或同事""亲戚"以及"城市居民"的影响，29.22%表示会和"自己以前的消费状况"进行比较。

表 12 - 6　农民工的消费习惯　　　　　单位:%

群体类型		消费受他人影响	消费参照人群					
			身边的朋友或同事	亲戚	城市居民	自己以前的状况	电视上的情景	其他
性别	男性	43.20	54.73	7.58	2.84	27.65	0.19	7.01
	女性	50.58	50.79	5.56	1.59	32.14	0.40	9.52
代际	新生代	51.85	59.28	6.19	2.99	23.75	0.40	7.39
	老一代	34.58	42.66	8.04	1.75	38.81	—	8.74
来源地	本地	48.03	54.67	6.40	1.87	28.80	0.26	8.00
	外来	43.33	51.94	7.28	3.16	29.61	0.24	7.77
受教育程度	小学及以下	34.44	42.05	15.91	2.27	32.95	—	6.82
	初中	40.17	51.44	7.76	2.59	29.89	—	8.32
	高中或中专	51.33	56.35	4.37	2.38	27.78	0.79	8.33
	大专及以上	59.60	61.62	2.02	3.03	27.27	—	6.06
迁移方式	家庭迁移	41.29	47.81	7.65	2.73	33.06		8.75
	个人迁移	49.20	57.96	6.18	2.38	25.89	0.48	7.13
发展意向	定居城市	58.80	64.91	5.28	1.89	23.40	—	4.52
	其他	39.00	47.32	7.66	2.87	32.18	0.38	9.59
总体		45.54	53.24	6.86	2.54	29.22	0.25	7.89

第四节　变量选择与模型建立

一、变量选择

1. 因变量

结合已有研究以及本次调查的数据情况，本章以农民工家庭总消费的对数（Lnconsume）作为因变量，取对数的目的是使数据更加平滑并降低可能存在的异方差。

2. 核心自变量

本章的核心自变量有两个：一个是农民工的家庭收入的对数（Lnincome），另一个是农民工的城市融入度的对数（Lninteg）。在城市融入度的测量上，按照第四章中的做法，通过探索性因子分析的方法对农民工城市融入的测量指标进行降维和综合，计算得到反映农民工城市融入度的综合指数。

3. 控制变量（X）

为了控制个人特征和家庭特征等因素对农民工家庭消费的影响，本章在模型中加入了性别、年龄、受教育年限、进城务工时间、流入地常住人数、代际、户籍地、发展意愿、迁移方式、务工地等因素。

各个变量的具体描述由表 12-7 给出。

表 12-7 变量说明及样本的统计性描述

变量名称	变量定义及赋值	均值	标准差
因变量			
家庭消费对数	2012 年全家在流入地的总消费的对数	9.74	0.92
核心自变量			
城市融入度对数	因子加权得分	3.64	0.53
家庭收入对数	2012 年全家在城镇就业和家庭经营中获得的总收入的对数	10.22	0.76
控制变量			
性别	男性 =1，女性 =0	0.63	0.47
年龄	单位：岁	31.71	9.71
受教育年限	单位：年	10.27	2.86
进城务工时间	单位：年	7.91	7.26
流入地常住人数	单位：个	2.47	1.61
代际	新生代农民工 =1，老一代农民工 =0	0.63	0.48
户籍地	本地农民工（本市）=1，外来农民工（省内其他城市或外省）=0	0.47	0.50
发展意愿	城市定居 =1，返乡或其他 =0	0.33	0.47

续表

变量名称	变量定义及赋值	均值	标准差
迁移方式	家庭迁移 = 1，个人迁移 = 0	0.46	0.49
务工地	包括浙江、安徽、江苏、湖南、湖北等 21 个省区市	—	—

二、模型设定

为了检验城市融入对农民家庭消费的影响，建立消费函数模型为：

$$\ln consume = \alpha + \beta_1 \ln integ + \beta_2 \ln income + \sum_i \delta_i X + u \qquad (12-1)$$

$$\ln consume = \alpha + \beta_1 \ln integ + \beta_2 \ln income + \beta_3 \ln integ \times \ln income + \sum_i \delta_i X + u$$
$$(12-2)$$

式（12-1）为不含交互项的回归模型，主要估计城市融入对农民工家庭消费影响的主效应。式（12-2）为包含农民工家庭收入对数和城市融入度对数交互项的回归模型，用来估计城市融入在家庭收入对农民工家庭消费影响中的调节效应。为考察城市融入对不同分位数上农民工家庭消费影响的差异，本章建立如下分位数回归模型：

$$Q_\theta(\ln consume / Z_i) = \psi^\theta Z_i \qquad (12-3)$$

式（12-3）中的 Z_i 表示式（6-1）中的自变量，而 $Q_\theta(\ln consume / Z_i)$ 表示在给定 Z 的情况下，$\ln consume$ 的第 θ 个条件分位值。其中，θ 为所考虑的分位点，$0 < \theta < 1$。与 θ 对应的系数向量的 ψ^θ 是通过最小化绝对离差（LAD）来估计的：

$$\psi^\theta = \arg\min\{\sum_{i, \ln consume_i \geq X_i \psi} \theta / \ln consume_i - X_i \psi / + \sum_{i, \ln consume_i < X_i \psi} (1-\theta) / \ln consume_i - X_i \psi / \}$$
$$(12-4)$$

第五节　模型估计结果分析

为了分析城市融入对农民工家庭消费的影响，我们分别给出了城市融入度对农民工家庭消费影响的基准回归结果（见表 12-8）、基于不同群体分类的回归结果（见表 12 - 9）、城市融入度对分项消费的回归结果（见表 12 - 10）。此外，为了能更深入了解城市融入度对农民工家庭消费的分布规律的影响，本章还采用 Bootstrap 方法对样本的家庭消费进行分位数回归（见表 12 - 11）。考虑到利用截面数据进行回归分析难以避免会产生异方差的问题，本章将采用计算异方差—稳健标准误的方式进行统计推断。

一、城市融入对农民工消费水平的影响

表 12 - 8 给出了农民工家庭消费的回归结果。模型 1 仅包含控制变量和常数项，模型 2 和模型 3 依次纳入家庭收入对数和城市融入度对数两个核心解释变量，模型 4 进一步引入两个核心解释变量的交互项。由模型 2 可知，家庭收入对数对农民工家庭消费的影响为正，在控制其他变量的情况下，"农民工家庭收入"增加 1%，家庭消费会相应增加 0.355%，且在 1% 水平的显著。从模型 3 来看，农民工的"城市融入度"提高 1%，家庭消费会相应增加 0.185%，且在 1% 的水平显著，说明城市融入能促进农民工的家庭消费。模型 4 的回归结果显示，城市融入度对数的系数依然显著为正，但"家庭收入对数"与"城市融入度对数"交互项的回归系数显著为负，说明随着家庭收入的增加，城市融入度对家庭消费的影响呈下降趋势。从另一个角度来看，模型 4 中交互项显著也意味着农民工家庭消费的收入效应会受到"城市融入度"的抑制，"城市融入度"较低的农民工边际消费倾向相对更高。按照凯恩斯的消费理论，虽然人们的消费会随着收入的增加而增加，但在所增加的收入中用于增加消费的部分会越来越少，即随着人们收入的提高，边际消费倾向呈现递减趋势。而从社会融合理论来看，收入只是反映农民工城市融入的一个方面，该结论的意义在于，即便收入不变，由其他因素所导致的城市融入度提高也会降低农民工的边际消费倾向，从这个意义上来说，该结论是边际消费倾向递减规律的进一步延伸。

表 12 - 8　农民工家庭消费的估计结果

	模型 1	模型 2	模型 3	模型 4
性别	0.016	- 0.112 *	- 0.038	- 0.034
	(0.067)	(0.066)	(0.077)	(0.077)

续表

	模型 1	模型 2	模型 3	模型 4
年龄	0.001	0.000	0.002	0.003
	(0.007)	(0.007)	(0.008)	(0.008)
受教育年限	0.021 *	0.024 **	0.016	0.016
	(0.011)	(0.011)	(0.013)	(0.013)
进城务工时间	0.015 **	0.010 *	0.009	0.008
	(0.006)	(0.005)	(0.007)	(0.007)
流入地常住人数	0.046 **	0.056 ***	0.051 **	0.051 **
	(0.021)	(0.019)	(0.023)	(0.023)
代际	0.148	0.081	0.094	0.101
	(0.136)	(0.130)	(0.155)	(0.154)
户籍地	− 0.089	− 0.097	− 0.105	− 0.114
	(0.063)	(0.061)	(0.072)	(0.071)
发展意愿	0.316 ***	0.215 ***	0.168 **	0.177 **
	(0.066)	(0.065)	(0.076)	(0.075)
迁移方式	0.387 ***	0.314 ***	0.326 ***	0.329 ***
	(0.071)	(0.069)	(0.080)	(0.080)
家庭收入对数	—	0.355 ***	0.334 ***	0.323 ***
		(0.042)	(0.051)	(0.050)
城市融入度对数	—	—	0.185 ***	0.187 ***
			(0.070)	(0.070)
家庭收入对数与 城市融入度对数	—	—	—	− 0.217 **
				(0.086)
常数	8.909 ***	5.515 ***	5.036 ***	5.141 ***
	(0.336)	(0.515)	(0.623)	(0.622)
务工地	已控制	已控制	已控制	已控制
调整后的 R²	0.111	0.185	0.199	0.208

注：*** 、** 、* 分别表示在 1%、5%、10% 的水平上显著，括号中的数字为标准差。

二、城市融入对农民工消费影响的群体差异

按照性别、代际、户籍地将所有农民工进行分组，分别对相应的子样本进行回归，表12-9显示了不同子样本的回归结果。

回归结果表明，城市融入度对男性农民工家庭消费的影响比较显著，对女性农民工的影响不显著。相对于老一代农民工，新生代农民工家庭消费受到城市融入度的影响更加显著，说明城市消费文化对新生代农民工消费的促进作用更大。此外，城市融入度对家庭消费的影响有显著的户籍地差异，相对于本地农民工，外来农民工家庭消费受到城市融入度的影响更加显著。总的来看，尽管城市融入度的确会对农民工家庭消费产生显著的影响，但影响的显著程度在不同的群体间会存在一些差异。

表 12-9　不同子样本农民工家庭消费的估计结果

	男性	女性	新生代	老一代	本地	外来
性别	—	—	-0.017	-0.113	-0.172	0.062
			(0.093)	(0.145)	(0.128)	(0.094)
年龄	-0.000	0.000	0.026*	-0.013	-0.002	0.006
	(0.010)	(0.016)	(0.015)	(0.012)	(0.014)	(0.010)
受教育年限	0.028*	0.004	0.016	0.016	0.017	0.010
	(0.017)	(0.022)	(0.016)	(0.025)	(0.022)	(0.016)
进城务工时间	0.007	0.014	-0.008	0.009	-0.001	0.017**
	(0.008)	(0.014)	(0.016)	(0.008)	(0.011)	(0.009)
流入地常住人数	0.024	0.135**	0.040	0.091**	0.011	0.107***
	(0.870)	(0.044)	(0.028)	(0.041)	(0.034)	(0.031)
代际	0.009	0.161	—	—	-0.235	0.375**
	(0.050)	(0.286)			(0.263)	(0.183)
户籍地	-0.175**	-0.001	-0.180**	0.047	—	—
	(0.087)	(0.124)	(0.089)	(0.119)		
发展意愿	0.151*	0.166	0.299**	-0.073**	0.134	0.209**
	(0.094)	(0.131)	(0.091)	(0.141)	(0.121)	(0.095)
迁移方式	0.292***	0.412***	0.329***	0.245*	0.283**	0.309***
	(0.102)	(0.136)	(0.107)	(0.142)	(0.128)	(0.104)

续表

	男性	女性	新生代	老一代	本地	外来
家庭收入对数	0.316***	0.443***	0.312***	0.322***	0.319***	0.318***
	(0.059)	(0.103)	(0.059)	(0.109)	(0.091)	(0.061)
城市融入度对数	0.207**	0.147	0.182**	0.154	0.175	0.183**
	(0.083)	(0.139)	(0.085)	(0.124)	(0.134)	(0.077)
家庭收入对数 * 城市融入度对数	-0.203*	-0.207	-0.184**	-0.375*	-0.205	-0.213**
	(0.116)	(0.135)	(0.097)	(0.202)	(0.194)	(0.093)
常数	5.263***	3.810***	4.879***	5.916***	5.795***	4.693***
	(0.761)	(1.208)	(0.683)	(1.263)	(1.123)	(0.740)
务工地	已控制	已控制	已控制	已控制	已控制	已控制
调整后的 R^2	0.192	0.252	0.226	0.178	0.132	0.298

注：***、**、*分别表示在1%、5%、10%的水平上显著。括号中心数字为标准差。

三、城市融入对农民工分项消费及消费结构的影响

表12-10给出城市融入度对农民工分项消费影响的估计结果，从主效应系数来看，除居住消费"交通消费""应酬消费"和"家电消费"以外，城市融入度对其他各项消费都具有显著的正向影响，首先，影响最大的是"社保消费"，其次是"娱乐消费"，影响最小的是"食品消费"。从交互效应的估计结果来看，只有在"食品消费"的回归模型中，家庭收入对数和城市融入度对数的交互项在10%的水平显著为负，说明在控制其他变量的情况下，家庭收入越高，城市融入度对农民工"食品消费"的影响越小。为了进一步分析城市融入度对农民工消费结构的影响，我们以食品消费占家庭消费的比例，即恩格尔系数来表示消费结构，表12-10的最后一行显示，城市融入度对恩格尔系数的影响显著为负，说明城市融入度的提高有助于农民工家庭消费结构的改善。

表12-10　城市融入度对农民工分项消费影响的估计结果

分项消费	家庭收入对数	城市融入度对数	家庭收入对数与城市融入度对数
食品消费	0.380***	0.164***	-0.163*
	(0.059)	(0.081)	(0.099)

分项消费	家庭收入对数	城市融入度对数	家庭收入对数与城市融入度对数
衣着消费	0.178 ***	0.222 ***	0.088
	(0.055)	(0.076)	(0.093)
居住消费	0.341 ***	0.140	0.023
	(0.083)	(0.106)	(0.131)
通信消费	0.169 ***	0.273 ***	0.047
	(0.047)	(0.065)	(0.082)
交通消费	0.102	0.159	−0.078
	(0.073)	(0.102)	(0.125)
医疗消费	0.039	0.289 ***	0.134
	(0.078)	(0.102)	(0.125)
社保消费	0.081	0.984 ***	−0.041
	(0.111)	(0.168)	(0.164)
应酬消费	0.053	0.129	0.012
	(0.079)	(0.101)	(0.150)
家电消费	0.210 **	0.233	−0.157
	(0.102)	(0.149)	(0.145)
娱乐消费	0.062	0.464 ***	−0.104
	(0.095)	(0.157)	(0.186)
恩格尔系数	−0.026 *	−0.031 *	−0.022
	(0.013)	(0.018)	(0.019)

注：***、**、*分别表示在1%、5%、10%的水平上显著，括号中的数字为标准差。

四、城市融入对不同分位数上农民工消费的影响

为了能更深入了解城市融入度对农民工家庭消费的分布规律的影响，进一步采用 Bootstrap 方法对农民工的家庭消费进行分位数回归，并给出五个有代表性的分位点的回归结果，结果见表12-11。同时，为清晰展示城市融入度对农民工家庭消费影响的完整情况，图12-1列出了分位数回归中核心自变量的系数变化情况。

表 12 - 11　农民工家庭消费的分位数回归结果

自变量	分位数回归				
	q = 0.10	q = 0.25	q = 0.50	q = 0.75	q = 0.90
性别	-0.055	0.039	-0.079	-0.071	-0.069
	(0.199)	(0.093)	(0.068)	(0.088)	(0.095)
年龄	0.004	0.002	-0.001	0.006	0.006
	(0.201)	(0.010)	(0.007)	(0.009)	(0.009)
受教育程度	0.023	0.027 *	0.013	0.009	0.012
	(0.034)	(0.016)	(0.012)	(0.015)	(0.019)
进城务工时间	0.020	0.022 **	0.015 **	0.006	0.003
	(0.016)	(0.009)	(0.006)	(0.007)	(0.007)
流入地常住人数	0.089	0.057 *	0.043 **	0.092 ***	0.095 ***
	(0.072)	(0.030)	(0.021)	(0.025)	(0.026)
代际	0.192	0.124	0.088	0.181	0.282
	(0.366)	(0.184)	(0.137)	(0.171)	(0.184)
户籍地	-0.055	-0.113	-0.019	-0.034	-0.058
	(0.178)	(0.086)	(0.063)	(0.081)	(0.087)
发展意愿	0.295	0.198 **	0.087	0.007	0.111
	(0.198)	(0.091)	(0.067)	(0.085)	(0.090)
迁移方式	0.252	0.267 ***	0.360 ***	0.255 ***	0.173 *
	(0.191)	(0.093)	(0.071)	(0.087)	(0.090)
家庭收入对数	0.425 ***	0.449 ***	0.391 ***	0.267 ***	0.227 ***
	(0.129)	(0.059)	(0.045)	(0.066)	(0.078)
城市融入度对数	0.272 *	0.201 **	0.119 **	0.189 **	0.113
	(0.162)	(0.080)	(0.059)	(0.076)	(0.075)
常数项	2.493	3.188 ***	4.854 ***	6.118 ***	7.082 ***
	(1.728)	(0.772)	(0.556)	(0.725)	(0.829)
Pseudo R^2	0.154	0.156	0.137	0.121	0.102

注：***、**、*分别表示在1%、5%、10%的水平上显著，括号中的数字为标准差。

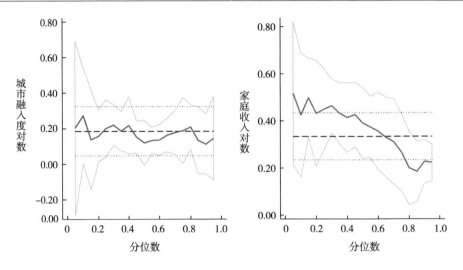

图 12-1　城市融入度对数与家庭收入对数的分位数回归系数

分位数回归结果表明：家庭收入对数的估计系数为正，而且在所有的分位数上都通过了显著性检验，随着家庭消费分位数的提高，家庭收入的影响逐渐减弱。说明家庭收入的变化对处于低消费水平的农民工家庭的影响更大。从"城市融入度对数"的回归系数来看，在不同分位数上，"城市融入度"对农民工家庭消费的影响呈现逐渐下降的波动趋势，大致分布在 0.272~0.113，在 90% 这个分位数上（即家庭消费分布的尾端），虽然"城市融入度对数"的估计系数为正，但并不显著，这表明城市融入度对农民工家庭消费的影响主要体现在中低消费家庭中，而在高消费家庭中却不明显。

五、城市融入各维度对农民工消费的影响

从上文城市融入指标测量中可知，农民工的城市融入由经济融入、社会融入、文化融入、心理融入和身份融入五个维度组成，各个维度象征不同的含义，为了考察各个维度对农民工家庭消费影响的差异，我们分别将城市融入的五个子指标作为自变量进行回归分析，结果表明（见表 12-12），除了社会融入以外，其他四个融入维度均对农民工的家庭消费有显著的正向影响。

表 12 − 12　城市融入各维度影响的估计结果

	模型 1	模型 2	模型 3	模型 4	模型 5	模型 6
性别	− 0. 096	− 0. 108	− 0. 159 **	− 0. 124 *	− 0. 119 *	− 0. 108
	(0. 064)	(0. 068)	(0. 069)	(0. 064)	(0. 064)	(0. 075)
年龄	− 0. 004	− 0. 003	− 0. 008	− 0. 002	− 0. 003	− 0. 001
	(0. 006)	(0. 007)	(0. 007)	(0. 007)	(0. 007)	(0. 007)
受教育程度	0. 023 **	0. 020 *	0. 020 *	0. 025 **	0. 026 **	0. 022 *
	(0. 011)	(0. 012)	(0. 012)	(0. 011)	(0. 011)	(0. 012)
进城务工时间	0. 008	0. 009	0. 006	0. 006	0. 007	0. 007
	(0. 005)	(0. 006)	(0. 006)	(0. 006)	(0. 006)	(0. 007)
流入地常住人数	0. 049 **	0. 034	0. 034 *	0. 045 **	0. 043 **	0. 027
	(0. 019)	(0. 021)	(0. 020)	(0. 019)	(0. 019)	(0. 022)
代际	− 0. 002	− 0. 002	− 0. 093	0. 008	− 0. 022	− 0. 022
	(0. 125)	(0. 136)	(0. 131)	(0. 124)	(0. 125)	(0. 143)
户籍地	− 0. 092	− 0. 073	− 0. 089	− 0. 069	− 0. 091	− 0. 066
	(0. 058)	(0. 064)	(0. 062)	(0. 058)	(0. 058)	(0. 068)
发展意愿	0. 189 ***	0. 201 ***	0. 217 ***	0. 209 ***	0. 191 ***	0. 141 **
	(0. 062)	(0. 066)	(0. 065)	(0. 062)	(0. 064)	(0. 071)
迁移方式	0. 362 ***	0. 322 ***	0. 346 ***	0. 357 ***	0. 363 ***	0. 332 ***
	(0. 066)	(0. 071)	(0. 069)	(0. 066)	(0. 065)	(0. 075)
家庭收入对数	0. 320 ***	0. 362 ***	0. 391 ***	0. 354 ***	0. 339 ***	0. 375 ***
	(0. 044)	(0. 049)	(0. 044)	(0. 042)	(0. 041)	(0. 051)
经济融入	0. 003 **	—	—	—	—	0. 002 *
	(0. 001)					(0. 001)
社会融入	—	0. 121	—	—	—	0. 113
		(0. 164)				(0. 175)
文化融入	—	—	0. 004 ***	—	—	0. 003 **
			(0. 001)			(0. 001)
心理融入	—	—	—	0. 077 *	—	0. 031 *
				(0. 044)		(0. 023)
身份融入	—	—	—	—	0. 195 **	0. 161 *
					(0. 080)	(0. 095)
常数项	6. 012 ***	5. 581 ***	5. 522 ***	5. 673 ***	5. 895 ***	5. 322 ***
	(0. 526)	(0. 537)	(0. 529)	(0. 508)	(0. 501)	(0. 597)
调整后的 R²	0. 213	0. 208	0. 233	0. 209	0. 213	0. 242

注：*** 、** 、* 分别表示在1%、5%、10%的水平上显著，括号中的数字为标准差

六、内生性讨论与稳健性检验

需要特别重视的一个问题是，农民工城市融入和消费之间可能存在相互影响问题，即城市融入能提高农民工的消费水平，同时消费水平的提高反过来又会促进农民工进一步融入城市。此外，根据以往的研究表明，农民工的收入常内生于教育水平、年龄、性别等因素，因此，虽然收入在消费理论模型中是作为给定的条件，但是在回归模型中则需要被看作是内生的变量。为了解决可能存在的内生性问题，我们使用联立方程来进行计量分析。

采用联立方程模型进行回归分析需要检验是否存在联立性问题，我们使用联立 Hausman 设定误差检验法来进行检验。检验结果表明，消费方程、城市融入方程以及收入方程的联立性检验参数 P 的值分别为 0.061（在 10% 的水平上显著）、0.034（在 5% 的水平上显著）和 0.041（在 5% 的水平上显著），说明拒绝零假设，即采用工具变量法比 OLS 所得到的结果更为一致。从联立方程的估计结果来看（见表 12 - 13），在将城市融入和收入设为内生变量的情况下，农民工的城市融入依然显著影响消费，说明本章结果的稳健性较强。

表 12 - 13　稳健性检验结果

	3SLS 估计		
	消费方程	城市融入方程	收入方程
性别	—	- 0.176 *** (0.058)	0.224 *** (0.062)
年龄	—	—	0.073 *** (0.022)
年龄平方项	—	—	- 0.001 *** (0.000)
受教育程度	—	0.054 *** (0.007)	—
进城务工时间	—	0.011 *** (0.004)	0.134 ** (0.006)
流入地常住人数	0.038 * (0.021)	—	—

续表

	3SLS 估计		
	消费方程	城市融入方程	收入方程
代际	—	—	—
户籍地	—	0. 116 *** (0. 042)	—
发展意愿	0. 169 ** (0. 088)	—	—
迁移方式	0. 356 *** (0. 083)	—	—
家庭收入对数	0. 447 *** (0. 174)	0. 801 *** (0. 118)	—
城市融入度对数	0. 395 *** (0. 203)	—	—
家庭收入对数 × 城市融入度对数	− 0. 172 *** (0. 099)	—	—
常数	3. 487 *** (1. 980)	− 4. 974 *** (1. 188)	8. 829 *** (0. 358)
调整后的 R^2	0. 226	0. 168	0. 104

注： *** 、 ** 、 * 分别表示在 1% 、5% 、10% 的水平上显著，括号中的数字为标准差

　　此外，考虑到农民工城市融入度的内生性以及可能存在的样本选择性偏差，本章还采用倾向值匹配法（Propensity Score Matching，PSM）对城市融入度与家庭消费的关系进行稳健性检验，检验步骤主要包括：首先，根据极值点和均值点将城市融入度对数离散化，得到 0 - 1 虚拟变量；其次，运用 Logit 模型预测农民工融入城市的概率，得到样本的倾向得分，根据倾向得分对城市融入度较高的农民工和城市融入度较低的农民工进行匹配，从而消除样本的选择性偏差；最后，基于匹配样本，比较两组农民工家庭消费的平均差异，即由农民工城市融入所产生的消费净效应。稳健性检验结果表明（见表 12 - 14），在消除样本的选择性偏差后，城市融入对农民工家庭消费依然存在显著的正向影响，再次说明本章的实证结果稳健性较强。

· 201 ·

表 12 - 14　基于倾向性得分匹配法的稳健性检验

样本		匹配方法				
		最近邻匹配	半径匹配			核匹配
			r = 0.04	r = 0.02	r = 0.01	
农民工家庭消费	匹配前	10.089 ***	10.088 ***	10.088 ***	10.089 ***	10.088 ***
		(0.089)	(0.088)	(0.089)	(0.089)	(0.085)
	匹配后	10.089 ***	10.088 ***	10.086 ***	10.084 ***	10.088 ***
		(0.089)	(0.086)	(0.088)	(0.090)	(0.089)

注：*** 、** 、* 分别表示在 1%、5%、10% 的水平上显著，括号中的数字为标准差。

第六节　研究小结

　　本章基于消费社会学的视角，构建了农民工城市融入与消费行为的理论框架，并进行实证分析和稳健性检验。通过上述分析，本章得到的结论如下：农民工的城市融入对其消费行为有显著的正向影响，但这种影响在不同群体间存在显著的差异。城市融入度的提高有助于农民工家庭消费结构的改善。城市融入对农民工消费的影响主要体现在中低消费家庭中，而在高消费家庭中却不明显。本章提醒政策制定者，在制定促进农民工消费需求的政策时，不仅要着力调整收入分配结构，提高农民工收入水平，进而提升农民工的消费支付能力，也不能忽视城市融入的非经济维度对农民工消费行为的影响，通过营造公平的社会环境和提供良好的政策支持，促进农民工全面融入城市社会。

第四篇　综合研究：
结论与政策含义

第十三章　扩展分析：农民工
人力资本禀赋现状

第一节　引言

为了把握农民工总量的变化趋势，国家统计局于 2008 年建立了农民工监测调查制度，在农民工输出地开展监测调查。从总量来看，近年来中国农民工数量正在逐年增长。艾小青（2015）对各年度农民工监测调查报告的分析表明，2008～2014 年，中国农民工总量大约增长了 0.5 亿人。《2016 年农民工监测调查报告》显示，截至 2016 年末，中国农民工总量已达到 2.8 亿人，比 2015 年增长了 1.5%（国家统计局，2017）。

然而，农民工总量的增长却并不能扭转中国劳动力日益短缺的大趋势。根据蔡昉（2013）的研究，自 2012 年开始，中国城乡劳动年龄人口的绝对数量就已经开始出现负增长，并预测 2010～2020 年，中国处于 15～59 岁的劳动年龄人口将累计减少近 3000 万人。与此同时，近年来农民工工资水平也呈现明显的上升趋势，意味着中国已经越过刘易斯拐点，劳动力将逐渐成为稀缺的生产要素。人口老龄化和劳动力短缺很可能成为今后长期存在的问题，这将给中国经济发展带来巨大的挑战（Zhang et al.，2011）。根据经济发展的一般规律，在跨越刘易斯拐点和第一次人口红利消失之后，中国必然经历技术结构和产业结构的快速升级，这对提升劳动力的人力资本水平提出了新的要求（蔡昉、王美艳，2012）。农民工是推动中国经济社会发展的重要人力资源，在产业结构转型升级过程中，有效提升农民工的人力资本水平，对于促进中国经济增长方式转变和保持经济持续增长具有重要意义。

近年来，农民工人力资本问题受到了学界的广泛关注。根据舒尔茨（Schultz，1961）的定义，人力资本是指劳动者通过教育、培训、工作经验、迁移等方面投资而获得的知识和技能的积累。Becker（1962）在此基础上扩展了人力资本的内涵，认为除了知识和技能以外，人力资本还应包括健康和生命。综观现有文献，多数研究将人力资本视为自变量，实证检验不同类型的人力资本对农民工收入（例如，苑会娜，2009；Magnani & Zhu，2012）、返乡行为（例如，李强、龙文进，2009）、社会融合（例如，谢桂华，2012）和创业行为（例如，周广肃等，2017）等多个方面的影响，这类研究可以归类为农民工人力资本后果的研究。也有一些研究将人力资本视为因变量，探讨农民工人力资本投资的影响因素。例如，李宝值等（2016）利用浙江省调查数据探讨了社会资本对农民工职业技能投资决策的影响，发现社会资本显著地促进了农民工的职业技能投资。何亦名（2014）将人力资本投资视为一种能给人带来"成长效用"的消费支出，分析收入水平对新生代农民工人力资本投资行为的影响，发现尽管收入水平的提升能显著促进"高成长效用"新生代农民工的人力资本投资，但对"低成长效用"新生代农民工人力资本投资的影响不显著。此外，还有少量研究探讨了农民工不同类型人力资本之间的相互关系，较为典型的是关于教育对健康影响的研究（例如，黄乾，2010；胡安宁，2014）。Song 和 Sun（2016）和 Lu 和 Qin（2014）则从健康经济学的视角实证检验了迁移经历对农民工健康人力资本的影响。

相对于农民工人力资本后果的研究和影响因素研究，对农民工人力资本现状的统计分析还比较缺乏，而深入了解农民工人力资本现状对制定相关政策是十分必要的。在现有文献中，只有少部分学者对农民工培训现状（罗万纯，2013；卢小君、张宁，2017）和健康现状（蒋善等，2007）进行了详细的描述性分析。然而，已有研究却忽视了农民工人力资本状况的群体差异，所得到的政策建议也就在一定程度上缺乏针对性。显然，不同类型的农民工在人力资本上存在一定的差异，例如，新生代农民工的健康状况和受教育水平通常高于老一代农民工，而老一代农民工由于在外务工时间较长，在某些技能方面则可能比新生代农民工更加熟练。为了促进农民工人力资本的提升，需要了解清楚不同群体农民工的人力资本状况和自身的人力资本需求情况，为制定明晰群体差异的有效政策提供经验支持。鉴于此，在参考已有研究的基础上，本章将农民工按世代、性别和户籍地分组，采用实地调查数据对农民工人力资本现状及其群体差异进行描述性分析，以期为政府相关政策的制定和实施提供参考依据。

第二节　样本概况

　　囿于农民工群体较强的分散性和流动强，难以获取农民工的总体抽样框，该调查以这三个地级市的常住人口比例和计划调查的样本总量为依据计算每个地级市的调查样本数量。调查采取偶遇抽样的方法，以农民工口述、调查员填写问卷的方式采集数据。调查内容涉及农民工人力资本和社会资本状况、家庭基本情况、就业情况、消费状况和对各种社会现象的主观感知等方面，本书主要侧重考察农民工在教育、健康和培训等方面的人力资本状况。该调查共发放问卷1578份，剔除回答中内容前后矛盾或关键变量数据缺失严重的问卷，有效问卷总量为1476个，有效率为93.54%。

　　表13-1描述了调查样本的分布情况。从性别分布来看，男性农民工和女性农民工分别占样本总量的68.16%和31.84%。从世代分布来看，1980年以后出生的新生代农民工占64.36%，1980年以前出生的老一代农民工占35.64%。从户籍来源地来看，市内流动的本地农民工占样本总量的47.02%，跨市和跨省份流动的外出农民工则占52.98%。从流动类型来看，家庭流动的农民工和个人流动的农民工分别占样本总量的45.93%和54.07%。从行业分布来看，首先是从事建筑业的农民工比例最高，占22.34%；其次是电子和机械制造业，占19.62%；从事交通运输业和环境卫生业的农民工比例则较低，分别只占样本总量的4.63%和0.55%；还有一些农民工从事包括仓储邮政、居民服务和设备租赁等在内的其他行业，占样本总量的14.99%。

表13-1　样本的基本情况

统计指标	项目	样本数（个）	比例（%）
性别	男	1004	68.16
	女	472	31.84
世代	新生代	944	64.36
	老一代	532	35.64

统计指标	项目	样本数（个）	比例（%）
户籍地	本地	694	47.02
	外出	782	52.98
流动类型	家庭流动	678	45.93
	个人流动	798	54.07
行业	建筑业	330	22.34
	电子和机械制造业	290	19.62
	家政服务业	236	15.94
	纺织、服装业	152	10.35
	饮食行业	86	5.86
	商业	84	5.72
	交通运输业	68	4.63
	环境卫生业	8	0.55
	其他	222	14.99

第三节 农民工人力资本现状及其群体差异

一、农民工受教育和工作经验状况

教育和干中学是人力资本形成的两个重要来源（Lucas，2004），因此，大多数实证研究采用受教育程度和工作年数来测量人力资本水平（严善平，2007）。本书也运用调查数据对农民工受教育程度和工作经验状况进行分析。

表13-2显示了农民工的受教育程度状况。从表13-2可见，受访农民工的平均受教育年限为10.27年；首先是初中文化程度的农民工占比最高，占44.17%；其次是高中或中专文化程度的农民工，占32.25%；这两种文化程度的

农民工占样本总量的 76.42%，大专及以上文化程度的农民工比例仅为 12.20%。[①] 从群体差异的 t 检验结果来看，男性农民工的受教育程度显著低于女性农民工，这与李卫东等（2013）的研究发现一致。这可能是因为男性农民工承担着主要的"养家糊口"的责任（韩洪云等，2013），他们比女性农民工更早放弃学业而选择外出务工挣钱。新生代农民工的受教育程度显著高于老一代农民工，两代人的平均受教育年限分别为 11.01 年和 8.94 年，接受过大专及以上教育的新生代农民工比例为 17.89%，远高于老一代农民工（1.91%）。这说明，在国家发展教育的政策环境下，随着世代的变化，农民工接受高等教育的机会明显增加。此外，本地农民工的受教育程度显著高于外出农民工。可能的解释是，相对于本地农民工，作为"外来人"的外出农民工，要同时面临着由"农业—非农"户籍性质造成的"城乡差异"和由"本地—外地"户籍地点造成的"内外之别"（杨菊华，2011）。在这种情况下，很多外出农民工被排斥在城市福利的覆盖范围之外，而具有本地户籍的本地农民工所能享受的公共教育资源（例如，农民工本人继续教育和其子女本地就学的机会）也就相对更多。

表 13 -2　农民工受教育程度状况

分组类别		受教育年限（年）	受教育状况分布（%）			
			小学及以下	初中	高中或中专	大专及以上
性别	男性	10.10**	11.93	46.12	31.81	10.14
	女性	10.61	10.21	40.00	33.19	16.60
世代	新生代	11.01***	4.42	39.16	38.53	17.89
	老一代	8.94	23.95	53.23	20.91	1.91
户籍地	本地	10.53**	9.51	44.09	34.29	12.11
	外出	10.04	13.04	44.25	30.43	12.28
总体		10.27	11.38	44.17	32.25	12.20

注：***、**、* 分别表示群体差异的 t 检验结果在 1%、5%、10% 的统计水平上显著。

　　有研究指出，在城市务工和融入城市生活的过程中，受到周围生活环境和城

---

　　① 这一结果与《2016 年农民工监测调查报告》中的结果比较接近。该报告显示，小学及以下文化程度的农民工占 10.70%，初中和高中文化程度的占 77.40%，大专及以上的占 11.90%（国家统计局，2017）。

市居民价值观念的熏陶，一些农民工的教育理念会逐步转变，他们更认同知识的重要性，也更加重视子女教育，从而在对子女的教育期望和教育投资上表现出更加积极的态度（叶静怡等，2017）。从调查情况来看，虽然受访农民工的受教育程度普遍较低，但多数农民工的确对其子女的教育有较高的期望，72.30%的农民工希望自己的子女能接受以升学为目标的普通教育，只有27.70%的农民工倾向于让子女接受以技能提升为目标的职业教育。当被问及"您对子女受教育程度的期望有多高"时，有52.86%的农民工表示期望子女能接受"大学本科"教育，还有28.42%的农民工希望子女能接受"研究生以上"教育，只有少部分农民工认为高等教育用处不大，希望子女尽早务工挣钱。值得指出的是，受访农民工在表达对子女教育较高期望的同时，也表达出了强烈的受歧视感知。68.75%的受访农民工认为，在子女就学问题上存在较大的不平等，新生代农民工对子女就学受歧视的感知尤为强烈，认为子女受到就学歧视的比例达到75.80%。

教育通过间接传授的方式提升了个体的知识和技能水平，干中学则作为一种更早出现的技能获得手段，意味着个体需要在实践中通过不断总结经验而逐步成长，因此，工作经验可以在一定程度上反映农民工的技能熟练程度（吴炜，2016）。表13-3显示，受访农民工的平均进城务工年数为11.83年，其中，男性农民工的平均进城务工年数为12.60年，比女性农民工高出2.41年；新生代农民工的平均进城务工年数显著低于老一代农民工；本地农民工和外出农民工的平均进城务工年数差异并不显著。对调查数据的进一步分析表明，虽然多数受访农民工已有多年的务工经验，但是，过半的农民工工作状况并不稳定，只有48.44%的农民工近三年没有换过工作。男性农民工的工作稳定性显著高于女性农民工，50.80%的男性农民工近三年没有换过工作，这一比例比女性农民工高出10.45个百分点。周闯（2014）的研究得到了类似的结果，并认为劳动力市场上的性别歧视是造成女性农民工工作稳定性低于男性农民工的重要原因。与老一代农民工相比，新生代农民工的工作稳定性显著更低，具体而言，60.94%的老一代农民工近三年没有换过工作，而新生代农民工的这一比例仅为40.58%。可能的原因是，新生代农民工的受教育程度相对较高，他们比老一代农民工更渴望成为市民，而通过工作转换实现职业的向上流动则是他们融入城市社会的重要途径。白南生、李靖（2008）的研究也认为，受教育程度较高的农民工有非常显著的职业流动倾向，而受教育程度较低的农民工则往往为了规避风险而倾向于不主动流动。分析结果表明，本地农民工和外出农民工工作稳定性的差异并不明显。

结合上述务工经验和工作稳定性的群体差异结果可以得出判断，务工经验可能对农民工的工作稳定性有一定的促进作用。

除了进城务工的经历以外，务农经历也会对农民工的人力资本积累产生一定影响。钟甫宁、陈奕山（2014）认为，务农经历为进城农民工积累了体力劳动的经验，同时为其提供了一个"工资参照"，从而对其非农就业满意度和就业选择产生一定影响。从调查情况来看（见表 13-3），有 48.51% 的农民工有过务农的经历，受访农民工的平均务农年数为 2.93 年。务农经历的群体差异主要表现在性别差异和代际差异：从性别差异来看，男性农民工的平均务农年数为 3.29 年，比女性农民工显著高出 1.17 年。这可能是因为女性农民工在家庭照料和家务劳动上投入了较多时间，在一定程度上降低了务农的时间。从代际差异来看，新生代农民工和老一代农民工的平均务农年数分别为 0.95 年和 6.40 年，说明随着世代的变化，农村劳动力就业非农化的趋势明显增强。

表 13-3　农民工工作经验状况

分组类别		进城务工年数（年）	务农年数（年）	近三年工作转换情况（%）			
				未换过	换过一次	换过两次	换过三次以上
性别	男性	12.60 ***	3.29 ***	50.80 **	19.94	14.34	14.92
	女性	10.19	2.12	40.35	26.61	19.74	13.30
世代	新生代	8.46 ***	0.95 ***	40.58 ***	23.19	19.28	16.95
	老一代	17.93	6.40	60.94	12.07	10.27	16.72
户籍地	本地	11.86	2.94	49.28	18.16	16.14	16.42
	外出	11.81	2.92	47.68	19.07	15.98	17.27
总体		11.83	2.93	48.44	18.64	16.05	16.87

注：*** 、** 、* 分别表示群体差异的 t 检验结果在 1% 、5% 、10% 的统计水平上显著。

二、农民工健康人力资本状况

健康是人力资本的重要组成部分。健康不仅能够提高个人的劳动生产率，还能够减少生病的天数，增加劳动时间供给，从而对收入有重要影响（秦立建等，2013）。现有的实证研究普遍采用自评健康状况作为个人健康的测度指标。例如，Song 和 Sun（2016）通过以下问题来测量："您认为自己的身体健康状况如何？"

其选项包括"非常不健康""比较不健康""一般""比较健康""非常健康"，依次赋值 1~5，分值越高，表示受访者健康状况越好。这一指标的优点是相关数据容易获取，同时又能够用于系统地评价受访者的总体健康状况（Idler & Kasl，1995）；缺点则在于评价结果来自个人的主观感受，而不同个体、地区和阶层之间健康自评标准会存在一定差异，从而在一定程度上限制了群体间的比较。因此，参考 Lu（2015）的研究，本书除了采用已有研究常用的农民工自评健康状况指标以外，还通过身体质量指数（Body Mass Index，BMI）① 分析农民工的身体健康状况。从表 13 - 4 可以看出，受访农民工"自评健康状况"的平均得分为 3.90，介于"一般"和"比较健康"之间。认为自己身体"比较健康"和"非常健康"的农民工比例为 70.51%，仅有 5.51% 的农民工表示自己身体状况不佳。BMI 计算结果也同样表明，绝大多数受访农民工的健康状况较好，只有8.32% 的农民工的 BMI 低于 18.5。

表 13 - 4　农民工身体健康状况

分组类别		自评健康状况得分	BMI < 18.5 的比重（%）	健康状况分布（%）				
				非常不健康 = 1	比较不健康 = 2	一般 = 3	比较健康 = 4	非常健康 = 5
性别	男性	3.94 ***	6.61 ***	0.20	4.83	22.99	44.99	26.99
	女性	3.83	11.11	0.72	5.56	25.60	45.25	22.87
世代	新生代	4.11 ***	5.65 ***	—	1.89	19.84	43.37	34.90
	老一代	3.81	14.36	0.57	6.53	25.82	45.85	21.23
户籍地	本地	3.92 ***	7.10 ***	0.43	5.08	22.37	45.75	26.37
	外出	3.81	12.90	0.29	5.22	30.00	42.61	21.88
总体		3.90	8.32	0.40	5.11	23.98	45.09	25.42

注：*** 、** 、* 分别表示群体差异的 t 检验结果在 1% 、5% 、10% 的统计水平上显著。

进一步分析发现，农民工的健康水平存在明显的性别差异，男性农民工的健

① 身体质量指数是用体重公斤数除以身高米数平方得出的数字，是目前国际上常用的衡量人体胖瘦程度以及是否健康的一个指标。根据世界卫生组织（WHO）的标准，BMI 低于 18.5 属于偏瘦，高于 30 属于肥胖，会增加患其他疾病的危险。由于农民工群体中肥胖的人数比例较低，所以本书参考 Lu（2015）的做法，并未考虑肥胖的情况。

康水平显著高于女性农民工（见表 13 - 4）。然而，从表 13 - 5 来看，男性农民工的"城镇医疗保险""参保率""本地社会支持状况"以及"健康理念"却都明显落后于女性农民工。产生这种反差可能的原因是：除了表 13 - 5 中列出的几个可能影响农民工健康的指标之外，农民工的健康状况还会受到家庭（例如，子女和老人照料）、所从事行业、生活习惯（如饮酒或吸烟）和情感（如受歧视和孤独感）等其他因素的影响①（Lu & Qin，2014），农民工的健康水平是各类因素此消彼长、共同作用的结果，而不同因素对农民工健康状况的影响存在显著的性别差异。例如，秦立建等（2014）研究发现，尽管小孩数量对女性农民工的健康状况有显著的负向影响，但对男性农民工的影响并不显著。李卫东等（2013）则认为，与男性农民工相比，女性农民工的情感需求更高，外出务工过程中所产生的挫折感和相对剥夺感对她们健康的负向影响更突出。因此，造成上述反差的原因可以理解为，家庭和情感等因素对女性农民工健康状况所产生的负向影响在一定程度上抵消了医疗保险、社会支持和健康理念等因素对其健康状况的正向影响，从而使女性农民工健康水平低于男性农民工。

农民工的健康水平还呈现明显的代际差异和户籍地差异。分析结果表明，新生代农民工的健康水平显著高于老一代农民工（见表 13 - 4）。这主要可归因于两代农民工的年龄差异；而从表 13 - 5 来看，相对较高的城镇医疗保险参保率、较好的社会支持状况和较强的健康理念也是导致新生代农民工健康水平高于老一代农民工的重要原因。此外，本地农民工的健康水平显著高于外出农民工，意味着跨市和跨省份迁移对农民工健康可能存在一定的损耗作用。从理论上来说，迁移对农民工健康状况既存在正向效应，也存在负向效应（秦立建等，2014）。一方面，进城务工可以提高农民工的收入水平从而提升其医疗支付能力，同时他们有更多的机会接触城市先进的医疗服务和健康理念，对健康有一定的促进作用；另一方面，进城务工的农民工也面临着工作环境恶劣、社会支持不足和社会保障缺失等问题，这些因素在不同程度上会导致他们健康状况恶化。根据表 13 - 5 中的统计结果，本地农民工和外出农民工在医疗支出和健康理念上的差异并不显著，但是，本地农民工的城镇医疗保险参保率和新型农村合作医疗保险（"新农合"）参保率都显著高于外出农民工，同时，本地农民工拥有本地关系网络的比

---

①　由于本书侧重于分析农民工人力资本的现状，而非影响因素，所以并未将可能影响农民工健康状况的因素逐一列入表 13 -5 进行详细对比。

例也显著高于外出农民工，意味着跨市和跨省份迁移给农民工健康带来的正面影响并不明显，但所造成的负面影响却比较突出。

表 13 - 5　农民工医保参加、社会支持和健康理念状况

分组类别		城镇医疗保险参保率（%）	新农合参保率（%）	有本地朋友（%）	医疗支出（元/年）	重视体检和保健（%）
性别	男性	30.59***	82.70***	75.74***	1030.45	74.10*
	女性	40.10	73.62	80.85	1001.33	79.14
世代	新生代	40.17***	78.53*	80.42***	836.62***	78.05**
	老一代	26.65	82.13	71.86	1352.65	71.48
户籍地	本地	39.36***	81.56**	80.69***	1042.35	76.65
	外出	30.74	78.26	74.42	1002.18	74.87
总体		34.26	79.81	77.37	1021.12	75.71

注：***、**、*分别表示群体差异的 t 检验结果在 1%、5%、10%的统计水平上显著。

除了身体健康状况之外，心理健康状况也是农民工健康人力资本的重要组成部分。对于农民工心理健康的测量，目前主要包括量表测量（例如，胡荣、陈斯诗，2012；聂伟、风笑天，2013）和单变量测量［例如，龚晶、孙素芬（2014）］两种方式。由于此次调查的内容涉及面较广而问卷篇幅有限，所以并未针对农民工的心理健康设计详细的量表，只能选择单变量测量方式。从已有文献来看，自评心理状况是使用频率较高的心理健康测量指标。例如，Lu（2010）通过虚拟变量"在过去的四周里是否有过悲伤的情绪"来测量印度尼西亚农村转移劳动力的心理健康状况。参考这种测量方式，在调查中，采用问题"在过去的一个月中，是否由于情绪问题（如感到沮丧或焦虑）影响到您的工作或其他日常活动？"来考察农民工的心理健康状况。图 13 - 1 显示，占样本总量 88.16%的农民工"很少"或"没有"因情绪问题影响到工作，只有 11.84%的农民工表示工作状态"有时"或"总是"受到情绪的影响。这意味着大多数农民工的心理健康状况较好。与男性农民工相比，女性农民工更容易受到情绪的影响；新生代农民工和老一代农民工受情绪影响的差异并不明显；与本地农民工相比，外出农民工因情绪问题影响到工作的频率明显更高。

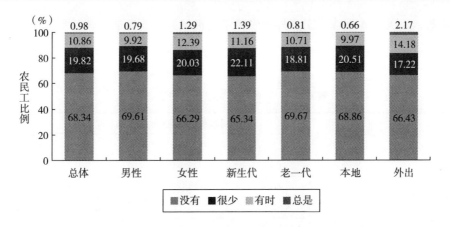

图 13 - 1 农民工由于情绪问题影响工作的频率

三、农民工参加培训状况

一直以来，中央政府非常重视农民工的职业技能培训，并且将农民工培训上升至国家（发展）战略高度。《国家新型城镇化规划（2014~2020年）》中将加强农民工职业技能培训作为推进符合条件农业转移人口落户城镇的重要路径之一（卢小君、张宁，2017）。2014年，中国实施了"春潮行动"[1]，明确提出了力争在2020年前使每位农民工至少获得一次培训机会的目标（袁小平，2015）。

农民工进城务工以前参加培训的状况是反映农民工人力资本初始存量的重要指标，表13-6显示，63.30%的农民工在进城以前"未参加过"培训，参加过1次培训的农民工占25.10%，还有11.60%的农民工参加过2次或3次以上的培训。从群体差异来看，男性农民工参加过培训的比例比女性农民工高出5.35个百分点，且该差异在5%的水平上显著。这可能是因为，从事建筑、机械制造等行业的男性农民工比例较高，这些行业通常对从业者的技能水平有较高的要求；而女性农民工则主要从事家政服务、环境卫生等服务行业，这些行业对技能水平的要求相对较低。新生代农民工参加过培训的比例比老一代农民工高出16.53个百分点，且该差异在1%的水平上显著。这或许说明新生代农民工比老一代农民工有更强的人力资本积累意识，也可能与近年来国家加大对农村年轻劳动力人力

① 参见《人力资源社会保障部关于印发〈农民工职业技能提升计划——"春潮行动"实施方案〉的通知》（人社部发〔2014〕26号）。

资本投入有关。本地农民工和外出农民工在进城务工前参加培训状况方面差异并不显著。

表 13 - 6   农民工进城以前参加培训状况

分组类别		进城务工以前参加培训的状况（%）			
		未参加过	1 次	2 次	3 次以上
性别	男性	61.60**	25.40	6.80	6.20
	女性	66.95	24.46	4.72	3.87
世代	新生代	57.42***	29.24	7.84	5.50
	老一代	73.95	17.62	3.07	5.36
户籍地	本地	62.03	24.93	6.96	6.08
	外出	64.43	25.26	5.41	4.90
总体		63.30	25.10	6.14	5.46

注：***、**、*分别表示群体差异的 t 检验结果在1%、5%、10%的统计水平上显著。

虽然农民工在进城以前参加过培训的人数比例较低，但是在进城以后，参加过培训的农民工比例有较大幅度的提升。表 13 - 7 显示，74.68%的受访农民工进城以后参加过各种形式的培训，这一比例比进城以前参加过培训的人数比例高出 37.98 个百分点，在一定程度上说明国家关于农民工培训的政策取得了显著的成效。农民工进城以后平均参加培训的次数为 1.83 次，平均参加培训的时间为 3.54 个月。从群体差异来看，男性农民工和女性农民工在参加培训的人数比例和参加培训的次数上差异并不显著，但是，男性农民工参加培训的时间（3.80个月）显著高于女性农民工（2.98 个月）。新生代农民工和老一代农民工的差异主要表现在参加培训的人数比例上，新生代农民工进城以后参加培训的比例比老一代农民工高出 6.83 个百分点，且该差异在 5%的水平上显著。这可能是因为，随着新生代农民工逐渐成为农村转移劳动力的主体，在产业结构升级的过程中，国家对新生代农民工职业技能水平提升的支持力度更大。本地农民工和外出农民工的差异则主要表现在参加培训的时间上，本地农民工参加培训的时间为 3.97个月，显著高于外出农民工（3.12 个月）。农民工培训对农民工用工企业和地方政府而言具有外溢性。随着农民工技能水平的提升，他们外流到别的企业或城市的可能性也会增加（胡秀俊，2011）。与外出农民工相比，本地农民工更可能成为务工所在地稳定的产业工人，农民工用工企业和地方政府给他们提供培训的机会也就相对更多。

农民工培训经费来源一直是农民工培训工作推进过程中的难点。虽然国家建立了农民工培训补贴制度，但由于补贴标准较低，农民工承担培训经费的压力仍然很大（袁小平，2015）。从受访农民工最近一次参加培训的经费来源来看，务工单位支付和农民工自费是农民工培训费用的主要来源，农民工比例分别为45.19%和43.33%，还有8.70%的农民工参加培训的费用由政府、务工单位和农民工本人共同分担，只有很少部分农民工，占2.78%，其培训费用由政府支付。自费农民工比例在一定程度上反映了农民工参加培训的经费负担程度。从表13-7可以看出，男性农民工中自己负担培训费用的（农民工）比例比女性农民工高出7.97个百分点，且该差异在5%的水平上显著，表明男性农民工比女性农民工面临的培训经费负担更重。这可能是因为，当农民工的技能水平难以满足目前工作的要求时，女性农民工能够更加容易地找到一些对技能水平要求较低的低端服务业工作（例如，当保姆、清洁员和餐厅服务员等），从而不用主动付费参加培训。老一代农民工中自己负担培训费用的（农民工）比例比新生代农民工高出4.66个百分点，但两者差异并不显著。本地农民工自费的（农民工）比例（44.07%）和外出农民工（42.59%）比较接近，两者差异同样不显著。

表13-7 农民工进城以后参加培训的状况

分组类别		进城以后参加培训的比例（%）	进城以后参加培训次数（次）	参加培训时间（月）	最近一次参加培训的经费来源（%）			
					政府	务工单位	自费	各方分担
性别	男性	74.92	1.92	3.80**	3.01	42.35	45.90**	8.74
	女性	74.15	1.66	2.98	2.30	51.15	37.93	8.62
世代	新生代	77.11**	1.83	3.44	3.26	47.01	41.85	7.88
	老一代	70.28	1.84	3.72	1.74	41.28	46.51	10.47
户籍地	本地	75.69	1.90	3.97**	4.07	44.07	44.07	7.79
	外出	73.77	1.77	3.12	1.48	46.30	42.59	9.63
总体		74.68	1.83	3.54	2.78	45.19	43.33	8.70

注：***、**、*分别表示群体差异的t检验结果在1%、5%、10%的统计水平上显著。

值得指出的是，尽管当前农民工参加培训的经费负担较重，但是，多数农民工有较强烈的参加培训的意愿。根据调查结果，绝大部分受访农民工表示愿意参加职业技能培训，占样本总量的 78.94%。即便是自己负担培训费用，仍有 59.21% 的农民工愿意参加培训（见表 13-8）。从表 13-8 显示的群体差异来看，愿意自费参加培训的男性农民工和女性农民工比例分别为 58.65% 和 60.24%，两者差异并不显著。愿意自费参加培训的新生代农民工比例（65.26%）显著高于老一代农民工的同一比例（48.28%），说明新生代农民工的人力资本投资意识更强。本地农民工愿意自费参加培训的人数比例（62.24%）显著高于外出农民工的同一比例（56.52%），这可能是因为本地农民工的城市归属感和定居意愿更强，他们更愿意通过提高个人技能水平实现职业晋升。此外，从农民工所期望的培训时间来看（见表 13-8），大多数农民工倾向于 3 个月以内的中短期培训，这类农民工占受访农民工总数的 77.37%，其中，女性农民工和外出农民工更倾向于培训时间低于 3 个月的中短期培训，这也与表 13-7 中参加培训时间的性别差异和户籍地差异相一致。从代际差异来看，老一代农民工更倾向于 3 个月以内的中短期培训，尤其是培训时间低于 1 个月的短期培训，这在一定程度上印证了前文的判断，即老一代农民工的人力资本积累意识弱于新生代农民工。

表 13-8　农民工参加培训的意愿状况

分组类别		愿意自费参加培训的农民工比例（%）	期望的培训时间（%）			
			1 个月以下	1~3 个月	3~6 个月	6 个月以上
性别	男性	58.65	35.36	39.58	14.52	10.54
	女性	60.24	41.46	40.98	10.24	7.32
世代	新生代	65.26***	34.21	41.15	14.83	9.81
	老一代	48.28	43.46	37.85	9.81	8.88
户籍地	本地	62.24**	34.44	41.06	14.57	9.93
	外出	56.52	40.00	39.09	11.82	9.09
总体		59.21	37.34	40.03	13.13	9.50

注：***、**、*分别表示群体差异的 t 检验结果在 1%、5%、10% 的统计水平上显著。

农民工培训内容陈旧、定位不准确且没有充分切合农民工群体和劳动力市场的需要，是现阶段农民工培训工作中亟待解决的问题。此次调查考察了农民工对培训技能类型的偏好。调查发现，多数农民工对市场需求量大、容易找到工作的技能有较强偏好，这类农民工占受访农民工总数的49.78%；预期赚钱较多的技能，占30.31%；19.91%的农民工偏好易学、容易上手的技能。进一步分析发现，农民工的技能偏好存在明显的性别差异和代际差异。男性农民工对建筑、运输、美容美发、服装加工、焊工、钳工等容易找到工作的技能有较强的偏好，而女性农民工则更倾向于家政、餐饮、文秘等易学、容易上手的技能。相较于老一代农民工强烈偏好市场需求量大、容易找到工作的技能，新生代农民工中则有较大比例的人偏好于数控机床操作、财会、通信、计算机应用等预期赚钱比较多的技能。这说明，很多新生代农民工在城市务工不仅是为了提高收入，还注重自己未来的职业发展。

第四节 研究小结

随着中国传统人口红利的逐渐消失和刘易斯拐点的到来，劳动力投入型经济增长模式开始难以为继，亟须探索新的经济增长动力。在经济发展新常态下，全面提升劳动力的人力资本水平将成为释放新型人口红利、维持经济可持续增长的必要举措。农民工是中国产业工人的重要组成部分，提升农民工群体的人力资本水平从而激发农民工，尤其新生代农民工的劳动潜能，对产业结构的调整和农民工市民化的推进显得尤为关键。这就需要准确把握农民工人力资本的现状和群体差异，有针对性地制定推动农民工人力资本进一步提升的政策。

本章研究根据经典的人力资本理论，利用2016年福建省农民工问卷调查数据，从教育、工作经验、健康和培训几方面对农民工人力资本现状和群体差异进行了全面的描述性分析。研究的主要发现如下：首先，当前农民工自身的受教育水平普遍较低，但是，他们对子女教育有较高的期望；相对于男性农民工、老一代农民工、外出农民工，女性农民工、新生代农民工、本地农民工的受教育水平显著更高；一半以上的农民工认为子女就学受到了歧视，新生代农民工的受歧视感知尤为强烈。其次，从平均来看，农民工已经积累了10年左右的务工经验，务工经验的积累在一定程度上可以降低农民工的就业流动性；将近一半的农民工

有过务农的经历，随着世代的转变，农民工的务农年数明显降低。再次，从健康
人力资本来看，多数农民工的健康状况较好，相较于就近就地迁移，跨市或跨省
份迁移对农民工的健康有更大的损耗。最后，与进城前相比，农民工参加培训的
比例在进城后有明显提升，尽管当前农民工接受培训的经费负担较重，但大部分
农民工都有强烈的参加培训的愿望；有七成的农民工偏向于 3 个月以内的中短期
培训；在培训内容的偏好上，存在明显的性别差异和代际差异。

第十四章 综合研究结论及其政策含义

第一节 研究结论

第一，农民工的市民化不应局限于从制度上实现"农民工"向"市民"的身份标签的转换，更应关注农民工心理层面的城市融入，当前农民工的城市融入状况并不乐观。

首先，从经济融入状况来看，近年来，虽然农民工工资水平呈现上涨趋势，但其平均工资水平依然明显低于市民，农民工的工资满意程度较低，近半数的人受到"同岗不同酬"的工资歧视。其次，农民工的就业流动性大，城镇社会保险参保率以及住房条件仍处于较低水平，追求更高的工资是其就业流动的首要动机，但就业条件、社会保障及住房等也已成为农民工就业决策的重要依据。从社会融入状况来看，农民工的社会参与情况还不理想，超过八成的农民工较少参加社会活动，但大部分人已意识到社会参与的重要性，近六成的人认为，农民工应积极参加城镇社区的选举活动，并表达了加入农民工合法组织的愿望；农民工在城市的社会交往情况相对较好，大部分人表示和城里人交往融洽。从文化融入状况来看，农民工的文化休闲活动比较单调，年均娱乐开支低于300元的农民工比例超过七成，其中超过一半的人没有任何娱乐开支；相对而言，农民工对城市文化的接纳程度较高，主要体现在健康理念、技术接纳、发展观念等方面。从心理融入状况来看，农民工对城里人的心理接纳程度较高，超过七成的农民工认为，城里人值得信任，并愿意与其打交道。然而，在户籍制度障碍下，农民工感受到的各种歧视依然非常明显，尤其是子女教育资源在农民工和城里人之间的不公平分配，这也显示出农民工对城里人的心理距离低于城里人对农民工产生的心理距离；农民工的城市适应程度和生活满意度较低，不少农民工陷入城市生活不能融入而农村生活又难以回归的两难境地。最后，从身份融入状况来看，多数农民工难以实现"城里人"身份认同，服务业的农民工认同"城里人"身份的比例最高，但也不到两成，建筑业最低；城镇户口对农民工的吸引力主要来自优越的子女教育资源、较好的社会保障及城市生活条件。总体来看，农民工城市融入程度偏低，且存在明显的代际差异和户籍地差异，相对于老一代农民工或外来农民工，新生代农民工或本地农民工的融入程度更高；性别差异并不明显，男性在经济、社会层面的融入程度相对较高，而女性则表现出更高的心理融入。

第二，人力资本是影响农民工城市融入的关键因素，新型社会资本和心理资本也是重要的影响因素，由户籍地差异所造成的歧视是农民工城市融入"内外之别"的主要原因。

人力资本的提高对农民工的城市融入有积极的促进作用，主要通过教育和职业培训得以体现，健康是农民工实现高层次融入的重要因素。社会资本对农民工城市融入的影响主要体现在社会和文化维度，对经济、心理及身份维度的影响不显著。作为初级社会资本的重要组成部分，尽管亲属网络在一定程度上抑制了农民工的经济融入和社会融入，但能为其提供一定的精神鼓励和支持，从而有利于其心理层面的融入；相对于亲属网络而言，市民网络对农民工城市融入的影响更大。心理资本与农民工的城市融入有密切关系，拥有良好的心理状态有利于农民工的经济与心理层面的融入。相对于个人迁移的农民工，家庭式迁移的农民工城市融入度更高，而相对于外来农民工，本地农民工城市融入度更高。农民工融入维度之间有显著的相关关系，融入维度表现出较强的直线型融入特征。农民工城市融入的影响因素在不同群体间存在明显差异，从性别差异来看，人力资本、社会资本以及迁移特征对男性的影响大于对女性的影响，而心理资本对女性影响更大。从代际差异来看，人力资本对新生代农民工城市融入的影响更为突出，尤其是培训和健康。老一代农民工的人力资本水平相对较低，在城市就业过程中他们更加依赖于社会资本，从而也更容易受到初级社会资本对其城市融入的制约，呈现出亲属网络对城市融入的负向作用。由于老一代农民工具有更强的家庭观念，家庭式迁移对他们城市融入的重要性要大于新生代农民工，对老一代农民工而言，城市融入更应该是整个家庭的融入。从户籍地差异来看，人力资本和社会资本对本地农民工城市融入有更显著的影响，心理资本则对外来农民工的影响更显著。农民工城市融入度在不同性别、代际、户籍地群体间存在一定程度上的差距，具体表现在城市融入度上，女性农民工高于男性农民工、新生代农民工高于老一代农民工、本地农民工高于外来农民工。城市融入度的性别差异和代际差异主要归结于群体内的特征差异，几乎不存在歧视性因素，而就城市融入的户籍地差异来看，只有低于两成的差异可以由特征差异解释，较大部分还要归结于户籍地歧视性因素。

第三，经济激励不是提高农民工劳动供给的唯一手段，城市融入对农民工的经济行为动机的改变具有重要作用，提高农民工对城市身份的认同能有效提高劳动供给，有利于新的人口红利的挖掘。

在处理了样本的选择性偏差后，城市融入仍然显著地正向影响着农民工的劳动参与、就业率，并显著降低其就业流动，而对农民工的劳动时间影响并不显著。然而，正如 Blundell 和 MaCurdy（1999）所指出的，劳动供给的变化主要来自劳动参与弹性的变化而非劳动时间弹性的变化。因此，我们仍然可以得出结论，首先，促进农民工的城市融入有利于降低农民工的就业流动性，稳定其劳动供给。从群体差异来看，城市融入对新生代农民工劳动供给的影响大于老一代农民工，对男性农民工的影响大于女性农民工，对本地农民工的影响大于外来农民工，并且这一结果在计量上非常稳健。在身份经济学看来，城市融入之所以影响个人行为，是因为每一种身份都有与之相对应的最优行为准则或规范。当个人行为与规范相一致时，身份效用随之增加，反之则遭受损失。城市融入对劳动供给影响的可能路径则包括：与融入身份相联系的规则对个人行为动机的作用、身份对个人就业选择集的扩展以及身份外部性的影响。就农民工而言，城市融入会激励其采取与融入身份相一致的稳定的劳动力市场行为，例如，进行相应的投资，从而获得有利于他们就业的关系网络、职业技能等。我们的调查也证实了这一点：实现城市融入的农民工参与城市社会活动（如请客送礼、去市民家做客等）的积极性更高，自费参加技能培训的意愿也更强。其次，城市融入在一定程度上可能扩展了农民工的就业选择集，使一些在刚进城的农民工眼里看似遥不可及的工作变得可能。此外，由于身份外部性的存在，城市融入不仅会影响农民工个人的劳动供给，也会对其周围农民工群体的工作态度及行为产生一定的影响，形成生产率的群内传递效应。

第四，农民工的城市融入有助于改变农民工的消费行为，提升其消费结构，对于内需拉动具有举足轻重的作用。目前农民工家庭的消费水平远低于城镇居民家庭，多数农民工的消费观念仍较为保守，但已表现出较强的消费潜力。

在考虑农民工群体内部结构之后，研究发现，农民工的消费行为在不同性别、代际、户籍地及发展意愿群体中存在明显差异。农民工的消费行为表现出明显的"示范效应"和"棘轮效应"，相对于老一代农民工，新生代农民工对符号消费、象征消费的追求动机更强，他们更易于接受城市的消费文化；城市融入度对农民工的家庭消费有显著的正向影响，对低消费人群影响更为明显；家庭收入对城市融入度与家庭消费的关系会产生调节作用，较高的家庭收入会降低城市融入度与家庭消费的正相关性，说明城市融入度对低收入群体的作用更大；对分项消费的考察发现，城市融入度对社保、娱乐等高层次的消费影响较大，对食品、衣着等基本消费的影响较小，城市融入有助于农民工家庭消费结构层级的提高。

第五，迁移模式和融入程度是影响农民工身心健康的重要因素；在迁移和城市融入过程中，农民工社会资本和社会态度的变化也会对其身心健康产生一定的影响。

从心理健康来看，无论是以关系网络为代表的结构性社会资本，还是以信任为代表的认知性社会资本，都对农民工心理健康有显著正向作用；跨县迁移的农民工心理健康水平显著低于县内迁移的农民工。信任感可以显著缓解跨县迁移对农民工心理健康产生的负面影响，而关系网络的缓解作用则并不显著。此外，公平感也是影响农民工心理健康的重要原因。农民工心理健康的代际差异主要归结于特征差异，较高的跨县迁移比例和较低的社会资本水平是新生代农民工心理健康水平低于老一代农民工的主要原因。农民工心理健康的性别差异和户籍地差异则主要由歧视性因素造成。从自评健康来看，跨县迁移对农民工的自评健康同样有显著的负向影响。跨县迁移对老一代、低教育水平或已婚农民工身心健康的负向影响更加突出。进一步的作用机制分析显示，尽管跨县迁移能显著提高农民工的工资水平，但是显著降低了农民工的认知性社会资本和结构性社会资本，也使农民工的情绪状态更加消极。跨县迁移对农民工身心健康产生的"收入—健康"促进效应并不能抵消社会资本损害和情绪状态恶化所带来的不利影响。总体来看，在城镇化和工业化进程中，农民工群体面临着诸多健康损耗，健康受损成为农民工返乡的重要原因，较高的城市融入程度对农民工的健康有显著的提升作用。

第二节 政策启示

根据本研究的分析结论，可以得到以下几点政策启示：

第一，在制度和法律上赋予农民工与市民平等的公民权，逐步消除农民工的"边缘群体""弱势群体"等身份标签。

公民身份理论认为，公民权是国家赋予公民的一种认同或身份，拥有这种身份的人应享有平等的权利和义务（O'Connor，1993；Orloff，1993），平等的公民权是促进农民工城市融入的基础。从国际经验来看，移民融入当地社会是个艰难的过程，即便是获得法律身份的公民，也未必能实现身份认同，更不用说农民工是在户籍障碍下受到歧视的特殊群体。公民权的缺失不仅使农民工难以享受与市民平等的劳动权益、社会保障及城市公共服务，也迫使其在"边缘群体"的社会标签下通过身份认同依照社会的期望行事，进一步加深各类歧视或不平等的"自我实现预言"。因此，对农民工赋予平等的公民权能产生正面的自我实现效应，能使农民工更加乐观地看待自己，并为融入城市而付出更多努力。当前一些地方推行以农民工农村土地换取城镇户籍和社会保障的政策措施，在社会上引起广泛的争论和质疑，现实的推行效果也差强人意。事实上，如果从公民权本质的内涵出发，这种"以物换物"式的户籍改革方式，从根本上扭曲了公民身份应有的公民权利，具有强烈的"公共权力优先于公民权利"特征，既不合理，也不具正当性（王佃利、徐晴晴，2012），且在很大程度上违背了农民工的意愿。在我们的调查中，当问及"如果您进城定居，希望如何处置农村土地"时，回答"保留承包地，自家耕种"的占40.13%，"保留承包地，有偿流转"的占30.93%，明确表示"给城镇户口，无偿放弃"和"给城镇户口，有偿放弃"的仅占9.69%。由此表明，虽然农民工希望通过定居城市享受更高的社会保障水平，但并不愿意以农村土地作为交换的筹码。

第二，加强政府间合作，为农民工创造良好的城市融入条件，积极推进就近就地市民化。

中央政府在农民工的城市融入过程中起着关键性作用，应积极探索中央与地方相协调、权利与义务相对等的农民工跨地区服务管理体制，从政策法规上明确规定农民工迁出地和迁入地在就业服务、治安管理、公共服务供给等方面的职责，并将农民工的服务管理作为政绩考核的重要方面，避免地方政府在政策落实过程中避重就轻或相互推诿。而地方政府应顾全大局，加强地区间的沟通和协调，创造良好、公平的城市就业环境，认真倾听农民工群体的心声，尽量满足他们的要求。此次调查也涉及农民工对政府的期望，当问及"您最希望政府做的事是什么?"时，首先是农民工表示最希望"提高最低工资水平"，占55.38%；其次是"改善社会保险"，占36.86%；"改善子女教育条件"，占32.17%；"提供保障住房或廉租房"，占24.55%。由此可见，农民工城市融入的最大障碍是收入，正如上文指出，农民工的工资满意度较低，仅有两成的人对工资表示满意，原因主要在于：一方面，近年来大城市的生活成本提高速度高于工资增长速度，农民工的实际购买力提升幅度并不高；另一方面，在"不患寡而患不均"的心理作用下，与同等岗位市民工资的相对差距抵消了工资绝对数量上涨产生的心理效用，这也是当前一些东部沿海地区出现工资水平上涨和劳动力短缺并存的一个重要原因。但是，当前的政策导向不能一味地鼓励提高最低工资水平，这样会加重企业的成本负担，不利于产业结构的平稳升级。此外，农民工的就近就地迁移的意义并不仅仅局限于对未来经济增长的重要影响。国际经验表明，劳动力迁移作为家庭的一种市场活动，也会从很多方面影响到农民工家庭的行为和家庭关系，多项实证研究都发现农民就地就近迁移对其家庭关系以及农业生产的影响都要优于跨区域迁移。例如，有研究表明，在其他条件相同的情况下，迁移到本地级市范围以内的农民工工资高于迁移到本地级市以外的农民工，工资收入越高的农民工，工作—家庭关系往往更加协调（钱文荣、张黎莉，2008）。卢海阳、钱文荣（2013）的研究发现，农民工的迁移距离对其婚姻关系有显著影响，省内务工的农民工婚姻满意度和夫妻感情都要比跨省迁移的农民工高。不仅如此，子女就地就近迁移也有利于亲子关系的和谐及留守老人生活满意度的提高（卢海阳、钱文荣，2014）。从对农户的农业生产行为来看，就地就近迁移的农民工更加愿意转出承包地，逐渐退出农业，从而能更好地实现分工分业，并推动农业的规模经营和农业现代化（钱文荣、郑黎义，2011）。因此，国家应该加快中小城镇的基础设施建设和制度创新，逐步将一些劳动密集型产业转移到中西部的中小城市，提高中小城镇对农民工的吸纳能力和吸引力，在收入分配和公共资源的享有上消除对农民工的歧视，在尊重农民工意愿的前提下，鼓励并引导农民工的就近就地迁移。

第三，构建社会团结机制，改善农民工和市民之间互动的社会环境，充分发挥城市社区和社会组织对农民工社会资本和心理资本构建的协同作用。

社会结构的不协调和社会联结机制的断裂是当前农民工群体性事件激增、社会戾气上升、难以融入城市社会等问题突出的重要原因，本书的研究发现，与市民进行异质互动而建立起来的新型社会资本以及良好的心理状态能有效促进农民工的城市融入。首先，应当从社会形成的原理出发，探索并构建社会联结或增强社会团结的机制（包晓霞，2011）。例如，开展和谐包容的社区文化，鼓励农民工参与社区组织的文娱竞赛活动，使其有更多的机会广泛接触城市文明；加强农民工与市民的交流和融合，通过举办一些"双向互动"的服务活动，逐渐消除市民对农民工的疏远和偏见。由于新生代农民工对城市文明的接纳程度更高，他们中的多数人希望能够"扎根"城市，这就要求市民对他们予以更加宽容的接纳和关照，积极帮助他们找到城市归属感。其次，社会组织在农民工融入城市的过程中发挥着越来越重要的作用，能够有效弥补政府管理的不足（陈丰，2014）。政府应积极探索农民工的组织化模式，充分利用农民工合法组织在就业信息、教育培训、权益保护等方面提供的服务，从而增强农民工服务管理的有效性。此外，政府和相关社会组织要重视对农民工的心理干预和支持帮助，通过设立相应的农民工心理辅导机构，定期为农民工开展心理辅导和咨询服务，帮助他们解决自己难以调适的心理问题，使其能够更加乐观积极地面对城市工作和生活过程中遇到的挑战和挫折。

第四，扩大对农民工的人力资本投资，加强农民工的城市融入能力建设。

从经济增长的角度来看，由于产业结构内生于要素的禀赋结构，随着生产要素禀赋结构的变化，产业结构会由劳动密集型产业逐步向资本密集型产业实现转变，产业的转型和升级关乎着未来中国经济能否实现快速、持续、稳定的增长。随着产业结构的升级，普通劳动力的需求量会随之降低，而技术工人的需求量则会越来越大。从西方发达国家的经验来看，高级技工通常占到全部产业工人的35%以上，而这一比例在中国则还不到3.5%，内陆省份只有3%，由产业结构升级带来的技术工人供给和劳动力需求的缺口将会越来越大（石智雷，2013），农民工普遍较低的人力资本难以满足产业升级后的企业，劳动力需求是目前沿海地区产业发展面临的重要障碍。从农民工个人发展的角度来看，稳定的就业是农民工实现城市融入的经济基石，而人力资本是影响农民工的工资水平、就业稳定性以及就业选择能力的根本因素，是农民工在城市扎根立足的敲门砖。更重要的是，人力资本的高低在一定程度上影响着农民工对城市文化、现代生活方式、价值观念的接受程度，对农民工实现由"农村人"身份认同向"城里人"身份认同转变发挥着重要作用。

需要说明的是，本书所强调的人力资本不仅指教育——这一被西方学者视为最重要的人力资本，而更多的是农民工的技能水平和健康。从短期来看，技能和健康对农民工的城市融入的促进作用要远远高于教育。对于多数进城打工的农民工来说，获得一技之长要比在学校多接受几年教育作用更大，在调查中得到的较为形象的描述是，"读书没啥意思，每年都有那么多大学生找不到工作，而且很多大学生工资还没我们高，还不如早点出来打工学一门手艺来得实在"。从现实经验来看，技术培训是快速提高农民工技能水平的重要手段，相对于正规的学历教育来说，技术培训的成本较低，农民工个人对技术培训也有更高的热情。调查发现，愿意自己花钱接受技能培训的农民工达到样本总数的 62.56%。而当被问及"您觉得培训以后对您的工作有帮助吗？"，有 50.35% 的人回答培训对其工作"有一点帮助"，37.76% 的人回答"有很大帮助"，回答"没有帮助"和"不知道"的仅占 11.89%。

总体来看，当前农民工的人力资本还处于较低水平，这是在城乡二元结构的历史背景下，教育和医疗等人力资本投资政策在城乡之间不平衡的结果。由于农民工初始人力资本积累不足，他们只能在城市从事工资水平低、劳动强度大和工作环境恶劣的工作。低微的收入使农民工没有足够的能力进行人力资本再投资，导致其人力资本积累陷入"低收入—低人力资本再投资能力—低人力资本形成效率—低收入"的恶性循环（王竹林，2010）。

首先，政府应继续加大对农民工尤其是农民工子女教育的投资力度，提升农村转移劳动力的整体受教育水平。从长远来看，教育对提升一个国家劳动力的整体人力资本水平有着不可替代的作用。虽然随着城乡一体化的推进，农村教育被边缘化的境遇有所改善，新生代农民工的受教育水平也有了明显的提升，但是，农民工接受高等教育的机会仍然十分有限。这在很大程度上限制了农民工实现稳定就业和融入城市社会。政府应积极探索实现农民工再教育的途径，推动建立政府、企业、高校和社会组织等多方联动的工作机制，建立健全多渠道筹措农民工再教育经费的投入机制，为农民工提供更多接受高等学历继续教育的机会。更为重要的是，农民工子女的受教育水平决定着中国未来产业工人的整体素质，应该引起政府更高程度的重视。当前，由于一些城市教育资源供求的结构性矛盾和以户籍为载体的高等教育机会分配制度，农民工子女"就学难""上学贵"和"高考难"等问题仍然十分突出。因此，中央政府应继续深化户籍制度和教育体制改革，加快破除教育的二元结构，同时，加大中央与地方政府的统筹力度，建立财政转移支付专项资金，支持地方政府为农民工子女提供公共教育服务；地方政府则应进一步完善农民工子女在城市就学和升学的相关政策细节，建立保障农民工子女各阶段教育的长效机制，提升农民工子女的受教育水平。

其次，进一步完善医疗保险制度，同时推进住房、养老和最低工资水平等其他公共政策促进农民工融入城市社会，着力提升农民工的健康人力资本水平。医疗保险是促进人们健康的重要手段。近年来，中央和地方两级政府在医疗保险制度改革方面做出了很大努力，农民工的医疗保险覆盖率也有了明显的提升。然而，从现实来看，当前农民工所参加的医疗保险仍然以新型农村合作医疗保险为主，多数农民工并未参加城镇医疗保险。在医疗保险实行属地化管理的状况下，流动性较强的农民工很难真正享受医疗保险的权益，从而在不同城市间流动的过程中面临着"断保"的困境。因此，未来的医疗保险制度设计应更加具体和明确，针对农民工流动性较强的特点，地方政府应积极探索建立符合农民工特点的医疗保健服务体系，设计满足农民工需要的、能够负担的、方便的医疗保险。中央政府则应尝试建立跨地区的医疗保险补贴机制，弥补农民工流出地和流入地之间医疗筹资等级的差异。此外，应加快建立农民工和市民的城市公共资源共享机制，构建农民工在城市的社会支持网络，将农民工纳入社区服务管理的覆盖范围，促进农民工社会、文化和心理等多个层面的城市融入水平，增加农民工的保健知识，强化农民工的健康认知，多管齐下提升农民工的身体和心理健康水平。

最后，整合政府、市场和社会三方面的资源，构建以市场力量为主导、政府和社会力量为辅助的多元化、分类化的农民工职业技能培训体系，着力提升农民工的职业技能水平。一方面，用人单位是农民工职业技能培训的责任主体，这种主体地位是保证农民工有效培训的关键所在，应通过政策宣传和舆论引导加强用人单位对农民工培训重要性的认识并强化企业的培训责任，采用税收减免和提高培训补贴等方式鼓励农民工用人单位积极开展岗前培训、资格培训、证书培训等多种形式的技能培训。另一方面，也要认识到，政府培训与企业培训、专业学校培训以及社会培训之间是互补关系而非替代关系，应积极发挥政府在制度环境建设和监管方面、职业院校在学历教育方面以及行业协会和工会等社会组织在示范宣传方面的优势，弥补农民工培训在培训成本和补贴、资源区域配置、权益保障、政府监管等方面的市场失灵。此外，在组织农民工技能培训时，需要考虑到农民工群体的异质性，开展多层次、多种类的职业技能培训。例如，当前新生代农民工已经成为农民工群体的主流，与其父辈相比，他们受教育水平更高，时间相对宽裕，理解能力更强，因此，在培训周期上，可以开展培训时间相对较长的职业培训，从而有效保障培训质量；在职业技能培训内容方面，则可以选择一些更新更实用的技术。

第三节　进一步研究方向

　　基于上文分析，我们认为，在今后的研究中，以下三个方面的问题应引起研究者的重视：

　　第一，调查的随机性与代表性。调查数据是开展实证研究的基础，数据质量的高低直接影响着实证结果的可靠性和普适性，而如何保证抽样的随机性、样本的代表性和可比性是现有研究普遍面临的棘手问题。从文献回顾情况来看，农民工的城市融入是一个长期的过程，在不同的融入阶段，他们面临的社会约束条件和亟须解决的问题也会发生变化，例如，在农民工还未实现经济层面的融入时，如何提高农民工的收入和福利待遇，从而稳定农民工的就业应当是政府制定政策时考虑的重点；而当农民工的城市融入由经济层面过渡到心理层面时，政策的着力点就应偏向于如何降低农民工与城市市民之间的心理距离，提高农民工的生活满意度。这就意味着必须长时期地考察农民工城市融入的变化过程，而不局限于某一时点。目前国内许多研究都只能够说明调查时点上的现状，但无法反映变化过程。不仅如此，这些研究还往往忽视对具体的调查抽样过程的说明，在调查样本的选取上，大多集中在个别或少数地区。由于各研究所使用的测量方法和测量工具不尽相同，所以各类研究之间不具有可比性，这在很大程度上限制了数据使用。当然，严谨细致的调查工作和大量的人力与财力的投入密不可分，已有研究能取得如此调查数据实属不易。但事实上，目前国内已经产生一批颇具影响力且公开使用的人口微观调查数据，例如，中国综合社会调查（CGSS）、中国家庭追踪调查（CFPS）、中国居民收入调查数据（CHIPS）等。今后如果能够形成一套关于农民工城市融入的标准测量体系，配套建立长期的跟踪调查，以便了解各个时点上农民工的城市融入状况，进而了解其变动轨迹，从而为政府的政策制定提供重要的实证依据。

　　第二，研究方法的多样化和实证化。近年来，大量的社会学研究对农民工的城市融入状况和影响因素进行了一般性分析和描述，虽然关注到了农民工城市融入过程中产生的各类问题，但对这些问题背后的逻辑关系仍缺乏抽象的、宏观的、系统的研究。人口学研究则侧重于考察农民工群体的人口学特征，而忽视了对经济特征和社会因素的考察。经济学界有部分学者尝试用规范的计量经济学方法解释农民工城市融入的各类变量之间的逻辑关系，但这类文献相当有限，大部分研究仍然局限于一般的描述性统计分析或单方程线性回归分析，仅考虑了多个城市融入决定因素的独立效应和边际效应，而忽视了城市融入决定因素之间的相互作用，模型选择的合理性仍然有待商榷。由于农民工的城市融入包括经济融入、社会融入、文化融入、心理融入和身份融入等多个维度，除了涉及经济学的相关理论和方法之外，还要综合应用社会学、心理学和人口学等多个学科的相关理论和方法，如何实现多学科的交叉与结合，提高研究的规范化程度，是对农民工城市融入进一步研究应注意的问题。另外，实证化研究的趋势也将日益明显，对具体案例的跟踪研究，对数理统计模型和前沿技术方法的大量应用将推动农民工城市融入研究的科学性和操作性。需要注意的是，研究当前的农民工城市融入问题，要杜绝简单的"拿来主义"，例如，把研究西方移民社会融合的模型与方法不加分析地直接套用在我国农民工的研究上；也不能固守传统的研究路径，过于强调规范研究而忽视了实证研究的重要性，要坚持实事求是，以问题为导向，同时也应科学地处理模型中存在的各类偏差、内生性和双向因果问题。

　　第三，研究内容的系统化和深度化。相比国外研究，国内对农民工城市融入的研究进展较为迟缓，研究的系统性和深入性还不够。从具体研究内容上来看，目前国外对移民社会融合的研究和国内对农民工城市融入的研究侧重点有较大的不同。国外的研究偏重于移民社会融合的后果，而较少关注社会融合本身及其影响因素。国内对农民工城市融入的研究则更多的是将城市融入作为因变量，而未将其视为某些融入后果（例如农民工经济行为、城市间再迁移意愿、农村留守老人的生活照料等）的自变量。随着农民工市民化的不断推进，越来越多的进城农民工将会成为市民并最终融入城市社会，由此，城市融入的后果问题将变得越来越重要，尤其是城市融入对农民工自身行为以及对农村发展的影响。因此，深入研究以农民工城市融入为中心的因果链中各类因素之间的关系，尤其是城市融入的后果问题,应该是未来研究的主要方向。值得指出的是,分群体研究应是研究过程中必须坚持的一个原则。由于农民工群体在人力资本状况、社会关系网络、家庭政治资本、迁移模式等方面的差异,在城市融入过程中他们会产生分化。既有新老两代农民工代际的分化,也有本地农民工和外来农民工的户籍地分化;既包括在经济和社会交往等客观层面的分化,也包括回乡意愿、市民化意愿、城市间再流动意愿等主观层面的分化。他们中的一部分人能逐步适应城市的生活方式,与城市日益融合,尤其是文化水平较高的新生代农民工。所以,在对农民工城市融入问题进行研究时不能忽视群体的异质性。

参考文献

［1］ A. Braido – Lanza A. F. , Dohrenwend B. P. , Ng – Mak D. S. , Turner J. B. The Latino Mortality Paradox: a Test of The "salmon bias" and Healthy Migrant Hypotheses. ［J］. American Journal of Public Health, 1999, 89 (10): 1543 – 1548.

［2］ Achen C. H. Mass Political Attitudes and the Survey Response ［J］. The American Political Science Review, 1975, 69 (4): 1218 – 1231.

［3］ Akerlof G. A. Procrastination and Obedience ［J］. The American Economic Review, 1991, 81 (2): 1 – 19.

［4］ Akerlof G. A. , Kranton R. E. Economics and Identity ［J］. The Quarterly Journal of Economics, 2000, 115 (3): 715 – 753.

［5］ Alba R. , Nee V. Rethinking Assimilation Theory for a New Era of Immigration ［J］. International Migration Review, 1997: 826 – 874.

［6］ Altindag D. , Cannonier C. , Mocan N. The Impact of Education on Health Knowledge ［J］. Economics of Education Review, 2011, 30 (5): 792 – 812.

［7］ Ando A. , Modigliani F. The "Life Cycle" Hypothesis of Saving: Aggregate Implications and Tests ［J］. The American Economic Review, 1963, 53 (1): 55 – 84.

［8］ Antecol H. , Bedard K. Unhealthy Assimilation: Why do Immigrants Converge to American Health Status Levels? ［J］. Demography, 2006, 43 (2): 337 – 360.

［9］ Atkinson A. B. Social Indicators: The EU and Social Inclusion ［M］. Oxford University Press on Demand, 2002.

［10］ Balsa A. I. , French M. T. Alcohol Use and the Labor Market in Uruguay ［J］. Health Economics, 2010, 19 (7): 833 – 854.

［11］ Barefoot J. C. , Maynard K. E. , Beckham J. C. , Brummett B. H. , Hooker K. , Siegler I. C. Trust, Health, and Longevity ［J］. Journal of Behavioral Medicine, 1998, 21 (6): 517 – 526.

［12］ Baron R. M. , Kenny D. A. The Moderator – mediator Variable Distinction in Social Psychological Research: Conceptual, Strategic, and Statistical Considerations. ［J］. Journal of Personality and Social Psychology, 1986, 51 (6): 1173.

［13］ Barro R. J. Health and Economic Growth ［J］. Annals of Economics and Finance, 2013, 14 (2): 329 – 366.

［14］ Battu H. , Mwale M. , Zenou Y. Oppositional Identities and the Labor Market ［J］. Journal of Population Economics, 2007, 20 (3): 643 – 667.

［15］ Becker G. S. Investment in Human Capital: A Theoretical Analysis ［J］. The Journal of Political Economy, 1962, 70 (5): 9 – 49.

［16］ Becker G. S. , Grossman M. , Murphy K M. Rational Addiction and the Effect of Price on Consumption ［J］. The American Economic Review, 1991, 81 (2): 237 – 241.

［17］ Benet Martínez V. , Haritatos J. Bicultural Identity Integration (BII): Components and Psychosocial Antecedents ［J］. Journal of personality, 2005, 73 (4): 1015 – 1050.

［18］ Berry H. L. , Welsh J. A. Social Capital and Health in Australia: an Overview from the Household, Income and Labour Dynamics in Australia Survey ［J］. Social Science & Medicine, 2010, 70 (4): 588 – 596.

［19］ Berry J. W. , Sabatier C. Acculturation, Discrimination, and Adaptation Among Second Generation Immigrant Youth in Montreal and Paris ［J］. International Journal of Intercultural Relations, 2010, 34 (3): 191 – 207.

［20］ Berry J. W. , Sam D. L. Acculturation and Adaptation ［J］. Handbook of Cross – cultural Psychology, 1997 (3): 291 – 326.

［21］ Berry J. W. Immigration, Acculturation, and Adaptation ［J］. Applied Psychology, 1997, 46 (1): 5 – 34.

［22］ Bhugra D. , Jones P. Migration and Mental Illness ［J］. Advances in Psychiatric Treatment, 2001, 7 (3): 216 – 222.

［23］ Bisin A. , Patacchini E. , Verdier T. , Zenou Y. Ethnic Identity and Labour Market Outcomes of Immigrants in Europe ［J］. Economic Policy, 2011, 26 (65): 57 – 92.

［24］ Blackaby D. , Leslie D. , Murphy P. , O' Leary N. Unemployment Among

Britain's Ethnic Minorities [J] . The Manchester School, 1999, 67 (1): 1 – 20.

[25] Blair A. H. , Schneeberg A. Changes in the "Healthy Migrant Effect" in Canada: Are Recent Immigrants Healthier than They Were a Decade Ago? [J] . Journal of Immigrant and Minority Health, 2014, 16 (1): 136 – 142.

[26] Blundell R. , MaCurdy T. Labor Supply: A Review of Alternative Approaches [J] . Handbook of Labor Economics, 1999 (3): 1559 – 1695.

[27] Bobo L. , Zubrinsky C. L. Attitudes on Residential Integration: Perceived Status Differences, Mere In – group Preference, or Racial Prejudice? [J] . Social Forces, 1996, 74 (3): 883 – 909.

[28] Bollen K. A. , Hoyle R. H. Perceived Cohesion: A Conceptual and Empirical Examination [J] . Social Forces, 1990, 69 (2): 479 – 504.

[29] Borjas G. J. Self – Selection and the Earnings of Immigrants [J] . The American Economic Review, 1987, 77 (4): 531 – 553.

[30] Bowman D. , Minehart D. , Rabin M. Loss Aversion in a Consumption – savings Model [J] . Journal of Economic Behavior & Organization, 1999, 38 (2): 155 – 178.

[31] Browning M. Children and Household Economic Behavior [J] . Journal of Economic Literature, 1992, 30 (3): 1434 – 1475.

[32] Cai F. , Lu Y. Population Change and Resulting Slowdown in Potential GDP Growth in China [J] . China & World Economy, 2013, 21 (2): 1 – 14.

[33] Calvó – Armengol A. , Jackson M. O. Networks in Labor Markets: Wage and Employment Dynamics and Inequality [J] . Journal of Economic Theory, 2007, 132 (1): 27 – 46.

[34] Carlsson M. , Rooth D. Evidence of Ethnic Discrimination in the Swedish Labor Market Using Experimental Data [J] . Labour Economics, 2007, 14 (4): 716 – 729.

[35] Chan K. W. The Chinese Hukou System at 50 [J] . Eurasian Geography and Economics, 2009, 50 (2): 197 – 221.

[36] Chattopadhyay A. Family Migration and the Economic Status of Women in Malaysia [J] . International Migration Review, 1997, 31 (2): 338 – 352.

[37] Chen J. Internal Migration and Health: Re – examining the Healthy Migrant

Phenomenon in China [J] . Social Science & Medicine, 2011, 72 (8): 1294 – 1301.

[38] Chen J. , Chen S. , Landry P. F. Migration, Environmental Hazards, and Health Outcomes in China [J] . Social Science & Medicine, 2013 (80): 85 – 95.

[39] Chen X. , Silverstein M. Intergenerational Social Support and the Psychological Well – being of Older Parents in China [J] . Research on Aging, 2000, 22 (1): 43 – 65.

[40] Cheng Z. , Nielsen I. , Smyth R. Access to Social Insurance in Urban China: A Comparative Study of Rural – urban and Urban – urban Migrants in Beijing [J] . Habitat International, 2014 (41): 243.

[41] Cheung N. W. T. Rural – to – urban Migrant Adolescents in Guangzhou, China: Psychological Health, Victimization, and Local and Trans – local Ties [J] . Social Science & Medicine, 2013 (93): 121 – 129.

[42] Clark D. , Roayer H. The Effect of Education on Adult Mortality and Health: Evidence from Britain [J] . The American Economic Review, 2013, 103 (6): 2087 – 2120.

[43] Cleveland M. , Laroche M. , Pons F. , Kastoun R. Acculturation and Consumption: Textures of Cultural Adaptation [J] . International Journal of Intercultural Relations, 2009, 33 (3): 196 – 212.

[44] Cohen S. Social Relationships and Health. [J] . American Psychologist, 2004, 59 (8): 676.

[45] Coleman J. S. Social Capital in the Creation of Human Capital [J] . American Journal of Sociology, 1988 (94): S95 – S120.

[46] Constant A. F. , Kahanec M. , Rinne U. , Zimmermann K. F. Ethnicity, Job Search and Labor Market Reintegration of the Unemployed [J] . International Journal of Manpower, 2011, 32 (7): 753 – 776.

[47] Cortes P. The Feminization of International Migration and Its Effects on the Children Left Behind: Evidence from the Philippines [J] . World Development, 2015 (65): 62 – 78.

[48] Coşgel M. M. , Minkler L. Religious Identity and Consumption [J] . Review of Social Economy, 2004, 62 (3): 339 – 350.

[49] Cutler D. M. , Lleras – Muney A. Understanding Differences in Health Be-

haviors by Education ［J］. Journal of Health Economics, 2010, 29 (1): 1 - 28.

［50］ Dessing M. Labor Supply, the Family and Poverty: the S - shaped Labor Supply Curve ［J］. Journal of Economic Behavior and Organization, 2002, 49 (4): 433 - 458.

［51］ D'Hombres B., Rocco L., Suhrcke M., McKee M. Does Social Capital Determine Health? Evidence from Eight Transition Countries ［J］. Health Economics, 2009: 56 - 74.

［52］ Doorslaer E. V., Koolman X. Explaining the Differences in Income - related Health Inequalities Across European Countries ［J］. Health Economics, 2004, 13 (7): 609 - 628.

［53］ Duesenberry J. S. Income, Saving and the Theory of Consumer Behavior ［M］. MA: Harvard University Press Cambridge, 1952.

［54］ Dustmann C. The Social Assimilation of Immigrants ［J］. Journal of Population Economics, 1996, 9 (1): 37 - 54.

［55］ Engen E. M., Gruber J. Unemployment Insurance and Precautionary Saving ［J］. Journal of monetary Economics, 2001, 47 (3): 545 - 579.

［56］ Entzinger H. The lure of integration ［J］. European Journal of International Affairs, 1990, 4: 54 - 73.

［57］ Erikson R. S. The SRC Panel Data and Mass Political Attitudes ［J］. British Journal of Political Science, 1979, 9 (1): 89 - 114.

［58］ Fan C. C. Settlement Intention and Split Households: Findings from a Survey of Migrants in Beijing's Urban Villages ［J］. The China Review, 2011, 11 (2): 11 - 42.

［59］ Ferlander S. The Importance of Different Forms of Social Capital for Health ［J］. Acta Sociologica, 2007, 50 (2): 115 - 128.

［60］ Fletcher J. M., Sindelar J. L., Yamaguchi S. Cumulative Effects of Job Characteristics on Health ［J］. Health Economics, 2011, 20 (5): 553 - 570.

［61］ Fordham S., Ogbu J. U. Black Students' School Success: Coping with the "Burden of 'Acting White'" ［J］. The Urban Review, 1986, 18 (3): 176 - 206.

［62］ Friedman M. Introduction to "A Theory of the Consumption Function" ［M］. A Theory of the Consumption Function. Princeton University Press, 1957.

［63］ Gimeno - Feliu L. A., Magallón - Botaya R., Macipe - Costa R. M.,

Luzón – Oliver L. , Lasheras – Barrio M. Differences in the Use of Primary Care Services between Spanish National and Immigrant Patients [J] . Journal of Immigrant and Minority Health, 2013, 15 (3): 584 – 590.

[64] Goldlust J. , Richmond A. H. A Multivariate Model of Immigrant Adaptation [J] . International Migration Review, 1974, 8 (2): 193 – 225.

[65] Goldsmith A. H. , Veum J. R. , Darity W. The Impact of Psychological and Human Capital on Wages [J] . Economic Inquiry, 1997, 35 (4): 815 – 829.

[66] Gordon M. M. Assimilation in American life: The Role of Race, Religion, and National Origins [M] . Oxford University Press New York, 1964.

[67] Granovetter M. S. The Strength of Weak Ties [J] . American Journal of Sociology, 1973, 78 (6): 1356 – 1367.

[68] Graves T. D. Psychological Acculturation in a Tri – ethnic Community [J] . Southwestern Journal of Anthropology, 1967, 23 (4): 337 – 350.

[69] Grossman M. On the Concept of Health Capital and the Demand for Health [J] . The Journal of Political Economy, 1972, 80 (2): 223 – 255.

[70] Gui Y. , Berry J. W. , Zheng Y. Migrant Worker Acculturation in China [J] . International Journal of Intercultural Relations, 2012, 36 (4): 598 – 610.

[71] Haberfeld Y. Estimating Self – Selection of Immigrants: Comparing Earnings Differentials between Natives and Immigrants in the US and Israel [J] . International Migration, 2013, 51 (1): 115 – 135.

[72] Han C. Explaining the Subjective Well – being of Urban and Rural Chinese: Income, Personal Concerns, and Societal Evaluations [J] . Social Science Research, 2015 (49): 179 – 190.

[73] Han S. Compositional and Contextual Associations of Social Capital and Selfrated Health in Seoul, South Korea: A Multilevel Analysis of Longitudinal Evidence [J] . Social Science & Medicine, 2013 (80): 113 – 120.

[74] Hawe P. , Shiell A. Social Capital and Health Promotion: A Review [J] . Social Science & Medicine, 2000, 51 (6): 871 – 885.

[75] Heckman J. J. What Has Been Learned About Labor Supply in the Past Twenty Years? [J] . The American Economic Review, 1993, 83 (2): 116 – 121.

[76] Heckman J. J. , MaCurdy T. E. A Life Cycle Model of Female Labour Sup-

ply [J]. The Review of Economic Studies, 1980, 47 (1): 47 - 74.

[77] Heilemann M. V., Lee K. A., Stinson J., Koshar J. H., Goss G. Acculturation and Perinatal Health Outcomes among Rural Women of Mexican Descent [J]. Research in Nursing & Health, 2000, 23 (2): 118 - 125.

[78] Henry W. A. Cultural Values do Correlate With Consumer Behavior [J]. Journal of Marketing Research, 1976 (2): 121 - 127.

[79] Huselid M. A. The Impact of Human Resource Management Oractices on Turnover, Productivity, and Corporate Financial Performance [J]. Academy of Management Journal, 1995, 38 (3): 635 - 672.

[80] Idler E. L., Kasl S. V. Self - ratings of Health: Do They Also Predict Change in Functional Ability? [J]. The Journals of Gerontology Series B: Psychological Sciences and Social Sciences, 1995, 50 (6): S344 - S353.

[81] Inkeles A. Making Men Modern: On the Causes and Consequences of Individual Change in Six Developing Countries [J]. American Journal of Sociology, 1969, 75 (2): 208 - 225.

[82] James D. R. The Racial Ghetto as a Race - making Situation: The Effects of Residential Segregation on Racial Inequalities and Racial Identity [J]. Law & Social Inquiry, 1994, 19 (2): 407 - 432.

[83] Jin L., Wen M., Fan J. X., Wang G. Trans - local Ties, Local Ties and Psychological Well - being among Rural - to - urban Migrants in Shanghai [J]. Social Science & Medicine, 2012, 75 (2): 288 - 296.

[84] Kara A., Kara N. R. Ethnicity and Consumer Choice: A Study of Hispanic Decision Processes Across Different Acculturation Levels [J]. Journal of Applied Business Research, 2011, 12 (2): 22 - 34.

[85] Kawachi I., Kennedy B. P., Glass R. Social Capital and Self - rated Health: A Contextual Analysis. [J]. American Journal of Public Health, 1999, 89 (8): 1187 - 1193.

[86] Keynes J. M. The General Theory of Employment [J]. The Quarterly Journal of Economics, 1937, 51 (2): 209 - 223.

[87] Kimbro R. T., Gorman B. K., Schachter A. Acculturation and Self - rated Health among Latino and Asian Immigrants to the United States [J]. Social Problems,

2012, 59 (3): 341 – 363.

[88] Knight J. , Deng Q. , Li S. The Puzzle of Migrant Labour Shortage and Rural Labour Surplus in China [J] . China Economic Review, 2011, 22 (4): 585 – 600.

[89] Knight J. , Gunatilaka R. Great Expectations? The Subjective Well – being of Rural – Urban Migrants in China [J] . World Development, 2010, 38 (1): 113 – 124.

[90] Kunst J. R. , Sam D. L. Relationship between Perceived Acculturation Expectations and Muslim Minority Youth's Acculturation and Adaptation [J] . International Journal of Intercultural Relations, 2013, 37 (4): 477 – 490.

[91] Lara M. , Gamboa C. , Kahramanian M. I. , Morales L S, Hayes Bautista D E. Acculturation and Latino health in the United States: A Review of the Literature and its Sociopolitical Context [J] . Annual Review of Public Health, 2005 (26): 367 – 397.

[92] Li X. , Stanton B. , Chen X. , Hong Y. , Fang X. , Lin D. , Mao R. , Wang J. Health Indicators and Geographic Mobility among Young Rural – to – urban Migrants in China [J] . World Health & Population, 2006, 8 (2): 5.

[93] Li Y. , Wu S. Social Networks and Health among Rural – urban Migrants in China: A Channel or a Constraint? [J] . Health Promotion international, 2010, 25 (3): 371 – 380.

[94] Lin N. Building a Network Theory of Social Capital [J] . Connections, 1999, 22 (1): 28 – 51.

[95] Lin S. , Ye H. Does Inflation Targeting Make a Difference in Developing Countries? [J] . Journal of Development Economics, 2009, 89 (1): 118 – 123.

[96] Liu W. T. , Duff R. W. The Strength in Weak Ties [J] . Public Opinion Quarterly, 1972, 36 (3): 361 – 366.

[97] Loewenstein G. Emotions in Economic Theory and Economic Behavior [J] . The American Economic Review, 2000, 90 (2): 426 – 432.

[98] Lu Y. Mental Health and Risk Behaviours of Rural – urban Migrants: Longitudinal Evidence from Indonesia [J] . Population Studies, 2010, 64 (2): 147 – 163.

[99] Lu Y. , Qin L. Healthy Migrant and Salmon Bias Hypotheses: A Study of

Health and Internal Migration in China [J] . Social Science & Medicine, 2014 (102): 41 –48.

[100] Lu Y. Test of the "Healthy Migrant Hypothesis": A Longitudinal Analysis of Health Selectivity of Internal Migration in Indonesia [J] . Social Science & Medicine, 2008, 67 (8): 1331 –1339.

[101] Lu Y. Household Migration, Social Support, and Psychosocial Health: the Perspective from Migrant – sending Areas [J] . Social Science & Medicine, 2012, 74 (2): 135 –142.

[102] Lu Y. Internal Migration, International Migration, and Physical Growth of Left – behind Children: A Study of Two Settings [J] . Health & Place, 2015 (36): 118 –126.

[103] Lu Y. , Hu P. , Treiman D. J. Migration and Depressive Symptoms in Migrantsending Areas: Findings from the Survey of Internal Migration and Health in China [J] . International Journal of Public Health, 2012, 57 (4): 691 –698.

[104] Lucas J. R. E. Life Earnings and Rural – urban Migration [J] . Journal of Political Economy, 2004, 112 (S1): S29 –S59.

[105] Lundberg S. , Rose E. The Effects of Sons and Daughters on Men's Labor Supply and Wages [J] . Review of Economics and Statistics, 2002, 84 (2): 251 – 268.

[106] Luthans F. , Luthans K. W. , Luthans B. C. Positive Psychological Capital: Beyond Human and Social Capital [J] . Business Horizons, 2004, 47 (1): 45 –50.

[107] MacKinnon D. P. , Dwyer J. H. Estimating Mediated Effects in Prevention Studies [J] . Evaluation Review, 1993, 17 (2): 144 –158.

[108] Magnani E. , Zhu R. Gender Wage Differentials Among Rural – urban Migrants in China [J] . Regional Science and Urban Economics, 2012, 42 (5): 779 –793.

[109] Massey D. S. American Apartheid: Segregation and the Making of the Underclass [J] . American Journal of Sociology, 1990, 96 (2): 329 –357.

[110] Mberu B. U. , White M. J. Internal Migration and Health: Premarital Sexual Initiation in Nigeria [J] . Social Science & Medicine, 2011, 72 (8): 1284 –1293.

[111] McKenzie D. , Rapoport H. Can Migration Reduce Educational Attain-

ment? Evidence from Mexico [J]. Journal of Population Economics, 2011, 24 (4): 1331 – 1358.

[112] Modigliani F. Fluctuations in the Saving – income Ratio: A Problem in Economic Forecasting [M] //Studies in Income and Wealth. NBER, 1949: 369 – 444.

[113] Moffitt R. Profiles of Fertility, Labour Supply and Wages of Married Women: A Complete Life – cycle Model [J]. The Review of Economic Studies, 1984, 51 (2): 263 – 278.

[114] Montgomery J. D. Social Networks and Labor – market Outcomes: Toward an Economic Analysis [J]. The American Economic Review, 1991, 81 (5): 1408 – 1418.

[115] Mou J., Griffiths S. M., Fong H., Dawes M. G. Health of China's Rural – urban Migrants and Their Families: A Review of Literature from 2000 to 2012 [J]. British Medical Bulletin, 2013, 106 (1): 19 – 43.

[116] Mullahy J., Sindelar J. L. Gender Differences in Labor Market Effects of Alcoholism [J]. The American Economic Review, 1991, 81 (2): 161 – 165.

[117] Musalia J. Social Capital and Health in Kenya: A Multilevel Analysis [J]. Social Science & Medicine, 2016 (167): 11 – 19.

[118] Nakamura A., Nakamura M. Predicting Female Labor Supply: Effects of Children and Recent Work Experience [J]. Journal of Human Resources, 1994, 29 (2): 304 – 327.

[119] Nauman E., VanLandingham M., Anglewicz P., Patthavanit U., Punpuing S. Rural – to – urban Migration and Changes in Health among Young Adults in Thailand [J]. Demography, 2015, 52 (1): 233 – 257.

[120] Nekby L., Rödin M. Acculturation Identity and Employment among second and Middle Generation Immigrants [J]. Journal of Economic Psychology, 2010, 31 (1): 35 – 50.

[121] Norstrand J. A., Xu Q. Social Capital and Health Outcomes among Older Adults in China: The Urban – rural Dimension [J]. The Gerontologist, 2012, 52 (3): 325 – 334.

[122] Nyqvist F., Forsman A. K., Giuntoli G., Cattan M. Social Capital As a Resource for Mental Well – being in Older People: A Systematic Review [J]. Aging & Mental Health, 2013, 17 (4): 394 – 410.

[123] Ogawa N. , Ermisch J. F. Family Structure, Home Time Demands, and the Employment Patterns of Japanese Married Women [J] . Journal of Labor Economics, 1996, 14 (4): 677 – 702.

[124] Phinney J. S. , Ong A. D. Conceptualization and Measurement of Ethnic Identity: Current Status and Future Directions. [J] . Journal of Counseling Psychology, 2007, 54 (3): 271 – 281.

[125] Portes A. Social Capital: Its Origins and Applications in Modern Sociology [J] . Annual Review of Sociology, 1998, 24 (1): 1 – 24.

[126] Portes A. , Zhou M. The New Ssecond Generation: Segmented Assimilation and Its Variants [J] . The Annals of the American Academy of Political and Social Science, 1993, 530 (1): 74 – 96.

[127] Preacher K. J. , Hayes A. F. SPSS and SAS Procedures for Estimating Indirect Effects in Simple mediation Models [J] . Behavior Research Methods, 2004, 36 (4): 717 – 731.

[128] Putnam R. Social Capital: Measurement and Consequences [J] . Canadian Journal of Policy Research, 2001, 2 (1): 41 – 51.

[129] Putnam R. D. Bowling Alone: America's Declining Social Capital [J] . Journal of Democracy, 1995, 6 (1): 65 – 78.

[130] Putnam R. D. Bowling Alone: The Collapse and Revival of American community [M] . Simon and Schuster, 2001.

[131] Qiu P. , Caine E. , Yang Y. , Chen Q. , Li J. , Ma X. Depression and Associated Factors in Internal Migrant Workers in China [J] . Journal of Affective Disorders, 2011, 134 (1): 198 – 207.

[132] Redfield R. , Linton R. , Herskovits M. J. Memorandum for the Study of Acculturation [J] . American Anthropologist, 1936, 38 (1): 149 – 152.

[133] Rees A. Information Networks in Labor Markets [J] . The American Economic Review, 1966, 56 (1): 559 – 566.

[134] Ro A. , Fleischer N. L. , Blebu B. An Examination of Health Selection among U. S. Immigrants Using Multi – national Data [J] . Social Science & Medicine, 2016 (158): 114 – 121.

[135] Rose R. How Much Does Social Capital add to Individual Health? [J] .

Social science & medicine, 2000, 51 (9): 1421 – 1435.

[136] Rosenbaum P. R., Rubin D. B. The Central Role of the Propensity Score in Observational Studies for Causal Effects [J]. Biometrika, 1983, 70 (1): 41 – 55.

[137] Rudmin F. W. Critical history of the Acculturation Psychology of Assimilation, Separation, Integration, and Marginalization. [J]. Review of General Psychology, 2003, 7 (1): 3 – 37.

[138] Salant T., Lauderdale D. S. Measuring Culture: A critical Review of Acculturation and Health in Asian Immigrant Populations [J]. Social Science & Medicine, 2003, 57 (1): 71 – 90.

[139] Sam D. L., Berry J. W. Acculturation When Individuals and Groups of Different Cultural Backgrounds Meet [J]. Perspectives on Psychological Science, 2010, 5 (4): 472 – 481.

[140] Sanou D., O' Reilly E., Ngnie – Teta I., Batal M., Mondain N., Andrew C., Newbold B. K., Bourgeault I. L. Acculturation and Nutritional Health of Immigrants in Canada: A scoping review [J]. Journal of Immigrant and Minority Health, 2014, 16 (1): 24 – 34.

[141] Schultz T. W. Investment in Human Capital [J]. The American Economic review, 1961: 1 – 17.

[142] Schuman H., Bobo L. Survey – based Experiments on white Racial Attitudes toward Residential Integration [J]. American Journal of Sociology, 1988, 94 (2): 273 – 299.

[143] Seitz V. Acculturation and Direct Purchasing Behavior among Ethnic Groups in the US: Implications for Business Practitioners [J]. Journal of Consumer Marketing, 1998, 15 (1): 23 – 31.

[144] Sen A. Capabilities, Lists, and Public Reason: Continuing the Conversation [J]. Feminist Economics, 2004, 10 (3): 77 – 80.

[145] Sicular T., Ximing Y., Gustafsson B., Shi L. The Urban – rural Income Gap and Inequality in China [J]. Review of Income and Wealth, 2007, 53 (1): 93 – 126.

[146] Silles M. A. The Causal Effect of Education on Health: Evidence from the United Kingdom [J]. Economics of Education Review, 2009, 28 (1): 122 – 128.

[147] Sirin S. R. , Ryce P. , Gupta T. , Rogers – Sirin L. The Role of Acculturative Stress on Mental Health Symptoms for Immigrant Adolescents: A Longitudinal Investigation. [J] . Developmental Psychology, 2013, 49 (4): 736.

[148] Sobel M. E. Asymptotic Confidence Intervals for Indirect Effects in Structural Equation Models [J] . Sociological Methodology, 1982 (13): 290 – 312.

[149] Song L. , Lin N. Social Capital and Health Inequality: Evidence from Taiwan [J] . Journal of Health and Social Behavior, 2009, 50 (2): 149 – 163.

[150] Song Y. , Sun W. Health Consequences of Rural – to – Urban Migration: Evidence from Panel Data in China [J] . Health Economics, 2016, 25 (10): 1252 – 1267.

[151] Spitze G. The Effect of Family Migration on Wives' Employment: How Long Does It Last? [J] . Social Science Quarterly, 1984, 65 (1): 21 – 36.

[152] Stern P. C. Blind Spots in Policy Analysis: What Economics Doesn't say about Energy Use [J] . Journal of Policy Analysis and Management, 1986, 5 (2): 200 – 227.

[153] Subramanian S. V. , Kim D. J. , Kawachi I. Social Trust and Self – rated Health in US Communities: A multilevel analysis [J] . Journal of Urban Health, 2002, 79 (4): S21 – S34.

[154] Thaler R. Toward a Positive Theory of Consumer Choice [J] . Journal of Economic Behavior & Organization, 1980, 1 (1): 39 – 60.

[155] Thaler R. Mental Accounting and Consumer Choice [J] . Marketing Science, 1985, 4 (3): 199 – 214.

[156] Thurnwald R. The psychology of acculturation [J] . American Anthropologist, 1932, 34 (4): 557 – 569.

[157] Tsai W. , Ghoshal S. Social Capital and Value Creation: The Role of intrafirm Networks [J] . Academy of Management Journal, 1998, 41 (4): 464 – 476.

[158] Vedder P. , Virta E. Language, Ethnic Identity, and the Adaptation of Turkish Immigrant Youth in the Netherlands and Sweden [J] . International Journal of Intercultural Relations, 2005, 29 (3): 317 – 337.

[159] Veenstra G. Social Capital, SES and Health: An Individual – level Analysis [J] . Social Science & Medicine, 2000, 50 (5): 619 – 629.

[160] Verbeke W. , López G. P. Ethnic Food Attitudes and Behaviour among

Belgians and Hispanics Living in Belgium [J]. British Food Journal, 2005, 107 (11): 823 - 840.

[161] Viruell - Fuentes E. A. Beyond Acculturation: Immigration, Discrimination, and Health Research among Mexicans in the United States [J]. Social Science & Medicine, 2007, 65 (7): 1524 - 1535.

[162] Wang W. W., Fan C. C. Migrant Workers' Integration in Urban China: Experiences in Employment, Social Adaptation, and Self - Identity [J]. Eurasian Geography and Economics, 2012, 53 (6): 731 - 749.

[163] Ward C., Kennedy A. The Measurement of Sociocultural Adaptation [J]. International Journal of Intercultural Relations, 1999, 23 (4): 659 - 677.

[164] Ward C., Rana - Deuba A. Acculturation and Adaptation Revisited [J]. Journal of Cross - cultural Psychology, 1999, 30 (4): 422 - 442.

[165] Ward C. Probing Identity, Integration and Adaptation: Big Questions, Little Answers [J]. International Journal of Intercultural Relations, 2013, 37 (4): 391 - 404.

[166] Weaver G. R., Agle B R. Religiosity and Ethical Behavior in Organizations: A Symbolic Interactionist Perspective [J]. Academy of Management Review, 2002, 27 (1): 77 - 97.

[167] Yip W., Subramanian S. V., Mitchell A. D., Lee D. T., Wang J., Kawachi I. Does Social Capital Enhance Health and Well - being? Evidence from Rural China [J]. Social Science & Medicine, 2007, 64 (1): 35 - 49.

[168] Yue Z., Li S., Jin X., Feldman M. W. The Role of Social Networks in the Integration of Chinese Rural——Urban Migrants: A Migrant——Resident Tie Perspective [J]. Urban Studies, 2013, 50 (9): 1704 - 1723.

[169] Zhang X., Yang J., Wang S. China Has Reached the Lewis Turning Point [J]. China Economic Review, 2011, 22 (4): 542 - 554.

[170] Zhu R. Retirement and Its Consequences For women's health in Australia [J]. Social Science & Medicine, 2016 (163): 117 - 125.

[171] Ziersch A. M., Baum F. E., MacDougall C., Putland C. Neighbourhood Life and Social Capital: The Implications for Health [J]. Social Science & Medicine, 2005, 60 (1): 71 - 86.

［172］艾小青．我国农民工的总量变化及流动特征［J］．中国统计，2015（10）：16－18．

［173］白南生，李靖．农民工就业流动性研究［J］．管理世界，2008（7）：70－76．

［174］包晓霞．基于社会团结的包容性社会——关于当前中国社会管理的若干理论与实践问题［J］．甘肃行政学院学报，2011（5）：68－78．

［175］边燕杰．城市居民社会资本的来源及作用：网络观点与调查发现［J］．中国社会科学，2004（3）：136－146．

［176］蔡昉．农民工市民化将创造"消费巨人"［J］．传承，2011（1）：64－65．

［177］蔡昉．劳动力迁移的两个过程及其制度障碍［J］．社会学研究，2001（4）：44－51．

［178］蔡昉．以农民工市民化推进城镇化［J］．经济研究，2013（3）：6－8．

［179］蔡昉，王美艳．中国人力资本现状管窥——人口红利消失后如何开发增长新源泉［J］．人民论坛·学术前沿，2012（4）：56－65．

［180］蔡浩仪，徐忠．消费信贷、信用分配与中国经济发展［J］．金融研究，2005（9）：63－75．

［181］蔡禾，王进．"农民工"永久迁移意愿研究［J］．社会学研究，2007（6）：86－113．

［182］曹慧，张妙清．认同整合——自我和谐之路［J］．心理科学进展，2010（12）：1839－1847．

［183］陈丰．流动人口跨地区服务管理机制衔接研究［J］．社会科学，2014（1）：91－98．

［184］陈旭峰，田志锋，钱民辉．社会融入状况对农民工组织化的影响研究［J］．中国人民大学学报，2011，25（1）：56－63．

［185］陈艺妮，金晓彤，田敏．我国新生代农民工消费问题的研究述评与展望［J］．消费经济，2014（3）：93－97．

［186］陈映芳．"农民工"：制度安排与身份认同［J］．社会学研究，2005（3）：119－132．

［187］程名望，史清华．农民工进城务工性别差异的实证分析［J］．经济社会体制比较，2006（4）：77－82．

[188] 褚荣伟, 肖志国, 张晓冬. 农民工城市融合概念及对城市感知关系的影响——基于上海农民工的调查研究 [J]. 公共管理学报, 2012 (1): 44-51.

[189] 崔岩. 流动人口心理层面的社会融入和身份认同问题研究 [J]. 社会学研究, 2012 (5): 141-160.

[190] 单菁菁. 农民工的社会网络变迁 [J]. 城市问题, 2007 (4): 59-63.

[191] 董昕, 张翼. 农民工住房消费的影响因素分析 [J]. 中国农村经济, 2012 (10): 37-48.

[192] 董雅丽, 张强. 消费观念与消费行为实证研究 [J]. 商业研究, 2011 (8): 7-10.

[193] 方黎明, 谢远涛. 人力资本、社会资本与农村已婚男女非农就业 [J]. 财经研究, 2013 (8): 122-132.

[194] 风笑天. "落地生根"?——三峡农村移民的社会适应 [J]. 社会学研究, 2004 (5): 19-27.

[195] 封进, 张涛. 农村转移劳动力的供给弹性——基于微观数据的估计 [J]. 数量经济技术经济研究, 2012 (10): 69-82.

[196] 冯晓英. 香港新移民社会融入的经验与借鉴 [J]. 人口与经济, 2013 (2): 29-34.

[197] 傅虹桥, 袁东, 雷晓燕. 健康水平、医疗保险与事前道德风险——来自新农合的经验证据 [J]. 经济学 (季刊), 2017 (2): 599-620.

[198] 甘犁, 刘国恩, 马双. 基本医疗保险对促进家庭消费的影响 [J]. 经济研究, 2010 (S1): 30-38.

[199] 龚晶, 孙素芬. 保障模式影响农民工的身心健康吗——基于对在京农民工的调查 [J]. 农业经济问题, 2014 (09): 55-61.

[200] 郭星华, 才凤伟. 新生代农民工的社会交往与精神健康——基于北京和珠三角地区调查数据的实证分析 [J]. 甘肃社会科学, 2012 (4): 30-34.

[201] 韩洪云, 梁海兵, 郑洁. 农村已婚女性就业转移意愿与能力: 一个经验检验 [J]. 南京农业大学学报 (社会科学版), 2013 (5): 9-16.

[202] 韩俊强, 孟颖颖. 农民工城市融合的测度: 一个理论延展 [J]. 西北大学学报 (哲学社会科学版), 2013 (5): 147-152.

[203] 何军. 代际差异视角下农民工城市融入的影响因素分析——基于分位数回归方法 [J]. 中国农村经济, 2011 (6): 15-25.

［204］何雪松，黄富强，曾守锤．城乡迁移与精神健康：基于上海的实证研究［J］．社会学研究，2010（1）：111－129．

［205］何雪松，楼玮群，赵环．服务使用与社会融合：香港新移民的一项探索性研究［J］．人口与发展，2009（5）：71－78．

［206］何亦名．成长效用视角下新生代农民工的人力资本投资行为研究［J］．中国人口科学，2014（4）：58－69．

［207］和红，任迪．新生代农民工健康融入状况及影响因素研究［J］．人口研究，2014（6）：92－103．

［208］洪小良．城市农民工的家庭迁移行为及影响因素研究——以北京市为例［J］．中国人口科学，2007（6）：42－50．

［209］胡安宁．教育能否让我们更健康——基于2010年中国综合社会调查的城乡比较分析［J］．中国社会科学，2014（5）：116－130．

［210］胡荣，陈斯诗．影响农民工精神健康的社会因素分析［J］．社会，2012（6）：135－157．

［211］胡书东．中国财政支出和民间消费需求之间的关系［J］．中国社会科学，2002（6）：26－32．

［212］胡书芝，刘桂生．住房获得与乡城移民家庭的城市融入［J］．经济地理，2012（4）：72－76．

［213］胡霞，丁浩．子女随迁政策对农民工家庭消费的影响机制研究［J］．经济学动态，2016（10）：25－38．

［214］黄乾．教育与社会资本对城市农民工健康的影响研究［J］．人口与经济，2010（2）：71－75．

［215］黄四林，侯佳伟，张梅等．中国农民工心理健康水平变迁的横断历史研究：1995～2011［J］．心理学报，2015（4）：466－477．

［216］纪江明，陈振营，赵毅．新生代农民工"二元化"消费方式与身份认同研究——基于2010年上海市外来农民工的调查［J］．人口与发展，2013（2）：2－9．

［217］纪韶．举家外出的农民工融入城市问题研究——对在北京务工的500个农民工家庭的访谈数据分析［J］．经济理论与经济管理，2012（1）：20－27．

［218］蒋善，张璐，王卫红．重庆市农民工心理健康状况调查［J］．心理科学，2007（1）：216－218．

［219］金崇芳．农民工人力资本与城市融入的实证分析——以陕西籍农民工为例［J］．资源科学，2011（11）：2131 – 2137.

［220］靳代平，王新新，刘伟．消费者文化理论的产生背景、理论框架及研究进展述评［J］．外国经济与管理，2014（1）：29 – 37.

［221］靳小怡，彭希哲，李树茁等．社会网络与社会融合对农村流动妇女初婚的影响——来自上海浦东的调查发现［J］．人口与经济，2005（5）：53 – 58.

［222］孔祥利，粟娟．我国农民工消费影响因素分析——基于全国28省区1860个样本调查数据［J］．陕西师范大学学报（哲学社会科学版），2013（1）：24 – 33.

［223］赖晓飞．文化资本与农村流动人口的城市融入——基于厦门市Z工厂的实证研究［J］．南京农业大学学报（社会科学版），2009（4）：91 – 96.

［224］李爱芹．社会资本与农民工的城市融入［J］．广西社会科学，2010（6）：142 – 145.

［225］李宝值，朱奇彪，米松华等．农民工社会资本对其职业技能投资决策的影响研究［J］．农业经济问题，2016（12）：62 – 72.

［226］李丹，李玉凤．新生代农民工市民化问题探析——基于生活满意度视角［J］．中国人口·资源与环境，2012（7）：151 – 155.

［227］李克强．在改革开放进程中深入实施扩大内需战略［J］．求是，2012（4）：3 – 10.

［228］李隆玲，田甜，武拉平．城镇化、不确定性与消费行为研究——基于2014年全国五省农民工调查数据的实证分析［J］．哈尔滨工业大学学报（社会科学版），2017（1）：128 – 134.

［229］李培林，田丰．中国农民工社会融入的代际比较［J］．社会，2012（5）：1 – 24.

［230］李培林．流动民工的社会网络和社会地位［J］．社会学研究，1996（4）：42 – 52.

［231］李强，何龙斌．人力资本对流动人口的城市融入影响研究——兼论就业的中介作用［J］．湖南社会科学，2016（5）：147 – 151.

［232］李强，陈振华，张莹．就近城镇化与就地城镇化［J］．广东社会科学，2015（1）：186 – 199.

［233］李强．"双重迁移"女性的就业决策和工资收入的影响因素分析——

基于北京市农民工的调查 [J]. 中国人口科学, 2012 (5)：104 – 110.

[234] 李强, 龙文进. 农民工留城与返乡意愿的影响因素分析 [J]. 中国农村经济, 2009 (2)：46 – 54.

[235] 李树苗, 悦中山. 融入还是融合：农民工的社会融合研究 [J]. 复旦公共行政评论, 2012 (2)：21 – 42.

[236] 李卫东, 李树苗, M. W. 费尔德曼. 性别失衡背景下农民工心理失范的性别差异研究 [J]. 社会, 2013 (3)：65 – 88.

[237] 李晓峰, 王晓方, 高旺盛. 基于 ELES 模型的北京市农民工消费结构实证研究 [J]. 农业经济问题, 2008 (4)：50 – 55.

[238] 李振刚, 南方. 城市文化资本与新生代农民工心理融合 [J]. 浙江社会科学, 2013 (10)：83 – 91.

[239] 李中建, 袁璐璐. 务工距离对农民工就业质量的影响分析 [J]. 中国农村经济, 2017 (6)：70 – 83.

[240] 连玉君, 黎文素, 黄必红. 子女外出务工对父母健康和生活满意度影响研究 [J]. 经济学 (季刊), 2015 (1)：185 – 202.

[241] 梁波, 王海英. 城市融入：外来农民工的市民化——对已有研究的综述 [J]. 人口与发展, 2010 (4)：73 – 85.

[242] 梁波, 王海英. 国外移民社会融入研究综述 [J]. 甘肃行政学院学报, 2010 (2)：18 – 27.

[243] 梁海兵, 卢海阳. 健康投资、性别差异与流动人口医疗补贴 [J]. 改革, 2014 (10)：65 – 73.

[244] 梁海兵, 卢海阳. 生存或发展：农民工工作匹配机制识别 [J]. 华南农业大学学报 (社会科学版), 2014 (2)：59 – 68.

[245] 梁宏. 代际差异视角下的农民工精神健康状况 [J]. 人口研究, 2014 (4)：87 – 100.

[246] 梁辉. 信息社会进程中农民工的人际传播网络与城市融入 [J]. 中国人口·资源与环境, 2013, 23 (1)：111 – 118.

[247] 蔺秀云, 方晓义, 刘杨等. 流动儿童歧视知觉与心理健康水平的关系及其心理机制 [J]. 心理学报, 2009 (10)：967 – 979.

[248] 刘程, 黄春桥. 流动：农村家庭消费观念现代化的动力——基于中西部五省的实证研究 [J]. 社会, 2008 (1)：118 – 137.

[249] 刘传江. 迁徙条件、生存状态与农民工市民化的现实进路 [J]. 改革, 2013 (4): 83 - 90.

[250] 刘传江, 周玲. 社会资本与农民工的城市融合 [J]. 人口研究, 2004 (5): 12 - 18.

[251] 刘传江, 徐建玲. "民工潮" 与 "民工荒"——农民工劳动供给行为视角的经济学分析 [J]. 财经问题研究, 2006 (5): 73 - 80.

[252] 刘华山. 心理健康概念与标准的再认识 [J]. 心理科学, 2001 (4): 480 - 481.

[253] 刘建娥. 从欧盟社会融入政策视角看我国农民工的城市融入问题 [J]. 城市发展研究, 2010 (11): 106 - 112.

[254] 刘建平, 陈姣凤. 城市农民工休闲问题探讨 [J]. 湖南农业大学学报 (社会科学版), 2007, 8 (2): 41 - 43.

[255] 刘锦, 姜学民, 李福华. 农民工拉动内需新引擎对策分析 [J]. 理论与改革, 2016 (6): 151 - 154.

[256] 刘林平, 郑广怀, 孙中伟. 劳动权益与精神健康——基于对长三角和珠三角外来工的问卷调查 [J]. 社会学研究, 2011 (4): 164 - 184.

[257] 刘林平, 张春泥. 农民工工资: 人力资本、社会资本、企业制度还是社会环境?——珠江三角洲农民工工资的决定模型 [J]. 社会学研究, 2007 (6): 114 - 137.

[258] 刘万霞. 职业教育对农民工就业的影响——基于对全国农民工调查的实证分析 [J]. 管理世界, 2013 (5): 64 - 75.

[259] 刘晓昀. 农村劳动力流动对农村居民健康的影响 [J]. 中国农村经济, 2010 (9): 76 - 81.

[260] 刘玉兰. 新生代农民工精神健康状况及影响因素研究 [J]. 人口与经济, 2011 (5): 99 - 105.

[261] 刘毓芸, 徐现祥, 肖泽凯. 劳动力跨方言流动的倒 U 型模式 [J]. 经济研究, 2015 (10): 134 - 146.

[262] 卢海阳, 郑逸芳, 钱文荣. 农民工融入城市行为分析——基于 1632 个农民工的调查数据 [J]. 农业技术经济, 2016 (1): 26 - 36.

[263] 卢海阳, 梁海兵, 钱文荣. 农民工的城市融入: 现状与政策启示 [J]. 农业经济问题, 2015 (7): 26 - 36.

［264］卢海阳. 社会保险对进城农民工家庭消费的影响［J］. 人口与经济，2014（4）：33 – 42.

［265］卢海阳，钱文荣，马志雄. 家庭式迁移女性农民工劳动供给行为研究［J］. 统计与信息论坛，2013（9）：100 – 106.

［266］卢海阳，钱文荣. 就业状况、社会保障与农民工城市间再流动意愿［J］. 南方人口，2013（2）：72 – 80.

［267］卢海阳，钱文荣. 子女外出务工对农村留守老人生活的影响研究［J］. 农业经济问题，2014（6）：24 – 32.

［268］卢小君，陈慧敏. 流动人口社会融合现状与测度——基于大连市的调查数据［J］. 城市问题，2012（9）：69 – 73.

［269］卢小君，张宁. 农民工培训现状及对城市定居意愿的影响研究——以大连市调查为例［J］. 调研世界，2017（4）：1 – 5.

［270］陆康强. 特大城市外来农民工的生存状态与融入倾向——基于上海抽样调查的观察和分析［J］. 财经研究，2010（5）：65 – 77.

［271］陆文聪，李元龙. 农民工健康权益问题的理论分析：基于环境公平的视角［J］. 中国人口科学，2009（3）：13 – 20.

［272］罗竖元. 流动经历与新生代农民工的健康水平——基于湖南省的实证调查［J］. 中国青年研究，2013（8）：16 – 19.

［273］罗万纯. 中国农民职业技能培训状况分析［J］. 中国农村观察，2013（2）：21 – 28.

［274］马西恒，童星. 敦睦他者：城市新移民的社会融合之路——对上海市Y社区的个案考察［J］. 学海，2008（2）：15 – 22.

［275］茅锐，徐建炜. 人口转型、消费结构差异和产业发展［J］. 人口研究，2014（3）：89 – 103.

［276］孟令国. 后人口红利与经济增长后发优势研究［J］. 经济学动态，2011（5）：69 – 74.

［277］米松华，李宝值，朱奇彪. 农民工社会资本对其健康状况的影响研究——兼论维度差异与城乡差异［J］. 农业经济问题，2016（9）：42 – 53.

［278］聂伟，风笑天. 农民工的城市融入与精神健康——基于珠三角外来工的实证调查［J］. 南京农业大学学报（社会科学版），2013（5）：32 – 40.

［279］宁光杰，李瑞. 城乡一体化进程中农民工流动范围与市民化差异

[J]．中国人口科学，2016（4）：37 – 47.

[280] 牛建林．人口流动对中国城乡居民健康差异的影响［J］．中国社会科学，2013（2）：46 – 63.

[281] 彭希哲，胡湛．公共政策视角下的中国人口老龄化［J］．中国社会科学，2011（3）：121 – 138.

[282] 齐良书，李子奈．与收入相关的健康和医疗服务利用流动性［J］．经济研究，2011（9）：83 – 95.

[283] 齐亚强，牛建林，威廉·梅森，唐纳德·特雷曼．我国人口流动中的健康选择机制研究［J］．人口研究，2012（1）：102 – 112.

[284] 钱龙，钱文荣，洪名勇．就近务工提升了农民工城镇化意愿吗——基于贵阳市的调查［J］．农业现代化研究，2016（1）：102 – 109.

[285] 钱龙，卢海阳，钱文荣．身份认同影响个体消费吗？——以农民工在城文娱消费为例［J］．南京农业大学学报（社会科学版），2015（6）：51 – 60.

[286] 钱文荣，李宝值．初衷达成度、公平感知度对农民工留城意愿的影响及其代际差异——基于长江三角洲16城市的调研数据［J］．管理世界，2013（9）：89 – 101.

[287] 钱文荣，卢海阳．农民工人力资本与工资关系的性别差异及户籍地差异［J］．中国农村经济，2012（8）：16 – 27.

[288] 钱文荣，张黎莉．家庭式迁移背景下农民工的工作—家庭关系——对浙江省17位农民工的访谈研究［J］．南京农业大学学报（社会科学版），2008，8（4）：61 – 69.

[289] 钱文荣，郑黎义．劳动力外出务工对农户家庭经营收入的影响——基于江西省4个县农户调研的实证分析［J］．农业技术经济，2011（1）：48 – 56.

[290] 秦立建，陈波，蒋中一．外出打工经历对农村居民健康的影响［J］．中国软科学，2014（5）：58 – 65.

[291] 秦立建，陈波，蒋中一．我国城市化征地对农民健康的影响［J］．管理世界，2012（9）：82 – 88.

[292] 秦立建，程杰，潘杰．健康对农民工劳动供给时间的影响［J］．统计与信息论坛，2015（3）：103 – 108.

[293] 任丽新．农民工社会保障：现状、困境与影响因素分析［J］．社会科学，2009（7）：79 – 85.

［294］任远，邬民乐．城市流动人口的社会融合：文献述评［J］．人口研究，2006（3）：87 - 94.

［295］任远，乔楠．城市流动人口社会融合的过程、测量及影响因素［J］．人口研究，2010（2）：11 - 20.

［296］商春荣，虞芹琴．农民工的迁移模式研究［J］．华南农业大学学报（社会科学版），2015（1）：68 - 78.

［297］沈蓓绯，纪玲妹，孙苏贵．新生代农民工城市文化融入现状及路径研究［J］．学术论坛，2012，35（6）：73 - 79.

［298］石智雷．城乡预期、长期保障和迁移劳动力的城市融入［J］．公共管理学报，2013（2）：75 - 84.

［299］石智雷，杨云彦．外出务工对农村劳动力能力发展的影响及政策含义［J］．管理世界，2011（12）：40 - 54.

［300］宋月萍，陶椰．融入与接纳：互动视角下的流动人口社会融合实证研究［J］．人口研究，2012（3）：38 - 49.

［301］唐代盛，邓力源．人口红利理论研究新进展［J］．经济学动态，2012（3）：115 - 122.

［302］田北海，雷华，佘洪毅等．人力资本与社会资本孰重孰轻：对农民工职业流动影响因素的再探讨——基于地位结构观和网络结构观的综合视角［J］．中国农村观察，2013（1）：34 - 47.

［303］田艳平．家庭化与非家庭化农民工的城市融入比较研究［J］．农业经济问题，2014（12）：53 - 62.

［304］童雪敏，晋洪涛，史清华．农民工城市融入：人力资本和社会资本视角的实证研究［J］．经济经纬，2012（5）：33 - 37.

［305］万佑峰．福建省城镇居民消费收入弹性实证研究［J］．福建论坛（人文社会科学版），2012（S2）：80 - 82.

［306］王春光．新生代农民工城市融入进程及问题的社会学分析［J］．青年探索，2010（3）：5 - 15.

［307］王春光．新生代农村流动人口的社会认同与城乡融合的关系［J］．社会学研究，2001（3）：63 - 76.

［308］王桂新，罗恩立．上海市外来农民工社会融合现状调查研究［J］．华东理工大学学报：社会科学版，2007，22（3）：97 - 104.

［309］王美艳. 农民工消费潜力估计——以城市居民为参照系［J］. 宏观经济研究, 2016 (2): 3-18.

［310］王妹. 发达地区外来民工被边缘化问题的调研——对苏南农民工薪酬待遇的问卷调查［J］. 现代经济探讨, 2010 (10): 79-83.

［311］王梦怡, 姚兆余. 新生代农民工消费行为及其影响因素——基于南京市783 份调查问卷［J］. 湖南农业大学学报 (自然科学版), 2014, 15 (1): 1-6.

［312］王培安. 让流动人口尽快融入城市社会［J］. 求是, 2013 (7): 52-53.

［313］王竹林. 农民工市民化的资本困境及其缓解出路［J］. 农业经济问题, 2010 (2): 28-32.

［314］王子成, 郭沐蓉. 农民工家庭收入和消费不平等: 流动模式与代际差异［J］. 北京工商大学学报 (社会科学版), 2016 (2): 21-29.

［315］魏峰, 蒋长流. 农民工健康风险冲击因素维度构建与实证分析——基于1497 份实地调查问卷数据［J］. 经济管理, 2013 (10): 165-173.

［316］温兴祥. 失业、失业风险与农民工家庭消费［J］. 南开经济研究, 2015 (6): 110-128.

［317］吴炜. 干中学: 农民工人力资本获得路径及其对收入的影响［J］. 农业经济问题, 2016 (9): 53-60.

［318］谢桂华. 中国流动人口的人力资本回报与社会融合［J］. 中国社会科学, 2012 (4): 103-124.

［319］谢培熙, 朱艳. 新生代农民工消费研究述评［J］. 河海大学学报 (哲学社会科学版), 2011 (4): 59-62.

［320］谢勇. 基于人力资本和社会资本视角的农民工就业境况研究——以南京市为例［J］. 中国农村观察, 2009 (5): 49-55.

［321］解垩. 健康对劳动力退出的影响［J］. 世界经济文汇, 2011 (1): 109-120.

［322］徐建役, 姜励卿, 谢海江. 心理资本与农民工工资收入的相互影响——以浙江省为例［J］. 浙江社会科学, 2012 (9): 83-90.

［323］续田曾. 农民工定居性迁移的意愿分析——基于北京地区的实证研究［J］. 经济科学, 2010 (3): 120-128.

［324］严翅君. 长三角城市农民工消费方式的转型——对长三角江苏八城市农民工消费的调查研究［J］. 江苏社会科学, 2007 (3): 224-230.

［325］严善平．人力资本、制度与工资差别——对大城市二元劳动力市场的实证分析［J］．管理世界，2007（6）：4-13.

［326］杨菊华．流动人口在流入地社会融入的指标体系——基于社会融入理论的进一步研究［J］．人口与经济，2010（2）：64-70.

［327］杨菊华．中国流动人口的社会融入研究［J］．中国社会科学，2015（2）：61-79.

［328］杨菊华，张娇娇，张钊．流动人口健康公平与社会融合的互动机制研究［J］．中国卫生政策研究，2016（8）：66-74.

［329］杨菊华，何炤华．社会转型过程中家庭的变迁与延续［J］．人口研究，2014，38（2）：36-51.

［330］杨菊华，陈传波．流动人口家庭化的现状与特点：流动过程特征分析［J］．人口与发展，2013（3）：2-13.

［331］杨菊华．从隔离、选择融入到融合：流动人口社会融入问题的理论思考［J］．人口研究，2009（1）：17-29.

［332］杨菊华．城乡差分与内外之别：流动人口社会保障研究［J］．人口研究，2011（5）：8-25.

［333］杨汝岱，陈斌开．高等教育改革、预防性储蓄与居民消费行为［J］．经济研究，2009（8）：113-124.

［334］杨绪松，李树茁，韦艳．浦东外来农村已婚妇女的避孕行为——基于社会网络和社会融合视角的研究［J］．西安交通大学学报（社会科学版），2005，25（1）：39-46.

［335］姚植夫，薛建宏．新生代农民工市民化意愿影响因素分析［J］．人口学刊，2014（3）：107-112.

［336］叶德珠，连玉君，黄有光等．消费文化、认知偏差与消费行为偏差［J］．经济研究，2012（2）：80-92.

［337］叶继红，朱桦．基于社会保护视角的农民工城市融入研究——以苏州市吴江区为例［J］．人口与发展，2013（5）：2-9.

［338］叶静怡，薄诗雨，刘丛等．社会网络层次与农民工工资水平——基于身份定位模型的分析［J］．经济评论，2012（4）：31-42.

［339］叶静怡，张睿，王琼．农民进城务工与子女教育期望——基于2010年中国家庭追踪调查数据的实证分析［J］．经济科学，2017（1）：90-105.

[340] 叶静怡，周晔馨. 社会资本转换与农民工收入——来自北京农民工调查的证据 [J]. 管理世界，2010（10）：34 - 46.

　　[341] 叶俊焘，钱文荣，米松华. 农民工城市融合路径及影响因素研究——基于三阶段 OrdinalLogit 模型的实证 [J]. 浙江社会科学，2014（4）：86 - 97.

　　[342] 余晓敏，潘毅. 消费社会与"新生代打工妹"主体性再造 [J]. 社会学研究，2008（3）：143 - 171.

　　[343] 俞林伟. 居住条件、工作环境对新生代农民工健康的影响 [J]. 浙江社会科学，2016（5）：75 - 84.

　　[344] 袁小平. 农民工培训政策：一个分析框架与顶层设计 [J]. 社会建设，2015（4）：77 - 89.

　　[345] 袁迎春. 不平等的再生产：从社会经济地位到健康不平等——基于 CFPS 2010 的实证分析 [J]. 南方人口，2016（2）：1 - 15.

　　[346] 苑会娜. 进城农民工的健康与收入——来自北京市农民工调查的证据 [J]. 管理世界，2009（5）：56 - 66.

　　[347] 悦中山，杜海峰，李树茁，费尔德曼. 当代西方社会融合研究的概念、理论及应用 [J]. 公共管理学报，2009，6（2）：114 - 121.

　　[348] 悦中山，李树茁，靳小怡，费尔德曼. 从"先赋"到"后致"：农民工的社会网络与社会融合 [J]. 社会，2011（6）：130 - 152.

　　[349] 悦中山. 农民工的社会融合研究：现状、影响因素与后果 [D]. 西安交通大学博士学位论文，2011.

　　[350] 臧文斌，刘国恩，徐菲等. 中国城镇居民基本医疗保险对家庭消费的影响 [J]. 经济研究，2012（7）：75 - 85.

　　[351] 詹新宇，甘凌. 产业结构升级与中国经济波动平稳化 [J]. 经济评论，2013（4）：97 - 107.

　　[352] 张邦科，邓胜梁，陶建平. 我国城镇居民的消费收入弹性研究：1980 ~ 2008 [J]. 统计与决策，2011（17）：116 - 118.

　　[353] 张国胜. 农民工市民化的城市融入机制研究 [J]. 江西财经大学学报，2007（2）：42 - 46.

　　[354] 张洪霞. 新生代农民工社会融合的内生机制创新研究——人力资本、社会资本、心理资本的协同作用 [J]. 农业现代化研究，2013（4）：412 - 416.

　　[355] 张蕾，王燕. 新生代农民工城市融入水平及类型分析——以杭州市为

例 [J]．农业经济问题，2013 (4)：23 - 28.

[356] 张鹏，郝宇彪，陈卫民．幸福感、社会融合对户籍迁入城市意愿的影响——基于 2011 年四省市外来人口微观调查数据的经验分析 [J]．经济评论，2014 (1)：58 - 69.

[357] 张世伟，贾朋，周闯．城市中农村迁移家庭的劳动供给行为分析 [J]．中国人口·资源与环境，2011 (8)：35 - 42.

[358] 张世伟，郭凤鸣．东北地区城市劳动力市场中户籍歧视问题分析 [J]．中国农村经济，2009 (2)：34 - 45.

[359] 张淑华，李海莹，刘芳．身份认同研究综述 [J]．心理研究，2012 (1)：21 - 27.

[360] 张文宏，雷开春．城市新移民社会融合的结构、现状与影响因素分析 [J]．社会学研究，2008 (5)：117 - 141.

[361] 张智勇．社会资本与农民工就业 [J]．经济社会体制比较，2007 (6)：123 - 126.

[362] 赵光勇，陈邓海．农民工社会资本与城市融入问题研究 [J]．当代世界与社会主义，2014 (2)：187 - 193.

[363] 赵绍阳，臧文斌，尹庆双．医疗保障水平的福利效果 [J]．经济研究，2015 (8)：130 - 145.

[364] 赵卫华．消费社会学的研究视角及其流变 [J]．国外社会科学，2008 (2)：13 - 18.

[365] 赵延东．再就业中的社会资本：效用与局限 [J]．社会学研究，2002 (4)：43 - 54.

[366] 钟甫宁，陈奕山．务农经历、受教育程度与初次外出务工的职业选择——关于新生代农民工"摩擦性失业"的研究 [J]．中国农村观察，2014 (3)：2 - 9.

[367] 周闯．农民工与城镇职工的就业稳定性差异——兼论女性农民工就业稳定性的双重负效应 [J]．人口与经济，2014 (6)：69 - 78.

[368] 周广肃，谭华清，李力行．外出务工经历有益于返乡农民工创业吗？ [J]．经济学（季刊），2017 (2)：793 - 814.

[369] 周皓．流动人口社会融合的测量及理论思考 [J]．人口研究，2012 (3)：27 - 37.

[370] 周红云. 社会资本及其在中国的研究与应用 [J]. 经济社会体制比较, 2004 (2): 135 - 144.

[371] 周绍杰, 张俊森, 李宏彬. 中国城市居民的家庭收入、消费和储蓄行为: 一个基于组群的实证研究 [J]. 经济学 (季刊), 2009 (4): 1197 - 1220.

[372] 周小刚, 陆铭. 移民的健康: 中国的成就还是遗憾? [J]. 经济学报, 2016 (3): 79 - 98.

[373] 朱荟. 社会资本与身心健康——概念辨析基础上的关系再检验[J]. 人口与经济, 2016 (6): 62 - 71.

[374] 朱力. 论农民工阶层的城市适应 [J]. 江海学刊, 2002 (6): 82 - 88.

[375] 朱信凯, 骆晨. 消费函数的理论逻辑与中国化: 一个文献综述[J]. 经济研究, 2011 (1): 140 - 153.

[376] 朱宇, 林李月. 流动人口的流迁模式与社会保护: 从 "城市融入" 到 "社会融入"[J]. 地理科学, 2011 (3): 264 - 271.

[377] 宗成峰. 构建和谐社会中社会资本对农民工就业决定的实证分析——基于北京市建筑业的调研 [J]. 中央财经大学学报, 2012 (3): 67 - 70.

[378] 邹薇, 宣颖超. "新农合"、教育程度与农村居民健康的关系研究——基于 "中国健康与营养调查" 数据的面板分析 [J]. 武汉大学学报 (哲学社会科学版), 2016 (6): 35 - 49.

附录1 2013 年进城农民工现状调查

被调查者现务工地：_____省_____市_____街道/乡镇/开发区

调查对象条件：在本市城镇从事非农产业的农业户口人员，每个家庭调查 1人，调查对象的年龄是 16 岁及以上。

一、个人基本信息

1. 您的性别：_____（男 = 1/女 = 2）、年龄：_____（周岁）、是否为少数民族_____（是 = 1/否 = 2）

2. 您的政治面貌是：_____①共产党员；②共青团员；③群众；④其他

3. 户口类型：_____①农业；②非农业；③蓝印户口

4. 户口性质：_____①本市；②省内其他城市；③外省

5. 您的户籍具体所在地：_____省_____市/县_____乡/镇

6. 您家是否属于老家村里的第一大姓？_____①是；②否；③不知道

7. 婚姻状况：_____①未婚；②已婚；③离异；④丧偶。如果已婚，结婚几年？_____年

8. 您的文化程度：_____①不识字或初识；②小学；③初中；④高中；⑤中专；⑥大专；⑦本科以上

9. 您配偶的文化程度：_____①不识字或初识；②小学；③初中；④高中；⑤中专；⑥大专；⑦本科以上

10. 您有没有获得任何职业资格证书：_____①有；②无

11. 您目前技能等级情况：_____①没有等级；②初级技工；③中级技工；④高级技工；⑤技师；⑥高级技师

12. 您的身体状况：_____①很不健康；②不太健康；③一般；④健康；⑤很健康

13. 您配偶的身体状况：_____①很不健康；②不太健康；③一般；④健

康；⑤很健康

14. 您本人初次外出就业的年龄是_____岁，截至目前，在城市累计生活了多少年？_____年，今年在本地居住了几个月？_____月

二、工作信息（如果失业，根据失业前情况回答）

1. 您在城镇参加工作或打工累计_____年；在目前的企业就业_____年

2. 您对自己的身份定位是_____①城里人；②农村人

3. 进城打工之前在家从事过多少年农业生产_____年（未从事过的填0）

4. 进城的决策由谁做出？_____①自己主动要求；②配偶要求；③父母要求；④夫妻商量后决定；⑤其他

5. 您最近三年换过多少份工作？_____①没有换过；②1次；③2次；④3次；⑤4次或更多

6. 您外出前是否参加过职业培训班：_____①没有；②参加过1次；③参加过2次；④参加过3次；⑤参加过4次；⑥参加过5次及以上

7. 接受的培训方式是：_____①常规上课；②学徒；③电视或网络

8. 到目前为止您参加过多少次职业培训？_____次，加起来总共培训时间为多少个月？_____月

9. 您参加过何种形式的技能培训（可多选）：_____①政府组织；②企业组织；③自费参加技能培训；④学徒工

10. 最近的一次培训由谁承担费用：_____①政府；②单位；③自费；④自己出一部分，其余由单位和政府出

11. 您觉得培训以后对您的工作有帮助吗？_____①没帮助；②有一点帮助；③有很大的帮助；④不知道

12. 您期望的培训周期是多长？_____①1个月以下；②1～3个月；③3～6个月；④6个月以上

13. 您是否愿意自己花钱接受技能培训：_____①是；②否

14. 如果自己花钱培训，您愿意接受哪一类的培训：_____①比较容易上手、要求并不特别高的技能培训（如家政、餐饮、服务员等）；②市场需求比较大，容易找到工作的技能培训（建筑、美容美发、服装、焊工、水电工、钳工等）；③预期赚钱多的技能培训（如数控机床操作、通信、财会、计算机、销售等）

15. 您会选择哪一类培训机构：_____①政府组建的培训机构；②用人单位提供的培训；③专业学校提供的培训；④社会团体提供的培训；⑤其他

16. 您过去一年的就业情况：_____①没有干活；②只干农活；③只从事非农业工作；④既干农活又从事非农业工作；⑤上学

17. 您目前是否有工作：_____①有工作，没有继续寻找更好的工作；②有工作，并在寻找更好的工作；③没有工作，正在找；④没有工作，也没在找

18. 您目前所从事工作的行业：_____①建筑业；②纺织、服装业；③电子、机械制造业；④饮食行业；⑤商业；⑥服务业；⑦交通运输业；⑧环境卫生；⑨其他

19. 您目前工作单位的性质是：_____①国有企业；②民营企业；③外资或合资企业；④其他

20. 您目前工作企业的规模：_____①50 人以下；②51～100 人；③101～300 人；④301～1000 人；⑤1001～2000 人；⑥2001 人以上

21. 您目前的职业种类：_____①私营企业主（经理）或个体户主；②各类专业技术人员；③企事业单位负责人；④一般办事人员；⑤各类工人；⑥服务员；⑦其他

22. 总的来说您对您目前的工作满意吗？_____①很不满意；②不太满意；③一般；④比较满意；⑤非常满意

23. 您对您目前的工作岗位满意吗？_____①很不满意；②不太满意；③一般；④比较满意；⑤非常满意

24. 您对您与目前单位里的人相处方面满意吗_____①很不满意；②不太满意；③一般；④比较满意；⑤非常满意

25. 您对您目前的工作时间满意吗？_____①很不满意；②不太满意；③一般；④比较满意；⑤非常满意

26. 您对您目前单位的工作条件满意吗？_____①很不满意；②不太满意；③一般；④比较满意；⑤非常满意

27. 您对您目前的工资收入满意吗？_____①很不满意；②不太满意；③一般；④比较满意；⑤非常满意

28. 您目前的工作状态是：_____①不投入；②不怎么投入；③一般；④很投入；⑤非常投入

29. 在目前工作中你学到了几项技能？_____①没学到；②一项；③二项；

④三项；⑤大于四项及以上

30. 您是如何获得这份工作的？_____①政府安排；②顶替；③公开考试；④就业部门介绍；⑤报纸招聘；⑥朋友或老乡介绍；⑦亲戚介绍；⑧自干个体、私营；⑨自己寻找

31. 在过去的一年中，实际工作了_____月，平均每个月工作_____天，平均每天工作_____小时。从工作单位或就业岗位得到的各种（净）收入的月平均额_____元。从其他各种途径获得的其他（净）收入（月平均额）_____元。您配偶的月平均收入为_____元（无配偶填0）。您自己在外打工的年工资总计_____元。

32. 您的收入和相同岗位的本市人员有没有差别？_____①没有；②有；③不知道

33. 您平时的加班频率：_____①从不加班；②偶尔加班；③经常加班

34. 您是否自愿加班？_____①是；②有时是，有时不是；③不是；④说不清

35. 如果是自愿，自愿加班的原因：_____①增加收入；②获得升迁机会；③为企业分忧；④没其他事可干

36. 非自愿加班的原因：_____①企业规定；②大家加班，我也加班；③不加班罚款

37. 加班工资怎么发？_____①不发；②按平时标准；③高于平时，但未按国家标准；④按国家标准发

38. 您是否愿意参加务工城市的社会保险？_____①是；②否

39. 目前企业雇主或单位为您缴纳保险了吗？_____①没有；②有购买

40. 其中购买的社会保险有（可多选）：_____①城镇职工养老保险；②城镇职工基本医疗保险；③工伤保险；④失业保险；⑤生育保险；⑥综合保险；⑦未参加任何保险

41. 您目前在老家是否已参加新型农村合作医疗保险？_____①是；②否

42. 您目前在老家是否已参加农村养老保险？_____①是；②否

43. 目前工作单位是否给您提供住房_____①提供宿舍；②提供住房补贴；③没有

44. 目前工作单位为您提供技能培训了吗？_____①有培训；②没有

45. 您对目前工作单位提供的技能培训满意吗？_____①很不满意；②不太

满意；③一般；④比较满意；⑤非常满意

46. 目前工作单位为您提供文化娱乐活动了吗？ _____①有；②没有

47. 您对您单位提供的休闲文化活动满意吗？ _____①很不满意；②不太满意；③一般；④比较满意；⑤非常满意

48. 您认为凭您的手艺和工作经验重新找工作容易吗？ _____①非常容易；②比较容易；③一般；④比较困难；⑤非常困难

49. 您觉得重新找份工作与目前工作相比会怎么样？ _____①比现在的差；②差不多；③会比现在的有所提高；④成倍提高

50. 您害怕丢掉现在的工作吗？ _____①害怕；②不害怕

51. 您认为自己有被企业辞退的危险存在吗？ _____①有；②没有

52. 您是否考虑过离开现在的单位到一个更好的单位？ _____①是；②否

53. 如果考虑过，请回答您的主要理由是为了（可多选）：_____①更高的收入；②更稳定的工作；③更好的工作条件；④更好的福利社会保障；⑤住房；⑥想自谋职业；⑦其他

54. 如考虑过，您还没有换工作的主要原因是什么？（可多选）_____①找不到好的单位；②合同期未满；③住房安排有困难；④社会保障方面有问难；⑤技术、资金不够；⑥现有单位领导不同意；⑦没有熟人关系；⑧其他

55. 您认为在本市找工作最大困难是：_____①户口；②学历；③技术；④缺乏招工信息；⑤其他

56. 您找工作时是否受到过歧视或不平等待遇：_____①是；②否

57. 您找一次工作需要花多少天时间？ _____天，您所能接受的最低月工资为多少？ _____元

58. 您觉得您在工作当中的工资是否公平？ _____①是；②否

59. 您觉得您在工作招聘过程中是否被歧视？ _____①是；②否

60. 您觉得您在工作中别人对你是否有歧视？ _____①是；②否

61. 您觉得您在工作中是否经常不被告知关键信息？ _____①是；②否

三、家庭信息

1. 您是不是户主：_____①是；②否

2. 您家的大事情谁说了算？ _____①自己；②配偶；③父母；④其他

3. 您家的总人口数：_____人，其中，在本市的常住人口数：_____人，

在农村老家的常住人口数：_____人，从事非农工作的有_____人，从事农业的有_____人

4. 家庭成员中是否有党员？ _____①是；②否

5. 家庭成员中是否有乡村村干部？：_____①是；②否

6. 您每周平均做家务多少个小时？_____小时

7. 过去的一年中，全家在城镇就业和家庭经营中获得总收入为_____元。其中：个人打工收入为_____元，家庭农业经营收入_____元，家庭财产收入_____元；礼金收入为_____元，其他收入_____元，汇回农村老家多少_____元

8. 您为何要往老家汇款（可多选）？_____①盖（买）房子；②子女教育；③子女结婚；④赡养老人；⑤偿还债务；⑥更新家庭用品；⑦农业投资；⑧其他

9. 您汇款回老家的主要目的是（可按重要性高低选三项）：_____①赡养老人；②子女抚养和教育；③积钱造房；④将来创业；⑤存钱养老；⑥结婚费用；⑦还债；⑧储蓄；⑨补贴日常家用；⑩其他

10. 您有_____个孩子，其中有_____个儿子，_____个女儿，还在上学的有_____个。目前有 6 岁以下的孩子_____个（没有填 0），目前有 7 – 17 岁的孩子_____个（没有填 0）目前在本地的小孩有_____个（没有填 0）

11. 您子女的教育情况是：_____①在务工地公办学校上学；②在务工地民办学校上学；③在老家公办学校上学；④在老家民办学校上学；⑤失学

12. 您希望让您子女接受教育的类型是？_____①普通教育；②职业技能

13. 您的子女成绩在班上的排名情况是？_____①班上倒数；②中等偏下；③中等水平；④中等偏上；⑤排名靠前；⑥不知道

14. 您孩子的学习成绩在您外出打工前后如何变化？_____①提高；②持平；③下降；④不知道；⑤无该项情况

15. 您认为目前对于进城农民工子女就学存在不平等现象吗？_____①是；②否

16. 您对子女受教育程度的期望：_____①初中；②高中；③中专；④大专；⑤大学本科；⑥研究生及以上；⑦无所谓

17. 您配偶的情况是：_____①在同一城市打工；②在同一城市，但没有工作；③在同一个单位工作；④在其他城市打工；⑤在老家

18. 您子女随迁情况是：_____①在自己务工城市；②在配偶务工城市；

③在老家

19. 由谁主要负责子女的照看？＿＿＿＿①爷爷、奶奶；②母亲；③父亲；④亲戚朋友

20. 您孩子的健康状况：＿＿＿＿①很不健康；②不太健康；③一般；④健康；⑤很健康

21. 您觉得你们现在夫妇感情怎么样？＿＿＿＿①很不稳定；②不太稳定；③一般；④比较稳定；⑤非常稳定（如果离异或未婚跳过此题）

22. 进城打工前后您们的夫妻感情是否有变化？＿＿＿＿①进城打工后变得疏远；②没有什么变化；③进城打工后变得更加亲密

23. 您对您的婚姻生活是否满意？＿＿＿＿①很不满意；②不太满意；③一般；④比较满意；⑤非常满意

24. 您觉得跟您的孩子感情如何？＿＿＿＿①很疏远；②有点疏远；③一般；④比较亲密；⑤非常亲密（如果没有子女跳过此题）

25. 您家里是否有60岁以上的老年人？＿＿＿＿①有；②没有

26. 老人生活能否自理？＿＿＿＿①能；②不能

27. 老人认知功能是否完好？＿＿＿＿①是；②否

28. 老人主要居住在哪里？＿＿＿＿①老家乡村；②老家城镇；③和您在一起；④其他地方

29. 在外打工是否和老人打电话联系？＿＿＿＿①从不联系；②偶尔联系；③经常联系

30. 老人主要由谁照顾？＿＿＿＿①兄弟姐妹；②亲戚朋友；③邻居；④自己；⑤没人照顾，独自生活；⑥其他

31. 最近一年中您回过＿＿＿＿次老家。您平均一年在家待＿＿＿＿天

四、消费与支出情况

1. 在过去的一年中，您和家庭在务工地的生活消费支出一共是＿＿＿＿元。其中：全年食品支出（包括主食、水果、饮料、烟酒等支出）一共＿＿＿＿元，全年居住支出（包括房租，物业费，水电费等）一共＿＿＿＿元，全年通信支出（电话费、上网费等）一共＿＿＿＿元，交通支出（包括在务工地乘坐交通工具的费用/汽油费等，不包括长途交通费用）一共＿＿＿＿元，社会保险个人缴费支出一共＿＿＿＿元，生病就诊支出一共＿＿＿＿元，应酬支出（包括请客和送礼）一

共_____元，在子女身上一共消费_____元（只调查未成年子女）。在服装上一共花费_____元，您在鞋子上一共花费_____元，您在饰品（如首饰、包包、家庭装饰品）上一共花费_____元，您在日常生活用品（卫生纸、牙膏牙刷、护肤、化妆品等）一共花费_____元，生活服务费用支出（理发店、洗衣店、修理店消费等）_____元，在家电用品支出（如电视、电冰箱、照相机、电脑等）一共花费_____元，娱乐服务支出（旅游、看电影、唱歌等）一共花费_____元

2. 您对家庭的消费支出有计划吗？_____①有准确的计划；②有粗略的计划；③没有计划

3. 当您有闲钱时一般如何处理？_____①在银行储蓄；②理财或投资（购买基金、股票、国债等）；③汇款回家；④以现金的形式放在身上；⑤其他

4. 您的家庭储蓄的主要目的是什么（可多选）？_____①子女教育；②防病养老；③盖（买）房子；④提高生活水平；⑤结婚；⑥其他

5. 您是否使用信用卡？_____①是；②否

6. 您是否使用过信用卡透支消费？_____①是；②否

7. 您是否使用过分期付款来购买物品？_____①是；②否

8. 您在城市打工期间是否经常上餐馆吃饭？_____①经常；②偶尔；③从不

9. 你渴望的商品无力购买时，您会做出怎样的选择？_____①借钱买；②等买得起时买；③商品打折时买；④买仿制品；⑤打消购买念头

10. 购买服饰时您会首先考虑哪个方面？_____①服装的质量和款式；②服装的价格；③服装是否流行；④品牌知名度；⑤没有具体考虑

11. 一般去哪里购买服装？_____①小型服饰店购买；②去百货商场购买；③网上购买；④去专卖店购买；⑤去服饰类批发市场

12. 外出时你首要选择哪种交通工具？_____①公交车；②摩托车；③自行车；④出租车；⑤自驾车；⑥其他

13. 在住房消费时，您会考虑住房的那些方面？_____①住房的面积；②住房的设施；③住房的便利；④住房的价格；⑤其他

14. 生病时您会首先选择去哪里治疗？_____①医院；②私人诊所；③药店买药；④能挺就挺

15. 过去的一年中你一共去电影院看过_____次电影，旅游了_____次，您每次旅游一般花费_____元

16. 您对出钱旅游的看法？_____①有时间就应该去旅游；②在经济能力范围内会选择出去旅游；③花销大，不经济，没必要浪费这些钱

17. 您认为哪方面的消费支出最重要，请按重要性最多选三项：_____①基本生活支出；②子女教育支出；③通信支出；④文化娱乐支出；⑤医疗保障支出；⑥人情交际支出；⑦其他

18. 您在选择消费时是否会受到他人的影响？_____①是；②否

19. 生活消费上您会以哪一类人群作为参照或与他们进行比较？_____①身边的朋友或同事；②亲戚；③城市居民；④自己以前的状况；⑤电视上的情景；⑥其他

20. 您是否经常使用电脑？_____①是；②否

21. 您是否经常上网？_____①几乎不上；②偶尔上；③经常上

22. 你是否有在网上购物的经历？_____①是；②否

五、居住与生活情况

1. 您目前在务工地的居住形式是：_____①自购商品房；②自购经济适用房或两限房；③政府提供的廉租房；④自己租的房屋；⑤单位提供的集体宿舍（包括建筑工棚）；⑥其他

2. 在城市的住房面积是_____平方米；每个月的租金是_____元（如果没有填0），实际居住人数是_____人；离上班地点有_____公里

3. 您进城打工之后，是否结交到城里的朋友_____①是；②否

4. 有没有被本地居民歧视的情况出现？_____①几乎没有；②偶尔有；③经常有

5. 您认为大部分本市人对外地人：_____①友好；②不太友好；③排斥；④说不清

6. 我与城市当地人相处融洽：_____①非常不同意；②不同意；③同意；④非常同意

7. 您是否去城里人朋友的家中做过客_____①经常；②很少；③没有

8. 您与您单位中其他的进城打工者的关系如何？_____①很好；②一般；③很少接触

9. 您觉得在与城里人接触的过程中是否存在困难？_____①是；②否

10. 你的本地方言程度如何？_____①会说；②能听懂，但不会说；③听懂

一点点；④听不懂

11. 您平时有时间参加业余文化生活吗？_____①有；②没有

12. 您主要通过何种方式获取您想了解或是感兴趣的信息？_____①报纸；②电视；③网络；④广播；⑤传单；⑥与他人交流

13. 您业余文化生活主要包括（可选三项）：①看电视；②学习培训；③聊天打发时光；④打牌；⑤逛大街；⑥看报纸杂志；⑦上网；⑧在家里或宿舍休息；⑨看电影；⑩其他

14. 您对您的业余生活状况的满意程度是：_____①很不满意；②不太满意；③一般；④比较满意；⑤非常满意

15. 平时是否经常请客或送礼？_____①基本没有；②偶尔有；③经常有

16. 您在本企业打工期间是否有过下列情况？（可以多选）_____①失眠；②感到很孤独；③紧张，烦躁易怒；④容易哭泣或想哭；⑤感到前途茫然；⑥觉得身心疲惫；⑦觉得自己无能为力；⑧觉得生活很艰难；⑨觉得活着没意思

17. 您觉得目前适应城市生活了吗？_____①非常不适应；②比较不适应；③基本适应；④比较适应；⑤非常适应

18. 总的来说您对您目前的生活满意吗？_____①很不满意；②不太满意；③一般；④比较满意；⑤非常满意

19. 您对目前居住条件满意吗？_____①很不满意；②不太满意；③一般；④比较满意；⑤非常满意

20. 您对目前的居住安全状况满意吗？_____①很不满意；②不太满意；③一般；④比较满意；⑤非常满意

六、老家情况

1. 您老家现有承包地_____亩（如果没有请填0）。您老家现有宅基地_____亩（如果没有请填0）。你家耕地分为_____块

2. 你老家的承包地目前是：_____①自种；②委托亲友代种；③转租给别人；④抛荒；⑤其他

3. 如果您进城定居，希望如何处置宅基地或房产？_____①保留承包地，自家耕种；②保留承包地，有偿流转；③入股分红；④给城镇户口，无偿放弃；⑤给城镇户口，有偿放弃；⑥其他

4. 你们家全年农业纯收入总额有_____元，在春节期间，联系密切的亲戚

总共有＿＿＿＿人。春节期间，联系密切的市民朋友总共有＿＿＿＿人

5. 亲戚中是否有乡村村干部？＿＿＿＿①是；②否

6. 非亲戚朋友中是否有乡村村干部？＿＿＿＿①是；②否

七、意愿调查

1. 你是否希望获得城镇户口？＿＿＿＿①不想；②无所谓；③想

2. 你是否希望您的子女获得城镇户口？＿＿＿＿①不想；②无所谓；③想

3. 您将来生活有何打算？＿＿＿＿①在城市里定居；②赚到钱再回家；③能够再受教育；④能够自己独立创业；⑤其他

4. 未来您对自己的工作有何打算？＿＿＿＿①继续留在本企业，还从事原来工种；②继续留在本企业，换个工种；③寻找另外的企业，还从事类似工种；④寻找另外的企业，换个工种；⑤其他

5. 您当初选择来这个城市的原因依次是（可多选）＿＿＿＿①距离比较近；②熟人介绍；③收入普遍较高；④工作机会较多；⑤家庭其他成员已经在该城市；⑥容易成为市民；⑦有相关优惠的政策；⑧其他

6. 你对下面哪些方面最不满意（可按重要性高低选三项）？＿＿＿＿①社会保险；②居住状况；③收入水平；④医疗条件；⑤工作环境；⑥子女教育；⑦职业技能培训；⑧城市歧视；⑨权益保障；⑩其他

7. 城镇户口最吸引你的是什么内容（可按重要性高低选三项）？＿＿＿＿①社会保险水平高；②有低保、下岗扶持等措施；③就业稳定；④城市生活条件好；⑤能购买政府保障性住房或政府提供的廉租房；⑥子女教育条件高；⑦子女高考容易；⑧城市比农村福利水平高；⑨身份平等；⑩其他

8. 假如不提供城镇户口，你愿意留在城里吗？＿＿＿＿①愿意，无论如何都要留在城里；②不愿意，干些年再回去；③无所谓，可以两边跑；④我相信这种情况会改变的

9. 如果给予您城镇户口，您意愿留城定居么？＿＿＿＿①不愿意；②愿意

10. 如果能够选择，你希望定居在什么地方？＿＿＿＿①直辖市；②省会或副省级城市；③地级市；④县级市；⑤县城或小城镇；⑥只要是城里，哪里都行；⑦在哪里打工就待在哪里；⑧农村

11. 您目前最希望政府做的事是什么？＿＿＿＿（可按重要性高低选三项）？①改善社会保险；②提供保障住房或廉租房；③提高最低工资水平；④改善医疗

条件；⑤改善工作和生活环境；⑥改善子女教育条件；⑦提高职业技能；⑧加强权益保障；⑨其他

八、社会参与

1. 如果您是党员或团员，您在打工企业或者所在居住社区是否经常参加党团组织活动？_____①从不参加；②偶尔参加；③经常参加

2. 到城里后，您是否回老家参加过村委会选举？_____①是；②否

3. 你认为你们村的选举是否公开、公平、公正？_____①是；②不是；③不知道

4. 您所在的企业或单位有工会组织吗？_____①有；②没有

5. 您有没有加入工会？_____①有；②没有

6. 您怎样看待现有的工会组织？_____①能代表农民工的利益；②不能代表农民工的利益；③没有什么实际用处；④能发挥重要作用；⑤不了解；⑥其他

7. 您想不想加入属于农民工自己的合法组织？_____①想；②不想；③无所谓

8. 您是否经常参社会活动（例如社区活动、慈善公益活动等）？_____①是；②否

9. 您认为农民工是否应该参加所在居住社区的选举活动？_____①应该；②不应该；③无所谓

10. 您是否关注党的路线、方针与政策？_____①很关注；②一般；③不太关注；④不关注

11. 您是否经常收看收听时事新闻？_____①经常；②偶尔；③很少

12. 您是否经常与家人、朋友谈论国家政治问题？_____①经常；②偶尔；③很少

13. 当您的权益受到所在企业侵犯时，您会采取什么办法解决？_____①打官司；②上访；③找报纸电视媒体曝光；④找亲友同乡帮助；⑤联合其他农民工一起反映；⑥默默忍受；⑦罢工；⑧其他

14. 您期望用什么途径来维护自己的合法权益？_____①用政府制度来维护自己的利益；②参与城市的社会管理；③一切用法律来解决问题；④由人大代表或政协委员代为解决；⑤通过工会组织代为解决；⑥其他

九、环境评价与认识

1. 您是否赞同一份工作的发展前途比这份工作的暂时收入更重要？_____
①是；②否

2. 您觉得每年去医院做全面体检是否有必要？_____①是；②否

3. 您是否赞成学习一项新的技术，从事新的更好的工作？_____①是；②否

4. 您是否赞同超前消费，例如贷款买房、信用透支等？_____①是；②否

5. 一般来说，当地人是不值得信任的：_____①完全不同意；②不太同意；
③同意；④非常同意

6. 您是否认同亲戚朋友是可信的，其他人就不可信？_____①完全不同意；
②不太同意；③同意；④非常同意

7. 如果您回到农村，你还能适应农村的生活吗？_____①完全不能适应；
②有点不适应；③能适应，但不习惯；④很能适应

8. 有没有想过以后回农村从事农业生产？_____①从没想过，也不可能回
去种田；②有想过，视情况而定；③很有可能回去种田

9. 您当初进城主要是为了（可多选）：_____①让子女受到更好的教育；
②自己有更大的发展，实现我的理想；③和爱人团聚；④城市的生活质量很高，
很吸引我（基础设施、娱乐设施等）；⑤城市有更多的就业空间和机会，可以找
到更好的工作；⑥让父母过上城市里的好生活，让他们享点福；⑦有许多亲戚、
老乡、朋友等都来了，所以我也来了；⑧在这儿工作能够挣到更多的钱，可以过
上城里人的好生活

10. 您认为您已经达到了进城的目的吗？_____①完全达到了；②基本达
到；③部分达到；④完全没有达到；⑤说不清楚

11. 我总相信"黑暗的背后就是光明，不用悲观"：_____①非常不符合；
②比较不符合；③比较符合；④非常符合

12. 遇到挫折时，我很难从中恢复过来，并继续前进：_____①非常不符
合；②比较不符合；③比较符合；④非常符合

13. 我总是能发现工作中令人高兴的一面：_____①非常不符合；②比较不
符合；③比较符合；④非常符合

14. 为实现我的目标，我愿意迎接挑战，并为此付出必要的努力：_____
①非常不符合；②比较不符合；③比较符合；④非常符合

附录 2　2016 年进城农民工现状调查

调研员姓名：_____

调研地点：_____

调研时间：_____年_____月_____日

调查对象条件：即在本市城镇地区从事非农工作的农业户口人员，年龄是 16~65 岁。

（此次调查为匿名调查，不会泄露任何个人信息。）

一、个人基本信息

1. 年龄：_____

2. 性别：_____

①男　　　　　　　　②女

3. 教育年限：_____年

4. 婚姻状况：_____

①已婚　　　　　　　②未婚

5. 户籍地：

①本市/县　　　　　　②本省外市　　　　　　③省外

6. 是否当过村干部：_____

①是　　　　　　　　②否

7. 您的本地方言水平如何？_____

①完全听不懂　　　　②能听懂一些

③能听懂，不会说　　④非常熟练

8. 您目前身体状况如何？_____

①很不好　　　　　　②不太好　　　　　　　③一般

④比较好　　　　　　⑤非常好

9. 和进城务工之前相比,您现在的健康状况发生了怎样的变化? _____

①变差很多　　　　②变差一些　　　　③没多大变化

④变好一些　　　　⑤变好很多

10. 您是否办理了居住证? _____

①是　　　　②否

11. 您目前的居住状况是: _____

①工棚集体宿舍　　　　②和别人合租

③独自租房　　　　④自己有房

12. 您目前的居住条件如何? _____

①非常差　　　　②有点差　　　　③一般

④比较好　　　　⑤非常好

13. 您是否和配偶同住? _____

①是　　　　②否

14. 在本地生活的亲人个数_____个

15. 您在本地生活状况是: _____

①独自一人　　　　②夫妻两人

③夫妻、孩子都在本地　　　　④和其他亲人

二、工作状况

1. 您在城里工作过几年? _____年

2. 您在本地工作了几年? _____年

3. 第一份工作是如何找到的? _____

①自己找的　　　　②朋友或老乡介绍的　　　　③还没有工作过

4. 自从工作以后,大约换过几次工作? _____

5. 您在几个城市工作过? _____

6. 在过去的一年中,您在外工作_____个月? 平均每个月工作_____天? 每天工作_____小时?

7. 您目前的工作状态是: _____

①上班　　　　②自己创业、做生意

③正在找工作　　　　④没工作,也没寻找

8. 您的职业是: _____

①管理人员　　　　　②服务员　　　　　　　③工厂技术工人

④建筑工人　　　　　⑤其他

9. 在过去的一年，您平均每月工资多少？ _____元

10. 去年您全家总收入约多少？ _____元

11. 您认为您的工资和相同岗位的普通市民相比如何？ _____

①低很多　　　　　　②低一些　　　　　　　③差不多

④高一些　　　　　　⑤高很多

12. 您认为影响您工资的主要因素是？ _____

①工作技能　　　　　②受教育水平

③人际关系　　　　　④户口

13. 您目前的工作是否签合同？ _____

①没有签　　　　　　②几个月的短期合同

③一两年的中期合同　④三四年的长期合同

14. 您有参加医疗保险吗？ _____

①城镇职工医疗保险　②新型农村合作医疗保险　③没有

15. 您有参加养老保险吗？ _____

①企业职工养老保险　②农村养老保险　　　　③没有

16. 您是否有工伤保险？ _____

①有　　　　　　　　②无

17. 您是否有住房公积金？ _____

①有　　　　　　　　②无

18. 您是否参加过工作培训？ _____

①是　　　　　　　　②否

19. 您有没有任何职业培训证书？ _____

①有　　　　　　　　②无

20. 您是工会成员吗？ _____

①是　　　　　　　　②否

21. 是否参加工会活动？ _____

①从不　　　　　　　②偶尔　　　　　　　③经常

22. 您现在的工作是否有工资拖欠的问题？ _____

①没有　　　　　　　②偶尔有　　　　　　　③经常有

23. 在过去的一年里，是否由于身体健康问题影响到您的工作或其他活动？_____

①有　　　　　　　　　②没有

24. 您获得过政府提供的哪些就业帮扶服务？（可多选）_____

①就业信息咨询　　　　②职业介绍、派遣　　　　③技能培训

④技能鉴定　　　　　　⑤没有任何就业帮扶

25. 您是否打算今后自己创业或做些小生意？_____

①是　　　　　　　　　②否　　　　　　　　　　③已经在创业

三、本地生活状况

1. 您在本地的朋友圈主要由哪些人构成？_____

①没有朋友　　　　　　②农村老乡为主

③工友或同事为主　　　④本地市民为主

2. 在本地能给您提供帮助（比如借钱、谈心）的朋友有几个？_____个

3. 您和本地市民相处如何？_____

①很不好　　　　　　　②不太好　　　　　　　　③一般

④比较好　　　　　　　⑤非常好

4. 您和本地市民接触的频率如何？_____

①从不接触　　　　　　②偶尔接触　　　　　　　③经常接触

5. 您是否参加社区居民活动？_____

①从不参加　　　　　　②偶尔参加　　　　　　　③经常参加

6. 您对哪种社区活动最感兴趣？_____

①法律知识宣传　　　　②健康卫生知识　　　　　③文娱活动

④技术培训　　　　　　⑤心理辅导　　　　　　　⑥交友活动

⑦其他

7. 您是否参加了以下组织？

党团组织	广场舞团体	宗亲会	同乡会	社区组织	职业团体	其他团体

8. 您在本地工作和生活中是否受到过歧视或不平等待遇？_____

①是　　　　　　　　　②否

9. 您受到过哪一方面的歧视？ _____

①户籍　　　　　　　　②子女教育　　　　　　　③工作待遇

④社会交往　　　　　　⑤其他

10. 您是否饮酒？ _____

①从不　　　　　　　　②偶尔　　　　　　　　　③经常

11. 您是否抽烟？ _____

①从不　　　　　　　　②偶尔　　　　　　　　　③经常

12. 您平时锻炼身体吗？ _____

①很少锻炼　　　　　　②偶尔锻炼　　　　　　　③经常锻炼

13. 您关注健康保健信息吗？ _____

①几乎不关注　　　　　②偶尔关注　　　　　　　③经常关注

14. 您认为有必要定期做身体检查吗？ _____

①没必要　　　　　　　②说不清　　　　　　　　③有必要

15. 您在本市务工期间是否出现过身体不适？ _____

①从未　　　　　　　　②偶尔　　　　　　　　　③经常

16. 您的身体不适主要是属于哪种情况： _____

①职业病　　　　　　　②工伤　　　　　　　　　③感冒发烧

④传染病（艾滋病、肺结核等）

⑤慢性病（心脏病、结石病等）

⑥其他

17. 在过去的一年您花费了多少医药费？ _____元

18. 医药费中报销了多少钱？ _____元

19. 在本地工作期间，您生病时会选择： _____

①硬扛着　　　　　　　②自己买药吃

③视病情而定　　　　　④果断就医

20. 生病时您未及时采取治疗的原因是？（可多选） _____

①小毛病无须治疗　　　②经济原因　　　　　　　③时间原因

④没有医疗保险　　　　⑤本地看病不方便　　　　⑥其他

21. 在过去两个月中，您感到心情抑郁或沮丧的频繁程度？ _____

①从不　　　　　　　　②偶尔

③经常　　　　　　　　④总是

四、主观感受

1. 总的来说，您认为您的生活幸福吗？ _____
①非常不幸福　　　　　　②不太幸福　　　　　　③一般
④比较幸福　　　　　　　⑤非常幸福

2. 您在本地工作是否感到孤独？ _____
①从不　　　　　　　　　②偶尔　　　　　　　　③经常

3. 您在城市工作生活是否感到有压力？ _____
①没压力　　　　　　　　②有一点压力　　　　　③有较大的压力

4. 您是否同意大多数人是可以信任的？ _____
①非常不同意　　　　　　②比较不同意　　　　　③一般
④比较同意　　　　　　　⑤非常同意

5. 您认为自己属于哪一个群体？ _____
①城里人　　　　　　　　②农村人　　　　　　　③说不清

6. 你是否适应这个城市的生活？ _____
①很不适应　　　　　　　②不太适应　　　　　　③一般
④比较适应　　　　　　　⑤非常适应

7. 你对这个城市是否有归属感？ _____
①完全没有　　　　　　　②有一些，但很弱　　　③归属感很强

8. 您未来会在哪里定居？ _____
①农村老家　　　　　　　②老家县城
③中小城市　　　　　　　③大城市

9. 您是否愿意在本地定居？ _____
①很不愿意　　　　　　　②不太愿意　　　　　　③说不清
④比较愿意　　　　　　　⑤非常愿意

10. 是否愿意把户口迁入城市？ _____
①很不愿意　　　　　　　②不太愿意　　　　　　③说不清
④比较愿意　　　　　　　⑤非常愿意

11. 您愿意用承包地换取城市社会保险吗？ _____
①愿意　　　　　　　　　②无所谓
③不愿意　　　　　　　　④没有田地

12. 您愿意用宅基地换取城镇住房吗？ _____

①愿意   ②无所谓

③不愿意   ④没有宅基地

13. 您是否愿意把承包地长期出租？ _____

①愿意   ②无所谓

③不愿意   ④没有承包地

14. 您家的承包地目前是啥情况？ _____

①由老人或亲人耕种   ②流转给外人耕种   ③抛荒

五、公共服务满意度

1. 您目前享受了下列哪种政策性住房优惠？（可多选） _____

①廉租房   ②住房公积金   ③住房补贴

④政策性住房、限价房和经济适用房

⑤工作单位免费住宿   ⑥无

2. 您最希望、最需要政府为您提供什么公共服务？ _____

①就业公共服务   ②子女义务教育

③政策性住房优惠   ④医疗和养老等社会保障

3. 您对本地医疗服务是否满意？ _____

①很不满意   ②不太满意   ③一般

④比较满意   ⑤非常满意

4. 您对本地就业服务是否满意？ _____

①很不满意   ②不太满意   ③一般

④比较满意   ⑤非常满意

5. 您对本地住房保障是否满意？ _____

①很不满意   ②不太满意   ③一般

④比较满意   ⑤非常满意

6. 您对本地社会管理是否满意？ _____

①很不满意   ②不太满意   ③一般

④比较满意   ⑤非常满意

7. 您对本地交通设施是否满意？ _____

①很不满意   ②不太满意   ③一般

④比较满意　　　　　　　⑤非常满意

8. 您对本地子女义务教育是否满意？_____

①很不满意　　　　　　②不太满意　　　　　　③一般

④比较满意　　　　　　⑤非常满意

9. 您对本地环境保护状况是否满意？_____

①很不满意　　　　　　②不太满意　　　　　　③一般

④比较满意　　　　　　⑤非常满意

六、家庭情况

1. 你们村是否有祠堂？_____

①有　　　　　　　　②无

2. 你们家是否属于村里第一大姓？_____

①有　　　　　　　　②无

3. 你们家是否有族谱？_____

①有　　　　　　　　②无

4. 你们是否参加集体扫墓活动？_____

①是　　　　　　　　②否

5. 家里是否还有承包地？_____

①有　　　　　　　　②无

6. 是否有子女？_____

①有　　　　　　　　②无

7. 子女个数：_____个

8. 第一个孩子的性别：_____

①男　　　　　　　　②女

9. 第一个孩子的年龄：_____岁

10. 子女平时由谁照顾：_____

①自己　　　　　　　②配偶　　　　　　　③父母

11. 您孩子目前就读于下列哪种类型的学校？_____

①辍学　　　　　　　②在老家上学

③在城市民办学校或农民工子弟学校上学

④在城里公办学校上学但需交借读费

⑤免借读费在城里公办学校上学

12. 您和子女的关系如何？ _____

①很生疏　　　　　　②有点生疏　　　　　　③一般

④比较亲密　　　　　　⑤很亲密

13. 您对您和子女的关系是否满意？ _____

①很不满意　　　　　　②不太满意　　　　　　③一般

④比较满意　　　　　　⑤非常满意

14. 您和配偶的关系如何？ _____

①很生疏　　　　　　②有点生疏　　　　　　③一般

④比较亲密　　　　　　⑤很亲密

15. 您对您的夫妻关系是否满意？ _____

①很不满意　　　　　　②不太满意　　　　　　③一般

④比较满意　　　　　　⑤非常满意

16. 您是否打算要二胎？ _____

①已经有两个以上孩子　　②不想要　　　　　　③如果条件允许会要

④想要

后 记

改革开放 40 年来，在经济社会快速发展的背景下，中国一直经历着大规模的剩余劳动力从农村向城市的迁移。在波澜壮阔的城镇化背后，我们看到大量农民工实现了就业的非农化，正处于由城乡流动向城镇定居转变的"市民化"阶段。然而，仔细观察这些年来已经发生的城镇化进程可以发现，农民工的就业转换和身份转变并未同步促进这一群体的城市融入，农民工城市融入所产生的问题和后果也已成为各种矛盾的源头之一。从近些年已有的研究成果来看，国内多数学者集中于探讨农民工城市融入的影响因素，而迁移与融入所产生的后果问题还未得到充分的重视。农民工的城市融入受到哪些因素影响？城市融入究竟会产生怎样的经济后果？以及这种后果在不同的农民工群体之间存在怎样的差异？带着这些疑问，2014 年初，我在浙江大学开始了博士学位论文《农民工的城市融入及对经济行为的影响》的写作。本书的内容正是源自我的博士学位论文以及博士毕业四年来围绕农民工城市融入主题所开展的一些扩展性研究，尤其是对农民工健康问题的探讨。

本书研究的开展和最终出版得到了国家自然基金青年项目（项目编号：71603052）和教育部人文社会科学青年基金项目（项目编号：16YJCZH065）的资助，特此谢忱。同时，我要表达对很多人的感激之情，他们是我的博士导师——浙江大学的钱文荣教授、博士期间的挚友梁海兵副教授、我在北卡罗来纳州立大学农经系访学期间的导师 Kandilov T. Ivan 副教授，以及经济管理出版社的诸位师友。

此外，在写作过程中，研究生邱航帆、张敏、李东平、童佩珊等先后参与了本书项目的问卷设计、调研或部分内容的写作，在此一并表示感谢。当然，书中所有的谬误不当，均由我承担责任。

卢海阳

2019 年 6 月于东苑